TRAITÉ

DES

DÉVIATIONS UTÉRINES

PAR

LE Dr B.-S. SCHULTZE

Professeur de gynécologie, Directeur de l'Institut obstétrical et de la Clinique
gynécologique de l'Université d'Iéna,

TRADUIT DE L'ALLEMAND

PAR

LE Dr F.-J. HERRGOTT

Professeur de clinique obstétricale à la Faculté de médecine de Nancy,
Membre correspondant de l'Académie de médecine et de la Société de chirurgie.

AVEC 120 FIGURES DANS LE TEXTE

PARIS

OCTAVE DOIN, ÉDITEUR

8, PLACE DE L'ODÉON, 8

1884

TRAITÉ

DÉVIATIONS UTÉRINES

ÉVREUX, IMPRIMERIE DE CHARLES HÉRISSEY

TRAITÉ

DES

DÉVIATIONS UTÉRINES

PAR

LE Dr B.-S. SCHULTZE

Professeur de gynécologie, Directeur de l'Institut obstétrical et de la Clinique
gynécologique de l'Université d'Iéna,

TRADUIT DE L'ALLEMAND

PAR

LE Dr F.-J. HERRGOTT

Professeur de clinique obstétricale à la Faculté de médecine de Nancy,
Membre correspondant de l'Académie de médecine et de la Société de chirurgie.

AVEC 120 FIGURES DANS LE TEXTE

PARIS

OCTAVE DOIN, ÉDITEUR

8, PLACE DE L'ODÉON, 8

1884

PRÉFACE DE L'AUTEUR

Les progrès considérables qui, dans ces dernières années, se sont accomplis dans le domaine de la thérapeutique opératoire de la gynécologie, ont tellement captivé l'attention des gynécologues, que certaines parties de l'art ont dû nécessairement rester dans l'ombre. Le traitement des déviations utérines n'en a pas souffert, car on a pu constater que les grandes espérances qu'avait fait naître le traitement orthopédique des déviations mis en pratique dans beaucoup de lieux pendant les années 1850-60, et encore 70, ne s'étaient pas réalisées. On acquit peu à peu la conviction que ce traitement ne reposait pas sur une connaissance exacte de l'étiologie de la lésion, que même au plan de traitement des déviations de l'utérus manquait la base indispensable de la connaissance exacte de la situation normale de l'organe, qui était au moins incertaine.

Les progrès de la thérapeutique opératoire n'ont cependant pas été sans profit pour le traitement de certaines déviations de l'utérus; les opérations pratiquées pour combattre le prolapsus utérin, la hernie utérine et l'inversion se sont notablement perfectionnées. Mais les souffrances de la grande majorité des femmes atteintes de déviations utérines ne sont pas justiciables du bistouri.

Les grandes opérations gynécologiques sont pratiquées dans les cliniques ou dans les hôpitaux par des chirurgiens gynécologues expérimentés, mais les conseils à donner aux femmes atteintes de maladies génitales, le traitement à leur appliquer sont du domaine de la pratique usuelle du médecin; c'est l'immense majorité des malades qui les réclament.

La connaissance exacte de la situation normale de l'utérus obtenue par une pratique plus fréquente de la palpation bimanuelle des organes renfermés dans la cavité pelvienne à l'état normal et pathologique, a bien élargi la connaissance des déviations utérines, des causes qui les occasionnent, et précisé les indications d'un traitement rationnel; les résultats en sont devenus plus parfaits et plus sûrs.

Si par ce que j'ai écrit je suis parvenu à mieux faire connaître les déviations utérines, à mieux préciser leur diagnostic et leur traitement dans la pratique journalière, et si j'ai réussi à inspirer plus de confiance à mes collègues dans les succès du traitement, mon but aura été atteint.

B.-S. SCHULTZE.

Iéna, 5 juillet 1881.

PRÉFACE DU TRADUCTEUR

Ce serait étrangement méconnaître la vérité, que de prétendre que les déplacements utérins n'ont pas été une des préoccupations vives des gynécologues français ; contre cette assertion protesteraient de nombreux travaux, les dénominations des lésions principales, qui sont d'origine française, la voix autorisée des maîtres qui ont pris part, il y a un quart de siècle, à la grande discussion sur les déplacements utérins à la tribune de l'Académie de médecine. Aux promesses faites alors n'ont pas tardé de succéder les déceptions, même des revers, dans le traitement d'affections qui, si elles sont souvent une cause de souffrances continuelles, n'entraînent jamais directement la mort des malades. Après la confiance, le découragement, bientôt l'indifférence, comme cela arrive malheureusement toujours. A quoi faut-il attribuer ce résultat ? A deux causes : à l'incertitude de la base de la doctrine, à l'absence d'une détermination exacte de la situation normale de l'utérus chez la femme bien portante, vierge ou mère, de celle des mouvements que l'organe peut exécuter normalement pendant les fonctions d'excrétion des réservoirs intestinal et urinaire, et à l'absence d'un moyen précis et exact de la constatation des déviations pathologiques.

Nous avions été frappé de la première de ces causes, lorsque nous avons entrepris quelques recherches avec notre parent G. Herrgott, qui les a publiés en 1864 dans sa thèse inaugurale. Il faut le dire en toute sincérité, la place seule du col chez la femme bien portante avait été déterminée dans ce travail; ce n'était que la partie la moins difficile du problème qui avait été résolue. Des circonstances particulières ont empêché la continuation de ces recherches.

Ce travail a été entrepris d'une façon complète par M. le professeur Schultze, qui, grâce à des procédés ingénieux dans l'exactitude, est parvenu à fixer d'une manière précise la topographie pelvienne dans les diverses variétés de l'état normal, et les nombreuses aberrations de l'état pathologique ; ces constatations, reproduites dans des figures si habilement dessinées par l'auteur, qui retracent toujours l'état de parties malades rigoureusement observées, sont la base essentielle de son Traité, sur laquelle a pu être solidement construite la Pathologie et le traitement de ces affections.

Ce n'est pas sans rencontrer de nombreux et importants contradicteurs en Allemagne, que le professeur d'Iéna a poursuivi son œuvre, les journaux spéciaux en font foi, et cela se comprend aisément; mais peu à peu les contradicteurs se sont ralliés à sa doctrine, ce qui est un hommage qui, pour être indi-

rèct, n'en est pas moins éclatant. Voici ce que nous lisons dans l'introduction du Traité des déviations utérines de *H. Fritsch, professeur à Halle*, inséré dans l'encyclopédie chirurgicale publiée sous la direction de Pitha et Billroth[1] : « Presque toutes mes vues con-
« cordent avec celles de Schultze. Au début de ce
« travail, je dois dire hautement que, depuis huit ans,
« je me suis de plus en plus converti à ses idées; il en
« est de même chez tous les gynécologues; mais, chez
« quelques-uns, la conversion s'est faite en silence.
« Les nombreuses citations des travaux de Schultze
« enlèveront sans doute un peu d'originalité à mon
« travail, mais lui donneront une plus grande vérité. »

Un pareil éloge honore à la fois celui qui l'inspire et celui qui l'exprime.

Nous avons la conviction que le Traité de Schultze sera apprécié, comme il le mérite, par mes compatriotes. Je souhaite qu'ils éprouvent à le lire autant de satisfaction que j'en ai éprouvé à l'étudier et à le traduire.

Nous avons tenu à donner, dans la traduction, les figures mêmes de l'original; on n'a reculé pour cela devant aucun sacrifice.

Nous avons apporté, dans la publication de la traduction, quelques légères modifications que nous avons soumises à l'auteur, qui a bien voulu leur donner son approbation; elles consistent à donner en tête de chaque chapitre un sommaire des paragraphes dont il

[1] Handbuch der allgemeinen und speciellen Chirurgie. iv Bd, iii Lief., p. 2, 1881. Stuttgard, F. Enke.

se compose, suivi d'un résumé fait par l'auteur lui-même et publié par lui dans le n° 49 des Wiener medizïnische Blätter, 1881 ; à mettre le titre en tête de chaque paragraphe et l'explication au-dessous de chaque figure. Presque toutes, dessinées en grandeur naturelle, ont été réduites au tiers ; l'échelle des autres figures n'a été indiquée que quand elle est différente.

Prof. HERRGOTT.

Nancy, 7 février 1884.

TRAITÉ

DES

DÉVIATIONS UTÉRINES

PATHOLOGIE GÉNÉRALE

CHAPITRE PREMIER

SITUATION NORMALE DE L'UTÉRUS

Sommaire : Nécessité, au point de vue de la pratique, de la connaissance de la situation normale de l'utérus. — Moyens de fixation de l'utérus, vagin, aponévrose pelvienne, vessie, péritoine, plis péritonéaux avec leurs muscles. Signification et action des plis de Douglas et du muscle de Luschka. — Valeur de l'examen cadavérique. — Constatation sur la femme vivante. Exploration bimanuelle. Détermination exacte de la situation du corps de l'utérus. — Mouvements normaux de l'utérus. — Etendue du mouvement qu'exécute le fond de l'utérus dans l'état de plénitude et de vacuité de la vessie. — Flexion et flexibilité de l'utérus ; différence normale entre l'utérus virginal et celui de la femme qui est accouchée. — États de plénitude et de vacuité du rectum. — Comment se font les mouvements normaux de l'utérus lors de l'évacuation de la vessie. — Effet du poids de l'utérus et de celui de la pression intra-abdominale. — Mouvements de l'utérus causés par la respiration. — Mouvements passifs de l'utérus. — Situation normale de l'utérus. — Situation des ovaires. — Mode de construction des figures schématiques pour représenter, avec des garanties d'exactitude, la situation des organes pelviens. Garanties d'exactitude. — Idées diverses sur la situation normale de l'utérus. — Dessin de Kohlrauch. — Historique.

La situation normale de la matrice est déterminée par ses connexions avec les tissus voisins, par sa fixation dans le vagin, dans les aponévroses pelviennes, à la vessie et au péritoine.

La fixation au péritoine emprunte un caractère particulier aux faisceaux musculaires contenus dans les ligaments ronds et les replis de Douglas. Les ligaments ronds empêchent le fond de l'utérus de s'éloigner d'une manière permanente de la paroi pelvienne antérieure, les ligaments de Douglas empêchent le col de s'éloigner de la paroi pelvienne postérieure.

Le poids de l'organe et la pression abdominale ont aussi une influence sur la situation de l'utérus; chez la femme vivante, le premier ne se fait sentir que faiblement, la seconde a une influence considérable sur le maintien de l'organe dans sa situation normale.

Quand le rectum et la vessie sont vides, l'utérus chez la femme dans la station droite, est situé presque horizontalement, plus ou moins antéfléchi et un peu dévié à droite. La réplétion de la vessie et du rectum modifie cette position dans une certaine mesure.

Un certain degré de mobilité de l'utérus, et la possibilité de changements de position spontanés même notables, appartiennent aux caractères de la situation normale de l'utérus.

Avec la palpation bimanuelle, la mensuration au compas, avec la sonde et la mesure angulaire, on détermine la situation de la matrice chez la femme vivante.

Avec la mort, cesse la pression ultra-abdominale, l'action des ligaments ronds et celle des ligaments de Douglas, en tant qu'elle résulte de la tonicité musculaire. Le poids de l'utérus prend plus d'importance, par ces motifs l'utérus est souvent situé autrement sur le cadavre que sur le vivant.

La situation des ovaires est, dans une certaine mesure, indépendante de celle de l'utérus. Ces organes sont de chaque côté appliqués aux parois du petit bassin avec leur long diamètre dirigé parallèlement au diamètre antéro-postérieur. La fixation sur le bord du bassin est plus haute et plus en arrière que celle de l'utérus. Le doigt qui explore par le vagin sent leur bord utérin à son insertion médiane dirigé un peu en arrière, et le bord libre dirigé en arrière et en bas quand la femme est couchée.

NÉCESSITÉ, AU POINT DE VUE DE LA PRATIQUE, DE LA CONNAISSANCE
DE LA SITUATION NORMALE DE L'UTÉRUS

§ 1. — Avant de parler, d'une manière positive, des déviations de l'utérus, des changements de situation de cet organe, il s'agit d'établir quelle est la situation normale de la matrice. Une définition des changements de situation pathologiques ne peut reposer que sur la détermination préalable de sa situation normale. Des idées bien différentes sont admises à cet égard ; leurs divergences sont si considérables, si importantes pour la pratique, que telle situation, qui est normale pour tel gynécologue, est pathologique pour tel autre.

De plus puissants motifs sont inutiles pour démontrer qu'il est indispensablement nécessaire d'avoir une idée exacte de la situation normale de la matrice, avant d'en examiner les déviations pathologiques.

MOYENS DE FIXATION DE L'UTÉRUS : VAGIN, APONÉVROSES PELVIENNES, VESSIE, PÉRITOINE, PLIS PÉRITONÉAUX AVEC LEURS MUSCLES, SIGNIFICATION ET ACTION DES PLIS DE DOUGLAS ET DU MUSCLE DE LUSCHKA.

§ 2. — La situation de l'utérus est d'abord déterminée par ses moyens d'union avec les organes voisins :

1. Les muscles et le tissu cellulaire du vagin se continuent avec leurs similaires de la matrice ; la solidité, la résistance du vagin lui-même et celle des tissus voisins, celle de la couche musculaire du plancher pelvien et de son aponévrose, contribuent essentiellement à assurer la situation de l'utérus.

2. Dans l'aponévrose pelvienne supérieure, notamment dans celle appelée *fascia pelvica*, on distingue des faisceaux saillants, désignés sous le nom de ligaments pubio-vésico-utérins, utéro-sacrés, qui, de chaque côté, s'étendent du col à la vessie en avant, du col au rectum en arrière, et de là jusqu'à la paroi antérieure et à la paroi postérieure du pelvis. Cette fixation de l'utérus dans l'aponévrose pelvienne limite à un certain degré le mouvement de l'organe en haut, en bas, en avant, en arrière, à droite et à gauche, mais exclusivement dans la partie

supérieure du col, qui seule est maintenue fixe dans l'aponévrose.

3. La surface antérieure du col est fixée à la paroi postérieure de la vessie dans une hauteur de 2 centimètres par du tissu conjonctif. Les anatomistes disent que ce tissu est lâche ; il convient de faire remarquer, au point de vue pratique, que le glissement entre ces deux organes est minime ; non seulement l'utérus suit le mouvement de réplétion produit sur la paroi postérieure du réservoir, mais la vessie suit l'utérus dans ses changements de position, et quand le glissement des parois utérins résulte du grossissement de l'organe, la vessie suit la paroi antérieure de l'utérus avec une telle précision qu'on trouve un moyen diagnostic important dans les rapports de la paroi vésicale postérieure avec l'utérus, dans les cas où il s'agit de déterminer les rapports de l'utérus avec une tumeur située au-dessus de lui dans le pelvis.

4. Après avoir recouvert la partie supérieure libre de l'utérus, le péritoine passe de la partie antérieure de l'organe sur la vessie, à la hauteur de l'orifice supérieur du col ; à la surface postérieure il revêt tout l'organe et la partie supérieure du vagin, et de là il se porte à la surface antérieure du rectum ; des bords de l'utérus, il s'étend sur les ligaments larges et les parois latérales du bassin.

Bien que ce revêtement péritonéal soit susceptible d'une grande extensibilité, il a en somme une influence notable sur la situation du corps de la matrice.

5. Ces duplications péritonéales renferment des trousseaux musculaires qui rayonnent de l'utérus et s'y insèrent ; renforcés dans le bord antérieur, ils constituent les ligaments ronds dans le bord postérieur, les liga-

ments de Douglas. Les premiers partent des angles supérieurs de l'utérus près de l'insertion des trompes, se dirigent de chaque côté vers l'anneau inguinal interne, traversent le canal et s'insèrent dans le panicule graisseux du mont de Vénus; ils peuvent rapprocher le fond de l'utérus de la paroi pelvienne antérieure et de la paroi abdominale. Les faisceaux musculaires, qui se trouvent dans les plis de Douglas, partent de la paroi postérieure de l'utérus au niveau de la limite entre le corps et le col, se dirigent latéralement vers le sacrum à la hauteur de la deuxième vertèbre. L'insertion postérieure et supérieure de ce trousseau musculaire paraît varier beaucoup; ce qui paraît être constant, c'est qu'ils se perdent dans les muscles de la paroi rectale et le tissu connectif sous-séreux. L'insertion inférieure, appelée antérieure, est la suivante : une partie du trousseau musculaire se confond derrière l'utérus avec celui du côté opposé et constitue un muscle impair que Luschka a appelé rétracteur de l'utérus. Les anatomistes accordent à ce muscle une grosseur très variable. Il faut prendre en considération que des états pathologiques peuvent faire disparaître le tissu musculaire dans les plis de Douglas; d'après mes observations, cette transformation doit être très fréquente, je ne puis toutefois le démontrer anatomiquement.

Le toucher par le rectum chez une femme enceinte ou nouvellement accouchée montre facilement que les muscles de Douglas prennent part à l'hypertrophie gravidique du muscle utérin.

L'action des éléments contractiles et élastiques des plis de Douglas est celle-ci : ils fixent le col à la paroi pelvienne postérieure et l'en approchent. Dans la situation debout, les plis de Douglas partant de l'utérus se dirigent en haut et en dehors. On peut bien représenter les plis comme étant le ligament suspenseur de l'utérus et le muscle qu'ils renferment comme l'élévateur de l'utérus plutôt que comme le rétracteur (tirant en arrière). La direction et l'action des plis de Douglas sont représentées fig. 46.

Par ces moyens d'union, l'utérus est d'abord fixé dans sa situation normale, et limité dans sa mobilité. Sa situation est déterminée par sa pesanteur et la pression des intestins qui sont dans son voisinage, le contenu du rectum et de la vessie et la pression intra-abdominale [1].

Toutes ses actions sont sujettes à de grandes variations; il en sera question plus loin. Il faut encore mentionner ici la multiplicité des moyens de fixation, et dire que les plus solides s'insèrent à la partie supérieure de la région cervicale, et que le corps et la portion vaginale sont relativement libres.

Pour beaucoup de mouvements, la fixation de la partie cervicale dans les aponévroses pelviennes constitue le *point fixe* de l'utérus (l'axe de suspension de certains auteurs). Mais, ce centre de rotation ou cet axe ne doit pas être représenté comme ne pouvant pas être déplacé. Ce ne sont pas seulement des états pathologiques qui peuvent opérer ce déplacement; on en constate de notables à l'état normal.

[1] Il est surprenant que l'auteur ait négligé de parler des liens vasculaire et nerveux qui, cheminant dans les ligaments larges, constituent pour la matrice et ses annexes un double mésentère qui, lui aussi, sert puissamment à la fixation de la matrice. (Voy. Thèse de G. Herrgott. Strasb., 22 août 1864, 2ᵉ série, nᵒ 766, p. 33.)

(*N. du Trad.*)

VALEUR DE L'EXAMEN CADAVÉRIQUE

§ 3. — La situation de l'utérus normal sur le cadavre n'est pas constante. Ce qu'on trouve le plus fréquemment, c'est une grande mobilité passive de l'organe ; le plus souvent, on trouve sa surface postérieure en rapport avec la paroi pelvienne postérieure ou avec la surface antérieure du rectum. Cette situation, qui naturellement a été rencontrée dans les sections médianes des cadavres congelés dans le plus grand nombre de cas, a été regardée comme normale chez la femme vivante. Les uns l'ont regardée comme constante chez la femme vivante (Claudius) ; d'autres pensaient que chez la femme vivante comme sur le cadavre, l'utérus subissait l'influence de son poids, selon les différentes situations que prenait la femme (Hasse).

Ces données ont paru cependant invraisemblables par cette circonstance, que toutes les actions sur l'utérus causées par la tonicité musculaire, la pression intra-abdominale cessaient avec la vie, et que quelle qu'ait été la situation pendant la vie, la rétroposition a pu se produire par une situation prolongée sur le dos et avoir été favorisée par la mobilité passive de l'organe.

Pour apprécier la valeur de l'autopsie, pour en déduire la situation de l'utérus sur la femme vivante, et celle des conclusions qu'on en a tirées, je renvoie à mes précédents travaux. Je ne veux mentionner ici que deux observations importantes publiées par Hach. Vingt-quatre heures après la mort d'une femme chez laquelle il avait trouvé une antéflexion pendant la vie, il trouva l'utérus en rétroflexion. Chez une autre, où, pendant la vie, l'utérus avait été en antéversion, il trouva aussi une rétroversion ; chez les deux la vessie était vide. Ces observations sont rares, mais les faits se présentent tous les jours.

Depuis que nous avons la possibilité de palper chez la femme vivante le pourtour de l'utérus, nous ne sommes plus réduits à déduire la connaissance de la situation normale sur le vivant, de ce que nous savons de ses moyens de fixation, ou de nous contenter de l'autopsie pour la posséder. Nous reconnaissons directement comment l'utérus est placé chez la femme vivante, quelle est sa mobilité, quelles sont les conditions qui influent sur sa situation et comment elles la modifient.

CONSTATATION SUR LA FEMME VIVANTE ; EXPLORATION BIMANUELLE ;
DÉTERMINATION EXACTE DE LA SITUATION DU CORPS DE L'UTÉRUS

§ 4. — Quand chez une femme bien portante, dont le rectum et la vessie ont été évacués, et qui est placée en position dorsale horizontale, on procède à l'exploration simultanée par le vagin et les parois abdominales, comme le montre la figure ci-jointe (fig. 1), on peut facilement constater que la ligne droite que font le col et le corps de l'utérus forme avec le lit à peu près un angle droit. Au-dessus du cul-de-sac du vagin, à la hauteur de la jonction du col avec le corps de l'utérus, celui-ci forme avec le premier à la face antérieure (inférieure) un angle plus ou moins marqué et plus ou moins ouvert.

La palpation bimanuelle par le vagin et les parois abdominales gagne chaque jour de l'importance comme méthode d'exploration. Malgré cela, la vraie situation de l'utérus, la vessie étant vidée, n'est pas généralement connue, même de ceux qui pratiquent ce mode d'exploration. Quand, par l'exploration bimanuelle,

nous voulons apprécier les rapports des deux extrémités digitales, dont une explore dans l'obscurité,
l'idée préconçue, causée par les meilleurs figures anato-

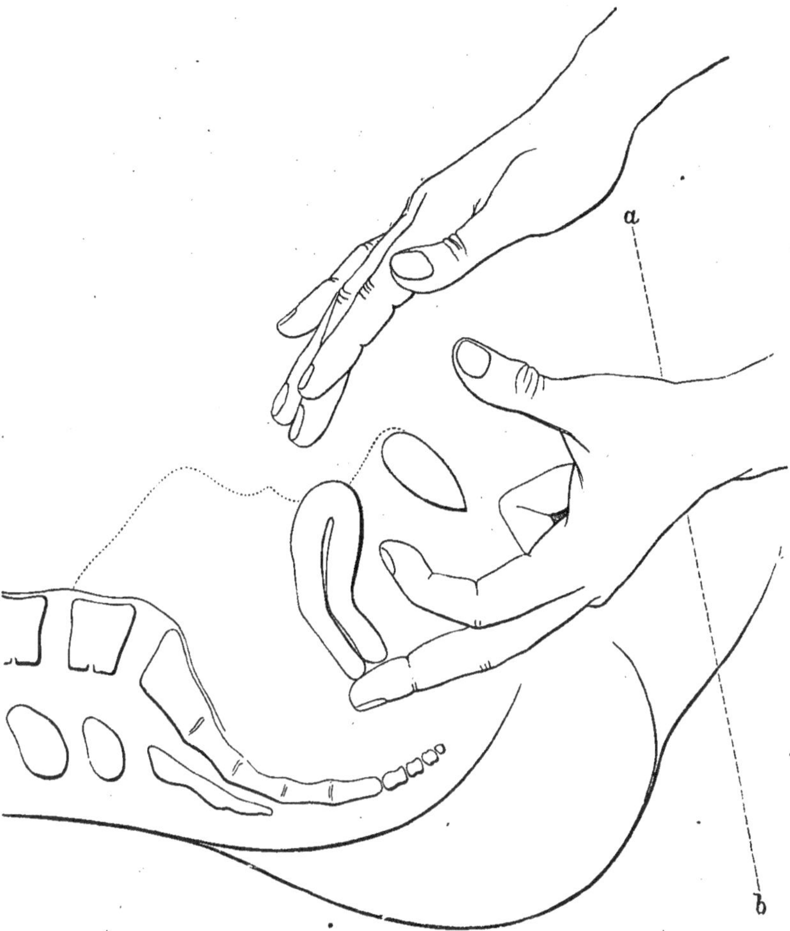

Fig. 1. — Palpation bimanuelle de l'utérus en situation normale.

miques qui sont fournies par l'exploration cadavérique,
joue un certain rôle dans le jugement que nous portons

sur la situation exacte des parties, qui, sur le vivant, s'éloigne notablement de la première ; et cette idée préconçue, n'est pas favorable à la constatation de leur état réel. Un moyen qui permet de s'en affranchir et qui réussit à celui qui est déjà exercé dans l'exploration, est le suivant : il consiste à mettre la femme dans le décubitus dorsal, à s'assurer, par la palpation bimanuelle, que le fond de l'utérus se trouve derrière la symphise pubienne et un peu au-dessus de son niveau; on marquera cette place par un point sur le schéma d'un bassin normal. En explorant par le rectum, on constatera, que la portion vaginale du col est dirigée vers le rectum, et on constatera à quelle vertèbre coccygienne il correspond; on marquera ce point sur la peau; moyennant un compas d'épaisseur à branches minces, dont une est introduite dans le vagin, en mesurera l'épaisseur des parties entre le col et le point marqué sur la peau (quand la vessie et le rectum ont été vidées, cette distance dépasse rarement 3 centimètres). On marquera également ce point sur le schéma, et le joindra avec le point qui marquait le fond de l'utérus, moyennant une ligne droite. Quand on a donné au schéma pelvien l'inclinaison normale on trouve que la situation de l'utérus correspond assez exactement à une ligne horizontale. (Voy. fig. 1, 5 et 6.)

Moyennant la sonde et un équerre (rapporteur), on peut déterminer encore plus exactement la situation de la matrice. A une sonde graduée, flexible, ne faisant pas ressort, nous donnons la courbure qui correspond à celle que la palpation autour de l'utérus a indiquée. Avant de déterminer la situation de l'utérus, il convient de savoir avec précision l'inclinaison que fait le bassin de la femme avec l'horizon. On peut utiliser, pour cette détermination sur la femme vivante, la situation du plan qui passe par les épines iliaques antéro-supérieures et les épines du pubis, plan qui, chez la femme debout, est parallèle à la verticale, d'après les recherches connues de Hermann Meyer. Quand la femme est placée pour l'examen sur une couche horizontale dure, on ne peut admettre que ce plan soit nécessairement parallèle à l'horizon; la mobilité du corps dans la région lombaire est telle, qu'on peut commettre des erreurs de 20 à 30°. La détermination de ce plan $a\ b$ dans la fig. 4 se fait de la façon suivante : une planchette munie d'une découpure abdominale, fig. 2, est appli-

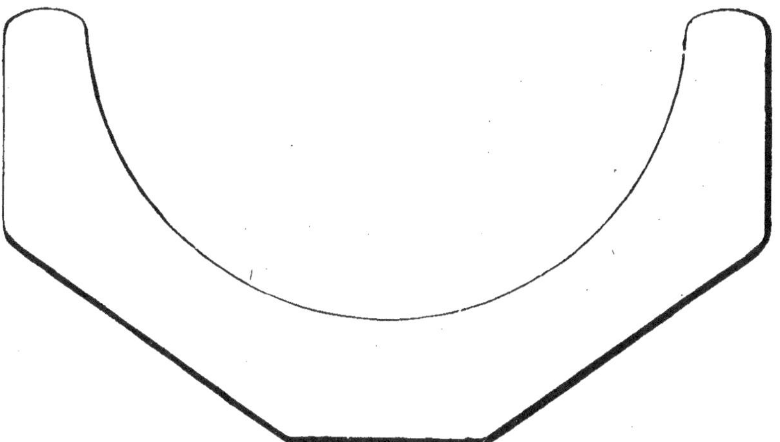

Fig. 2. — Planchette pour déterminer le niveau du plan pubien.

quée sur les points nommés; la femme étant située commodément pour l'exploration, et on lit sur le rapporteur l'angle que fait ce plan avec l'horizon. Ce rapporteur consiste en une plaque en ivoire sémi-lunaire (voy. fig. 3), dont le bord est gradué, et dont le centre est suspendu de telle façon que, par un poids appliqué

sur la plaque, celle-ci est naturellement toujours dans
une situation perpendiculaire, et indique, dans chaque inclinaison de combien celle-ci dévie, aussi longtemps que
le ressort placé sous la plaque est tenu abaissé ; quand
on cesse de comprimer celui-ci, la plaque graduée indique, par le cran qui se trouve au ressort, de combien
le plan déviait de l'horizon au moment où l'exploration
avait été faite.

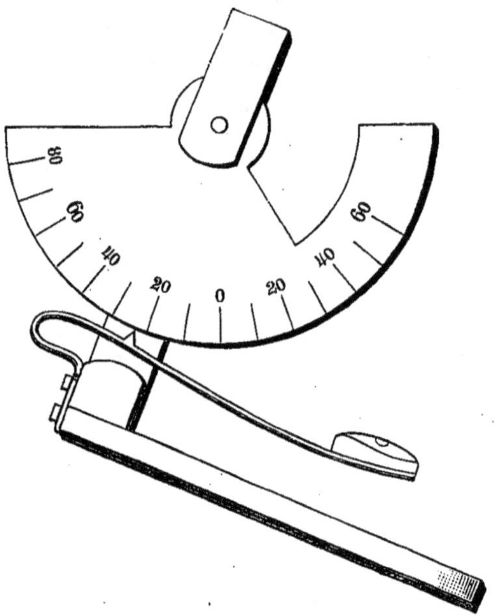

Fig. 3. (Gr. nat.) — Appareil pour en mesurer l'inclinaison.

La femme restant bien immobile, la sonde est conduite sur deux doigts qui dépriment fortement le périnée,
et introduite dans la matrice, évitant tout mouvement
de la matrice ou du moins du corps de l'organe. Le
même rapporteur est appliqué sur la sonde pour mesurer l'angle que forme la sonde avec l'horizon. La gra-

duation de la sonde apprend de combien elle a pénétré
dans les parties génitales. Avec une autre baguette
graduée, on mesure la distance qu'il y a entre l'ouverture du canal de l'urèthre et la sonde introduite dans
les parties génitales. On transporte alors la sonde sur le
dessin schématique du bassin de grandeur naturelle, en
observant exactement les angles observés. Les 7 centimètres supérieurs de la sonde indiquent exactement la
place où se trouvait la cavité utérine pendant l'exploration. Voy. le *Centralblatt f. Gyn* 1878, n° 11, pour
connaître les erreurs qui peuvent être commises par
cette méthode d'exploration, par laquelle nous pouvons
arriver à connaître exactement la situation normale, la
situation anormale de la matrice, ainsi que les précautions à prendre pour arriver à une constatation exacte.

MOUVEMENTS NORMAUX DE L'UTÉRUS ; ÉTENDUE DU MOUVEMENT QU'EXÉCUTE
LE FOND DE L'UTÉRUS DANS L'ÉTAT DE PLÉNITUDE ET DE VACUITÉ DE
LA VESSIE.

§. 5. — Si nous faisons coucher une femme ayant la
vessie assez fortement distendue, n'ayant pas uriné depuis quatre heures, on ne trouve pas par l'exploration
bimanuelle l'utérus à la place indiquée par la figure 1.
Si l'intestin est à peu près vide, les parois abdominales
souples, le panicule graisseux par trop fort, on réussit
à trouver le fond de l'utérus au-dessus du fond de la
vessie, à une place plus reculée de l'ouverture pelvienne,
au milieu de celle-ci ou plus près du promontoire. Si
on évacue la vessie avec le cathéter sans que la femme
change de place, le fond de l'utérus reprend la situation indiquée à la figure 1, et en même temps le doigt
qui explore par le vagin constate qu'à la hauteur de

l'orifice interne du col, la matrice subit sur la face antérieure une flexion plus ou moins considérable. Cette antéversion flexion se produit, contrairement à l'action du poids de l'utérus, sous la pression des intestins, dans une situation où la pression intra abdominale est très peu considérable, si on la compare à la situation debout, et sans la pression abdominale, par la seule évacuation de la vessie. Il est à peine besoin de mentionner que si, par comparaison, l'évacuation de la vessie se fait dans la situation debout ou accroupie avec l'aide de la pression abdominale, ce changement de forme et de position de l'utérus est bien plus marqué.

Il est des cas qui confinent déjà à l'état pathologique, dans lesquels l'antéversion de l'utérus ne se produit que lentement dans la situation dorsale, rapidement dans la situation accroupie. A la suite d'une réplétion exagérée de la vessie, l'antéversion de l'utérus ne se fait pas, ou ne se fait que lentement.

Le fond de l'utérus lors de l'évacuation de la vessie remplie, décrit un arc de cercle dont l'angle mesure de 45° à 60°. Nous pouvons avoir une représentation exacte de ce mouvement si nous examinons l'état des parties moyennant la sonde et le rapporteur, avant et après l'évacuation de la vessie. Entre les deux explorations, la femme avait évacué 330 centimètres cubes dans la situation normale. En raison de l'antéflexion qui se produit, à la suite de l'évacuation de la vessie, on est obligé naturellement, lors de la seconde introduction de la sonde, de donner à celle-ci la courbure nécessaire pour que son introduction se fasse sans effort, le niveau du plan pubio-iliaque *a b* devra être constaté de nouveau si, entre la première exploration par la sonde et la seconde, la femme a changé sa situation.

Si, pendant cette exploration, nous faisons attention, pour ne pas changer la situation de la matrice, nous trouverons un certain nombre de cas, dans des flexions fortes, où l'on ne peut éviter de redresser un peu le col. Car si nous donnions à la sonde une courbure correspondant exactement à l'antéflexion de l'utérus, l'introduction de l'instrument serait impossible. La méthode

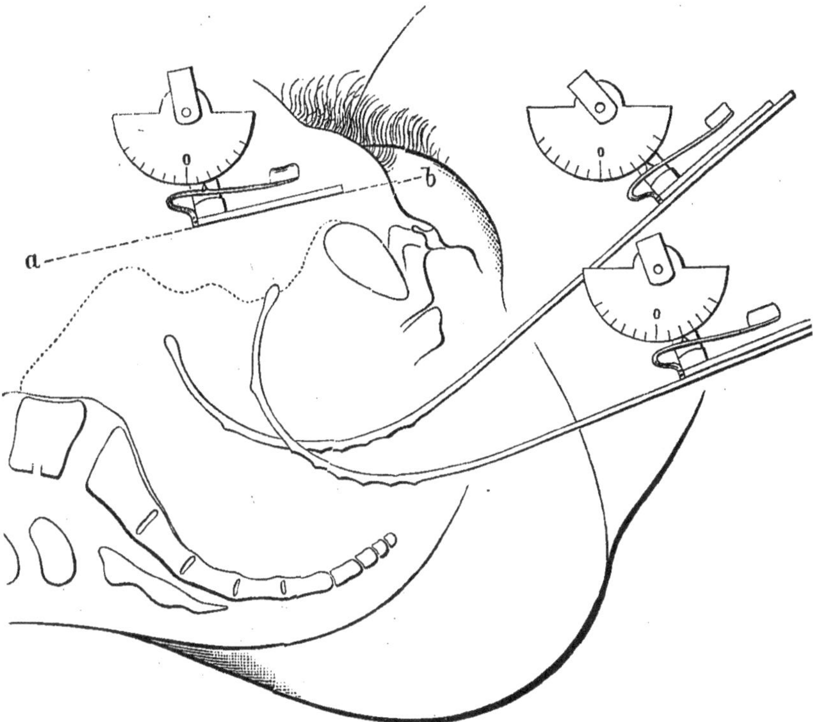

Fig. 4. — Mensuration des différentes positions de l'utérus dans les états de plénitude complète, moyenne et de vacuité de la vessie.

décrite ne donne aucune indication sur la situation du col ni sur le degré de flexion de l'utérus ; la palpation

digitale ne la donne pas avec une précision mathématique.

FLEXION ET FLEXIBILITÉ DE L'UTÉRUS ; DIFFÉRENCE NORMALE ENTRE
L'UTÉRUS VIRGINAL ET CELUI DE LA FEMME QUI EST ACCOUCHÉE

§ 6. Le degré de flexion que subit l'utérus lors de
l'évacuation de la vessie varie au reste suivant la flexibilité du col, le degré de longueur de la portion vaginale et, si celle-ci est grande, suivant la rigidité des parois vaginales. La longueur de la portion vaginale, la
rigidité du vagin influent sur la flexion en ce qu'ils
opposent un obstacle à la version, entravent les mouvements du col et l'empêchent de suivre les mouvements
du corps ; ces trois facteurs produisent de notables différences.

Pour ce qui regarde la flexibilité de l'utérus, je dois
faire observer tout d'abord qu'à l'état normal, elle est
bien plus considérable qu'on ne l'admet généralement.
On m'a reproché de l'apprécier comme étant beaucoup
plus grande qu'elle ne l'est réellement. Les utérus qu'on
a représentés appartenaient à des cadavres, je parle de
l'utérus vivant. Il faut une grande habitude d'exploration pour constater le degré de flexibilité de l'utérus
par la palpation bimanuelle. On appliquera l'index et
le médius d'une main devant et derrière la portion vaginale du col et, de l'autre main appliquée sur les parois abdominales, on imprimera à l'utérus des mouvements d'arrière en avant ; avec un peu d'habitude, on ne
tardera pas à avoir quelque facilité pour apprécier la
flexibilité de l'organe. Elle est en réalité *bien* plus grande
sur l'utérus vivant que sur l'utérus mort.

L'utérus de l'enfant est plus flexible que l'utérus de la

jeune fille, celui de la femme qui n'a pas eu d'enfants plus flexible que celle qui en a eu. La déperdition de flexibilité normale après la grossesse et la disparition de la flexibilité arrivent par degrés insensibles à la roideur pathologique. La plus grande flexibilité de l'utérus vierge est peut-être la raison de sa courbure plus grande chez elles que chez les femmes qui ont eu des enfants. La différence devient plus considérable encore par le raccourcissement virginal du vagin et d'une roideur plus grande de l'utérus dans son insertion vaginale.

En raison de ces différences dans les rapports anatomiques, une plus grande portion de la flexion que subit le canal génital à la suite de l'évacuation de la vessie est dû, chez la femme vierge, aux rapports entre le corps et le col, chez la femme qui a eu des enfants au lieu d'insertion de l'utérus dans le vagin. Le mouvement en avant que fait le fond de l'utérus lors de l'évacuation de la vessie est dû, chez la jeune fille, essentiellement à une *antéflexion*, chez la femme qui a eu des enfants à une *antéversion*.

Ces différences sont rendues sensibles par les figures 5 et 6 ; les deux sont de coupes médianes sur la femme vivante dessinées d'après la méthode qui sera exposée dans le § 13. Rectum, vagin et vessie sont vides et dessinés ouverts seulement pour mieux en faire voir les cavités. L'utérus avec la vessie vide a sa situation normale. Ce qui est caractéristique, c'est l'application du corps de l'utérus sur la paroi supérieure de la vessie, que la flexion soit grande ou petite. Ce n'est que très rarement que le doigt trouve entre eux une anse intestinale glissante, dont la présence en cette place ne peut échapper aux doigts dirigés l'un vers l'autre. Le fond de l'utérus est dirigé vers la paroi abdominale antérieure, sans la toucher ; l'intestin se trouve entre les deux. L'utérus est représenté sectionné sur la ligne médiane et dans le plan médian ; en réalité, ces plans ne coïncident

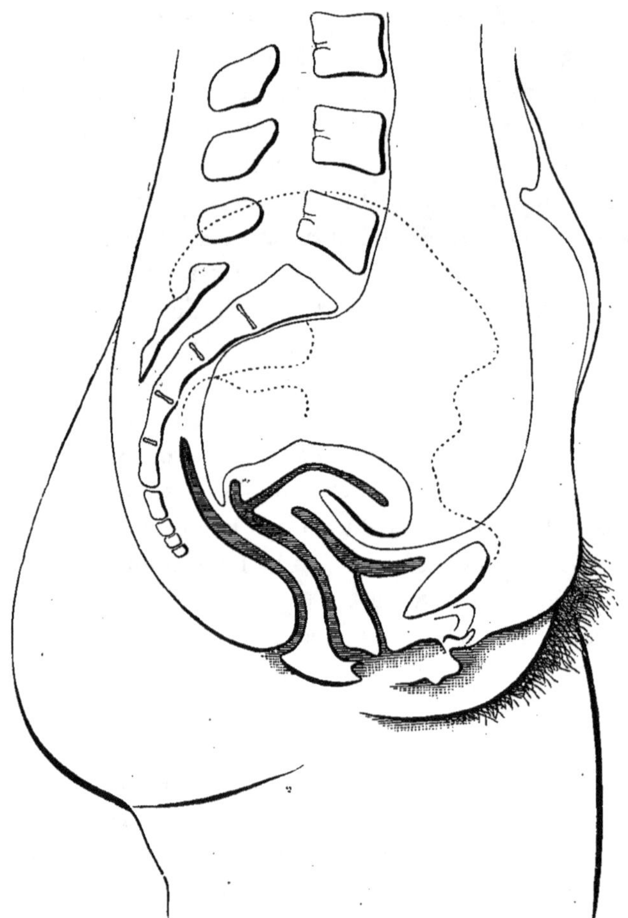

Fig. 5. — Coupe en profil du bassin d'une femme vierge. Situation normale de l'utérus dans l'état de vacuité de la vessie.

pas souvent à l'état normal ; l'utérus est un peu dévié à droite, la portion vaginale un peu à gauche, le fond un peu à droite, comme on peut le voir sur la figure 11.

Des anses intestinales couvrent toute la partie supé-

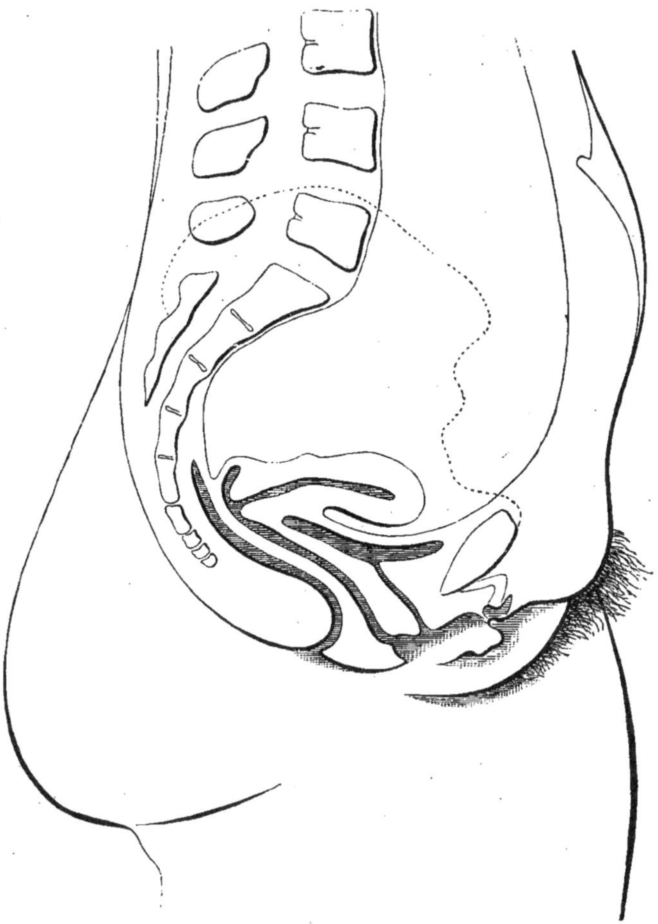

Fig. 6. — Coupe en profil du bassin d'une femme qui a eu un enfant.

rieure, c'est-à-dire la paroi postérieure de l'utérus, et si le rectum est vide dans son segment supérieur, il y a aussi des anses intestinales à la partie postérieure du col et du petit segment du vagin revêtu par le péritoine. Plus le rectum est vide, moins l'utérus est fléchi en antéversion et plus est béant l'espace de Douglas. Le peu d'étendue et la rigidité des parois péritonéales, la grande mobilité des anses-intestinales et leur petite étendue expliquent pourquoi les doigts explorateurs (pouce et indicateur) saisissent là si rarement des anses intestinales.

L'angle que forme le col avec le vagin, quand la vessie est vide et que le fond de l'utérus a sa situation normale, varie beaucoup dans l'état normal ; dans la figure 5 il se rapproche de l'angle droit, il peut être regardé comme la moyenne de l'état virginal. Si le vagin est rigide, la portion vaginale longue, l'angle entre le col et le vagin sera plus grand (plus obtus) jusqu'à 1/2 de l'angle droit et plus ; naturellement l'angle de flexion entre le col et le corps est plus petit (aigu) quand la vessie est vide, et cela n'entraîne aucun trouble de fonctions de l'utérus, notamment de la fécondabilité, comme j'ai eu occassion de le constater dans un grand nombre de cas.

Plus le fond du vagin est lâche, moins l'utérus est flexible, deux qualités qu'on trouve plus fréquemment chez la femme qui a eu des enfants, plus est aigu l'angle que forme le canal vaginal avec le vagin quand la vessie est vide. La figure 6 représente ces rapports. (Voy. aussi les fig. 48, 49, 50.)

Dans la figure 6, j'ai cherché à rendre plus expressive la moyenne des variations personnelles de l'état normal, en donnant moins d'inclinaison au bassin, en représentant l'appareil musculaire plus lâche et le panicule graisseux plus épais.

§ 7. Des changements de position quotidiens sont oc-
casionnés par la réplétion et l'évacuation du rectum. La

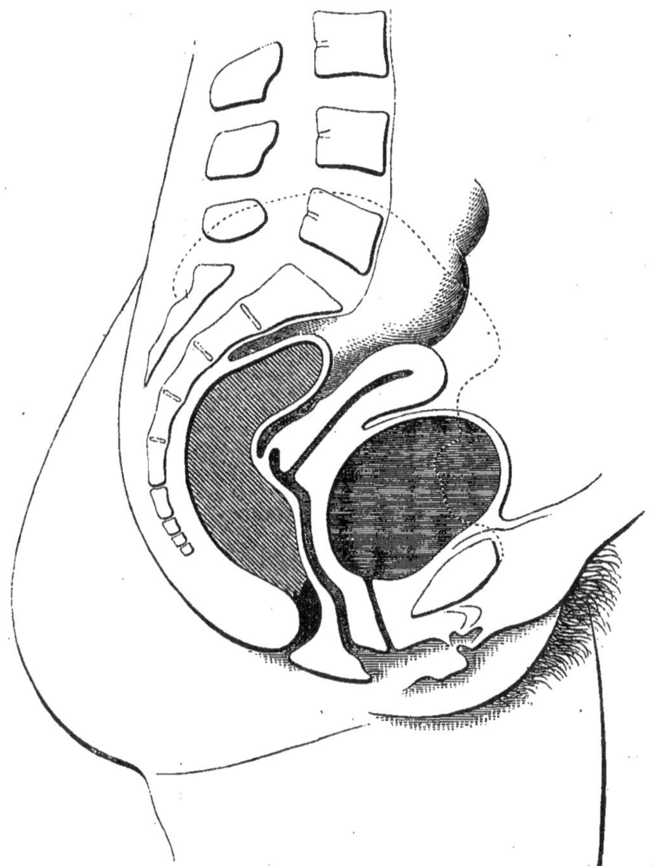

Fig. 7. — Situation de l'utérus dans l'état de plénitude de la vessie
et du rectum.

colonne fécale, qui s'accumule de haut en bas, pousse
nécessairement en avant la portion vaginale du col qui .

y est contiguë. Si la vessie est vide et la flexibilité de l'utérus considérable, il en résultera nécessairement une augmentation de la flexion; si elle ne l'est pas, toute la matrice sera poussée en avant si la vessie est vide. Si, lors de la défécation, la vessie est pleine, si la flexion ne peut se produire, et s'il n'y a pas de place pour un déplacement en avant, l'utérus sera redressé par la colonne fécale qui glisse de haut en bas et poussé en haut, comme le représente la figure 7. Comme la défécation a lieu le plus souvent quand la vessie n'est que peu remplie, la situation de l'utérus sera. celle représentée dans la figure 6, et c'est la plus fréquente.

Ce changement de situation de l'utérus occasionné par le rectum n'est, dans l'état normal, que transitoire, car la portion rectale au-dessous du niveau des plis de Douglas qui est la plus longue à l'état normal est vide pendant la plus grande partie de la journée, ce n'est que peu avant la défécation qu'elle est remplie par les matières fécales.

COMMENT SE FONT LES MOUVEMENTS NORMAUX DE L'UTÉRUS LORS DE L'ÉVACUATION DE LA VESSIE

§ 8. Quand le rectum a été évacué, si la vessie est encore pleine, l'utérus se trouve repoussé en arrière dans un léger état de rétroversion (fig. 8). Dans le § 4, nous avons montré que le fond de l'utérus est reporté en avant après l'évacuation de la vessie. Nous avons maintenant à examiner comment ce mouvement se produit.

Dans les planches anatomiques et gynécologiques, la vessie vide est toujours représentée comme un corps sphérique contracté de toute part. Trouve-t-on cela souvent sur le cadavre? Je ne saurais le dire, je ne me rappelle pas l'avoir trouvé ainsi lors des autopsies que j'ai faites; sur la femme vivante les choses sont essentiellement différentes, ainsi que je l'ai constaté quelques centaines de fois en introduisant la sonde dans la vessie après l'évacuation de l'urine et en pratiquant en même temps l'exploration vaginale et la palpation abdominale. Les parois de la vessie vide subissent toujours un raccourcissement, mais de larges surfaces sont en contact, laissant à la sonde un jeu de 6 à 8 centimètres en arrière jusqu'à la portion vaginale, en avant jusqu'à la symphise et latéralement dans diverses directions.

Dans mes explorations sur la femme vivante, j'ai représenté une coupe médiane de la vessie comme je l'ai trouvée, et comme les figures 5 et 6 le représentent. Des connaisseurs ont émis des doutes sur cette forme aplatie de la vessie vide. Je suis heureux de voir Pansch mettre en doute la forme globuleuse de la vessie habituellement décrite, se basant pour cela sur des recherches cadavériques.

La place laissée vide par l'affaissement de la vessie n'est occupée par l'utérus qu'en partie; des anses intestinales y arrivent, dans le situation debout et accroupie, par l'action directe de la pression abdominale, et quand chez la femme couchée la vessie est évacuée par la sonde, la pression causée par l'inspiration les pousse dans l'espace devenu vide. La paroi vésicale revêtue du péritoine est directement dans l'influence de la pression intestinale, on peut présumer *à priori* que c'est exclusivement cette partie de la vessie qui est exposée à la pression et non celle de ce réservoir qui a des attaches solides à l'utérus, au vagin et à la paroi antérieure du bassin. L'utérus ne serait donc pas forcé, après l'évacuation de la vessie, d'abandonner la place qu'il avait prise après l'évacuation du rectum; il pourrait rester en place, la vessie étant vide comme le montrent les figures 8 et 9. Nous verrons plus loin qu'exceptionnellement l'évacuation de la vessie a lieu de cette façon. Mais il est de fait qu'à l'état normal, l'évacuation de la vessie a pour effet de mettre l'utérus en antéversion avec une flexion plus ou moins grande. La démonstration de ce mouvement a été faite dans le § 4 et montré dans la figure 4.

Avant de chercher les explications de ce fait, on doit être averti que, bien que tous les essais d'explication soient insuffisants, le fait n'en existe pas moins. Il est nécessaire de faire cette déclaration préalable, puisque j'ai caractérisé comme fixe la liaison entre le col et la paroi vésicale postérieure, qui est susceptible de peu de mouvements, tandis que les anatomistes rangent ce tissu conjonctif dans les tissus lâches, et qu'elle a servi de point d'appui pour mettre en doute l'antéversion et l'antéflexion normales. (Pansch dans Arch. de Reichere et Dubois, 1874.) Cette objection anatomique a été très agréable à ceux qui n'ont pas pu constater sur le vivant l'antéversion normale. Au reste je n'ai jamais cherché à prouver la nécessité de l'antéversion par la nature des connexions entre l'utérus et la vessie, mais j'ai montré le fait comme résultant de l'examen direct, et j'ai cherché son explication dans ces moyens d'union.

Lorsque la vessie se vide, sa paroi supérieure tombe sur sa paroi inférieure et la séparation du segment supérieur et du segment inférieur ne se fait pas au point c, (voy. fig. 8) où le revêtement péritonéal abandonne la vessie pour passer sur l'utérus, mais au point b, entre la portion utérine et la portion vaginale du col correspondant à la paroi postérieure de la vessie; la portion utérine de la paroi vésicale postérieure appartient au segment supérieur et non au segment inférieur de la vessie vide. C'est là encore un fait que démontre le cathété-

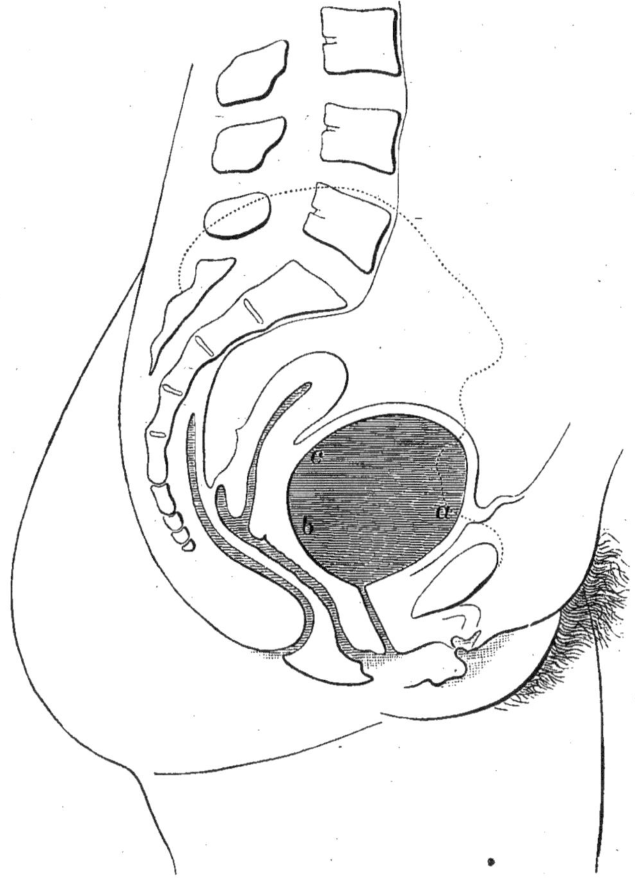

Fig. 8. — Situation de l'utérus après l'évacuation du rectum.

risme de la vessie vide chez la femme vivante pratiqué en même temps que l'exploration vaginale.

Si, après l'évacuation complète de la vessie, les parois supérieure et inférieure doivent s'appliquer l'une sur l'autre, il faut que la paroi supérieure corresponde exactement avec la paroi inférieure comme dimension. Si nous examinons une section d'avant en arrière de la vessie, il devient évident qu'à la paroi antérieure, c'est au point où l'ouraque abandonne la paroi de la vessie qu'elle devra se plier pour que la paroi supérieure s'applique sur la paroi inférieure, *a* dans les figures 8 et 9, car au-dessous de ce point, la paroi antérieure de la vessie est intimement liée à la paroi abdominale antérieure, et au-dessous et en arrière de ce point, le fond de la vessie recouvert par le péritoine est absolument libre et mobile. Il est douteux que par la mensuration on trouverait la paroi correspondante de la paroi inférieure, attendu qu'un facteur important, la contractilité de chaque segment de la vessie échapperait à l'appréciation exacte. Le fait démontré par l'observation, que la vessie saine, après l'évacuation complète, ne se plie pas au point *c*, mais au point *b* me paraît être la démonstration de la correspondance des deux moitiés de la vessie *a b*, et non *a c*, dans l'état de contraction de cet organe (fig. 8). Ce point est décisif pour la situation de l'utérus pendant l'évacuation de la vessie, puisque c'est précisément sur cette distance critique *b c* de la paroi vésicale que le col est attaché, j'accorderais même que ce serait par un tissu cellulaire lâche. Peut-être que la figure 9 fera comprendre ma manière de voir.

La matrice est dans la fig. 9, dans la même situation que dans la figure 8 qui donnait celle qu'elle occupait après l'évacuation du rectum, la vessie étant encore pleine. La vessie se vide, le fond de la vessie est sensiblement raccourci par la contraction. Sa voussure dirigée en bas montre l'effet de la pression abdominale, *a* est le point de la vessie qui est fixé à la paroi abdominale antérieure par l'ouraque qui a disparu, *b* et *c* sont comme dans la figure 8. Sous l'influence de l'évacuation complète de la vessie, le fond de l'organe se raccourcira de plus en plus,

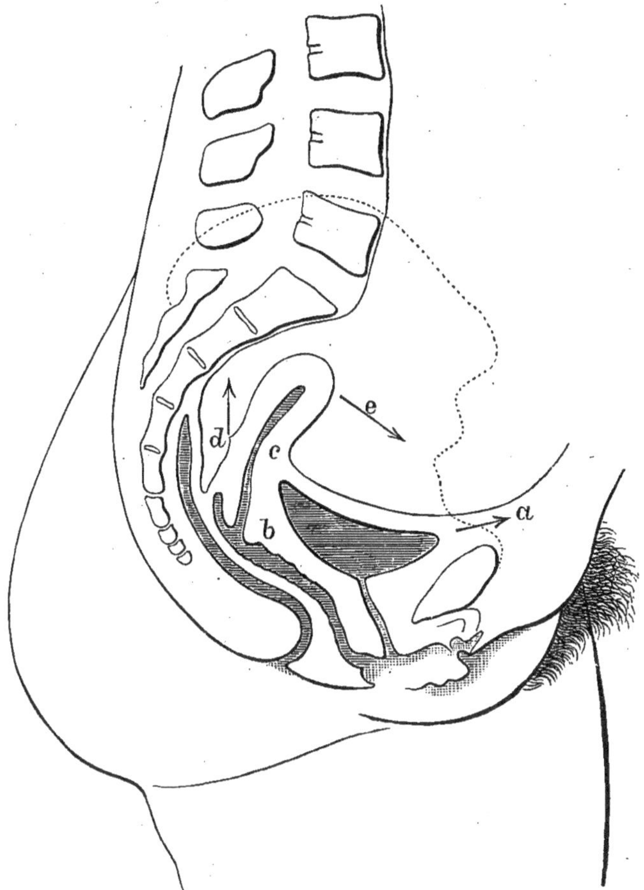

Fig. 9. — Démonstration de l'influence qu'exerce l'évacuation de la vessie sur l'antéversion de l'utérus.

la pression abdominale fera descendre encore le fond de l'organe qui sera poussé plus bas vers la partie la moins mobile de la vessie.

Si le fond de la vessie *a c*, se raccourcit encore davantage, ou si la pression abdominale le pousse plus bas, il faudra que la matrice se mette en antéversion, ou bien que l'évacuation de la vessie reste incomplète, ou bien que les liens *b c*, entre l'utérus et la vessie se relâchent. Le premier effet est celui qui se produit et que l'on constate, il en résulte que la connexion entre l'utérus et la vessie est assez solide pour que l'utérus suive la contraction de la vessie.

L'effort à vaincre dans cette circonstance n'est au reste pas considérable, car il s'agit d'un mouvement qui se passe dans l'insertion vaginale, et que la résistance à vaincre n'est due qu'à la rigidité de la voûte vaginale. Lors de l'évacuation de la vessie dans la position couchée, le poids de l'utérus s'ajoute encore à cette action dans la situation représentée dans la figure 9, l'antéversion qui va se produire, est favorisée par l'élasticité des ligaments larges qui aident au moins l'utérus à se placer au milieu de la cavité pelvienne. Dans la situation debout ou accroupie, le poids de l'utérus et celui des intestins qui reposent sur la paroi postérieure de l'organe, en un mot, la pression abdominable sont favorables à la production de l'antéversion et de l'antéflexion. Quand l'urine est évacuée dans la situation dorsale, comme cela a déjà été dit, on trouve l'utérus en antéversion, malgré l'effet contraire que devrait produire le poids de l'organe. Nous parlerons dans les paragraphes suivants, de la part qui revient à la pression intraabdominale. Il faut mentionner encore ici l'action des ligaments de Douglas et des ligaments ronds, qui ont aussi pour effet de produire l'antéversion et l'antéflexion. L'action des deux est figurée par les flèches *d, e*, dans la coupe médiane (fig. 9.) Ce qui prouve que les ligaments de Douglas, (leurs fibres élastiques aussi bien que leurs fibres contractiles) contribuent beaucoup à produire l'antéversion normale après l'évacuation de la vessie et du rectum, par la fixation du col à la paroi postérieure du pelvis, c'est l'absence d'antéversion utérine dans les cas pathologiques où cette action est clairement annulée. On n'a qu'à se représenter mentalement absente la traction des ligaments de Douglas, et on verra qu'après l'évacuation de la vessie l'utérus se porte en avant et se met en rétroversion complète.

Par la figure schématique 9 on pourrait être tenté d'attribuer aux ligaments ronds la part principale dans la production de l'antéversion, on peut constater chez chaque femme en couches, que, pendant la contraction, le fond de l'utérus est rapproché de la paroi abdominale antérieure si les muscles utérins sont très développés. Mais en dehors de l'état gravidique ou puerpéral, les mêmes ligaments ont-ils une action semblable, c'est difficile à constater et, en tout cas, cela n'a pas été démontré jusqu'ici.

EFFET DU POIDS DE L'UTÉRUS ET DE CELUI DE LA PRESSION INTRA-ABDOMINALE. — MOUVEMENTS DE L'UTÉRUS CAUSÉS PAR LA RESPIRATION

§ 9. En dehors de l'action de la vessie et du rectum, le poids de l'utérus lui-même et celui des anses intestinales qui reposent sur lui, et plus encore la pression intra-abdominale ont, par leurs oscillations, une influence constante sur la situation de l'utérus. Le poids de cet organe est naturellement toujours en jeu dans la conservation de sa situation et de ses mouvements normaux, c'est un facteur subordonné car il est influencé par d'autres facteurs d'une façon identique, quelquefois diverse, d'une manière plus puissante. Cela ressort clairement de ce qui a été dit plus haut, où nous avons vu qu'à la suite de l'évacuation de la vessie dans la situation dorsale, l'utérus se met en antéversion, contrairement à l'action de sa pesanteur; la traction de la paroi vésicale, et la pression intra-abdominale produisent cet effet contrairement à la gravitation de l'utérus. Dans la situation debout, ce mouvement est aidé par l'action de son poids. Il serait difficile d'apprécier l'effet seul du poids de l'organe normalement fixé. Quand on place la femme sur les coudes et les genoux, situation qui diminue ou annihile complètement la pression abdominale, et qu'on l'examine, on trouve l'utérus subissant l'effet de son poids, placé dans sa situation normale, porté notablement en avant et en haut (vers le haut du corps). Le poids de l'utérus a ici une action notable; il faut y ajouter l'absence de la pression abdominale. Il faudrait maintenant donner à la femme une position dans laquelle l'utérus serait porté par son poids dans une direction opposée, et réglée de façon à ce que la pression intra-abdominale fût réduite à 0. C'est là, ce qui offrirait des difficultés, car les situations du corps dans lesquelles l'ouverture pelvienne serait dirigée en haut, sont naturellement accompagnées d'une forte pression intra-abdominale, d'une forte pression de l'utérus exercée sur lui par les intestins; aussi l'influence isolée du poids des intestins sur la situation de l'utérus échappe-t-elle jusqu'ici à nos moyens d'investigation.

Plus est grand le poids de l'utérus, plus ses moyens de fixation sont relâchés, plus il y a autour de lui d'espace, moins est considérable la pression intra-abdominale par suite de la laxité des parois abdominales; plus le poids de l'organe gagne d'influence sur sa situation, plus sa surface est étendue, plus est grande l'influence que la

pression des anses intestinales exerce sur lui. Comme
ces considérations varient suivant certaines circonstances
physiologiques et pathologiques, qui sont faciles à constater, on arrivera à pouvoir évaluer l'action de ces influences sur la situation de la matrice. Pour connaître
l'action exacte de ces changements de situation que
subit l'utérus dans les situations dorsale et debout, je
renvoie au travail de Küstner (A. F. G. XV). Toutes
ces actions qui contrebalançaient avec succès l'effet du
poids de l'organe sur le vivant, cessent sur le cadavre;
la pression abdominale cesse avec le relâchement des
muscles, dont la tension était la cause. Ce n'est que
plus tard qu'il se produit de nouveau une différence
de pression entre celle de l'espace péritonéal et celle de
l'atmosphère; par suite de la rigidité cadavérique des
muscles abdominaux, la pression dans la cavité abdominale peut descendre au-dessous de la pression atmosphérique; par le développement des gaz putrides, elle
peut devenir bien supérieure.

Chez la femme vivante la pression abdominale est à
prendre en sérieuse considération dans les circonstances
diverses citées plus haut. (D'après Schatz, dans la situation debout elle serait représentée par une colonne d'eau
de 0.30 c.) Ses fluctuations sont les causes essentielles
des diversités de situation de l'utérus dans l'attitude
accroupie ou celle sur les coudes et les genoux, ce sont
ces mouvements divers que nous constatons, quand, pendant l'exploration, on engage la femme à tousser ou à
faire un effort.

Il y a des dislocations notables de tout l'ntérus qui
sont le résultat de différences subites dans la pression
abdominale. Le mode d'influence des effets durables
sur l'utérus est mieux apprécié par les oscillations légères

régulières qu'on observe dans les mouvements d'inspiration et d'expiration. L'action de ces oscillations respiratoires de la pression intra-abdominale sur l'utérus s'exerce naturellement sur le corps de l'organe qui fait saillie dans la cavité péritonéale, et surtout sur sa surface postérieure qui est supérieure, dirigée vers le diaphragme, quand la vessie est vide et par suite l'utérus en antéversion. Quand l'utérus est bien fixé dans sa sangle pelvienne, mais encore mobile, la portion vaginale fait sous l'influence de la respiration, un mouvement inverse de celui qui est imprimé au corps de l'organe. Celui-ci est pressé de haut en bas sur la vessie vide, la portion vaginale se dirige vers le sacrum, nous pouvons voir ces mouvements de la portion vaginale, de la manière la plus commode et dans des circonstances favorables, en appliquant un spéculum plein ou univalve. La femme devra être placée sur le dos, la partie supérieure du corps un peu élevée, la respiration devra essentiellement se faire par le diaphragme. Les meilleures conditions d'observation se trouveront chez des femmes qui n'ont pas de flexion utérine, cet organe non flexible, le vagin large, par exemple, chez des femmes qui ont eu plusieurs enfants, avec un engorgement modéré, naturellement il ne doit pas y avoir de résultat permanent d'un processus paramétrique. Chez une fille vierge dont l'utérus est flexible, les mouvements respiratoires ne se voient que faiblement ; dans l'inspiration, le col est un peu abaissé avec le plancher pelvien et dirigé en arrière. On peut rendre visibles les mouvements respiratoires en introduisant une sonde. Celle-ci devra être légère, non élastique, avoir une courbure qui corresponde à la forme particulière de l'utérus, la vessie sera à peu près évacuée, la paroi vaginale postérieure sera fortement déprimée avec le doigt qui porte la sonde afin que les mouvements de cet instrument soient parfaitement libres. Par ce procédé, on obtient des mouvements respiratoires du corps de l'utérus avec une précision telle qu'on pourrait en prendre des courbes graphiques.

La pression intra-abdominale est un facteur important pour la conservation de la situation normale de l'utérus. Aussitôt qu'a eu lieu l'évacuation de la vessie, que le fond de l'utérus se dirige en avant, la surface postérieure subit la pression intra-abdominale. L'antiversion est augmentée et la flexibilité normale produit son effet qui s'ajoute à ce mouvement. La flexion est essentiellement l'effet de la pression abdominale, la contraction de la vessie ne peut produire que l'antiversion. Ce qui prouve que la flexion est l'effet de la pression intra-abdominale, ce sont les cas où l'antéversion ne se produit pas sans l'influence de la vessie, quand par suite d'un état (pathologique) l'évacuation de la vessie se produit et que l'utérus reste dans la situation représentée par la figure 9, ce léger degré de rétroversion ne se maintient pas longtemps (nous supposons normale la flexibilité de l'utérus), en moins de vingt-quatre heures il se reproduit une rétroflexion. Cet effet ne peut provenir que de la pression intra-abdominale, qui au lieu de s'exercer sur la surface postérieure agit sur la surface antérieure de l'organe.

MOUVEMENTS PASSIFS DE L'UTÉRUS

§ 10. Les mouvements étudiés jusqu'ici étaient le résultat d'actions dont la cause résidait dans l'organisme de la femme. Il est important de connaître aussi les mouvements que *nous* pouvons imprimer à l'organe ; cette

connaissance a une grande utilité pratique pour le diagnostic de la situation normale de l'organe, et celle des
déviations anormales, car cette connaissance nous préserve d'erreurs, que celui qui explore peut facilement
commettre, en donnant sans le savoir à cet organe mobile une situation autre, qui fait croire à un état pathologique, tandis qu'elle n'est qu'une modification produite
par lui-même. C'est pourquoi il ne faut pas exprimer
un blâme, mais donner un avertissement bien justifié.
Comme jusqu'à nos jours on a enseigné verbalement et
par les livres que l'utérus a une situation assez fixe, on
ne connaît pas généralement toutes les précautions nécessaires pour procéder à l'exploration de l'utérus par le
tact, et on est moins encore exercé à les mettre en pratique. L'exercice seul apprend jusqu'à quel point la main
qui rencontre des résistances peut les surmonter avec
une certaine force, qui, par la persistance de son emploi, déplace nécessairement la matrice.

Nous pouvons imprimer des mouvements divers à la
matrice, aussi bien avec nos doigts qu'avec des instruments. Du côté du vagin, le doigt explorateur peut
déplacer de plusieurs centimètres la portion vaginale
dans l'axe vaginal, en arrière et en haut. Si l'utérus
est fléchi ou flexible, on ouvre son angle de flexion; s'il
n'est pas flexible, on augmente son antéversion. Cette
dernière action peut-être rendue sensiblement plus énergique, par une pression sur le corps de l'utérus à travers
les parois abdominales. Nous pouvons aussi donner à
l'utérus une situation opposée; depuis l'extérieur nous
pouvons presser l'utérus en arrière, le *redresser* et le
mettre même un peu en *rétroversion*, et nous pouvons
soutenir cette action en attirant par le vagin, moyennant
plusieurs doigts fléchis la portion vaginale. Du côté du

vagin nous pouvons *soulever* la matrice, la pousser contre la main qui explore par les parois abdominales, nous pouvons aussi la *déprimer* ainsi. Nous pouvons la disloquer encore plus vers le bas, en la saisissant avec des crochets ou une pince. C'est dans ces directions : dépression et élévation, antéversion et rétroversion, que la mobilité passive de l'utérus est la plus grande. Nous devons aussi mentionner que tout l'utérus peut être déprimé en avant, par la voie vaginale et mieux par la voie rectale, *antéposition* que de même, par le vagin et la paroi abdominale, l'utérus peut être poussé en arrière, *rétroposition*. La *dextroposition* et la *sinistro position* sont encore possibles sur l'utérus normal, mais dans une moindre étendue; par contre, la *dextroversion* et la *sinistroversion*, portion vaginale amenée à gauche fond pressé à droite, et *vice versa*, sont encore possibles. Il est inutile de dire que ces mouvements peuvent être produits moyennant une sonde introduite dans la matrice. Nous pouvons enfin tourner la matrice sur son axe, moyennant une sonde courbée sur sa surface antérieure, en introduisant le bouton jusqu'au fond de l'organe et en opérant avec l'instrument une torsion à droite et à gauche, ou bien avec un spéculum plein qui tend le fond du vagin. Pour observer le mouvement de torsion avec le spéculum, il faut faire une marque à l'extrémité extérieure de celui-ci, afin de pouvoir contrôler la torsion de l'utérus dans les mouvements qu'on imprime au spéculum. Comme la torsion est importante à constater au point de vue du diagnostic, sur tous mes spéculum Fergusson terminés en biseau, j'ai marqué un point avec de la cire à cacheter sur la paroi la plus longue de l'instrument. Le spéculum étant introduit la paroi la plus longue directement

en arrière, on voit sur l'utérus normal le museau
de tanche dont la fente est strictement transversale,
comme dans la figure 10 (*a*) ou plus souvent un peu déviée
à droite, car, à l'état normal, il en est le plus souvent ainsi,
la surface antérieure et le fond, un peu dirigé, à droite et
en avant. Si on tourne le spéculum suivant la direction
de la flèche, comme l'indiquent les figures *b* et *c*, on voit
la portion vaginale suivre le mouvement dans une certaine mesure. Fig. 10, *b* dextrotorsion, *c* sinistrotorsion.
La rotation du spéculum vers *c* et *b* est de 45° ; la portion
vaginale a suivi dans une étendue de 20°. Ceci correspond à la *torsibilité* (Torsionsfahigkeit) normale. Dans le
spéculum elle ne va guère au delà de 40°. La torsion que

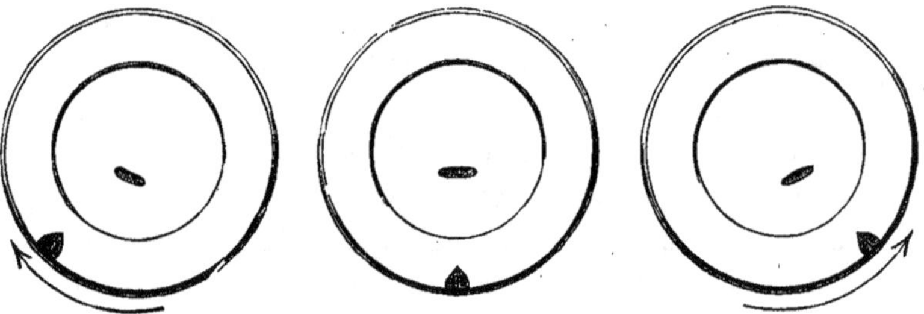

Fig. 10. — Faculté d'exécuter un mouvement de torsion que possède
normalement le col dans le spéculum plein.

nous imprimons à la portion vaginale, moyennant le
spéculum, n'est pas nécessairement suivie par le corps
utérin; il en est de même de la torsion pratiquée par la
sonde sur la portion vaginale. Nous pouvons apprécier
cela dans le spéculum ou par le doigt placé à côté de la
sonde. La première ne peut pas être bien contrôlée sur
l'utérus normal, mais les états pathologiques en fournissent la démonstration. Dans une fixation absolument inamovible du fond rétrofléchi la torsibilité utérine

peut paraître complète au spéculum ; dans la fixation paramétrique du col, elle est toujours diminuée et elle manque tout à fait dans la fixation absolue du col. Il résulte de là que la torsibilité de l'utérus siège principalement dans la limite entre le corps et le col, là où existe sa flexibilité qui n'est pas assez appréciée.

SITUATION NORMALE DE L'UTÉRUS

§ 11. — Des paragraphes précédents qui renferment la description de la situation normale de l'utérus, il résulte : que cet organe possède une *mobilité* qui n'est pas insignifiante, *que des mouvements spontanés, qui se produisent journellement, constituent des changements de situation notables, changements qui doivent être compris dans la description de la situation normale de l'utérus.*

SITUATION DES OVAIRES

§ 12. — La situation des *ovaires* est, jusqu'à un certain degré, indépendante de celle de l'utérus. Il est des changements de situation de la matrice qui, l'état gravide excepté, n'ont pas nécessairement une influence notable sur la situation des ovaires ; mais il y a des déviations utérines qui ont sur les ovaires une influence pathologique incontestable. Les ovaires, de même que l'utérus, ont été trouvés sur la femme vivante situés bien autrement que sur le cadavre, autrement qu'on ne le croyait d'après les recherches cadavériques. Nous pouvons chez la femme vivante toucher les ovaires, par conséquent reconnaître directement leur situation.

Les ovaires sont situés dans le petit bassin de chaque

côté de la matrice, leur long diamètre n'est pas transversal comme on le représentait (Henle), mais parallèle aux parois pelviennes latérales, et presqu'à la hauteur du détroit supérieur. Ils ne sont pas pendants le long des parois utérines, comme on les représentait (Luichka), mais étendus vers le haut (Hiss) ; leur attache latérale au bord du bassin est située plus haut que celle à l'utérus. Leur bord supérieur est à la hauteur du plan de l'ouverture pelvienne, au-dessous du bord interne des muscles psoas et iliaques, dont le ventre contracté éventuellement est le meilleur guide pour la main externe, à la palpation bimanuelle des ovaires. Un ou deux doigts de l'autre main introduits dans le vagin sont dirigés vers la main externe, les doigts de la main droite pour la palpation de l'ovaire droit les doigts de la main gauche pour celle de l'ovaire gauche. Ces doigts devront, pour atteindre l'ovaire, soulever le cul-de-sac vaginal à côté de la portion vaginale du col, vers la main qui palpe la paroi abdominale. C'est le bord interne de l'ovaire, attaché au côté externe de l'utérus, que le doigt agissant parvient à atteindre ainsi ; dans des circonstances favorables, quand les parois abdominales sont souples et pas trop chargées de graisse, on peut, entre les deux mains, suivre l'ovaire depuis son bord, le long du repli ovarique du ligament large jusqu'au bord de l'utérus. L'ovaire, naturellement mobile, échappe au doigt explorateur introduit dans le vagin, dans la direction de l'ouverture pelvienne, si la main externe n'exerce pas sur lui une contrepression, celle-ci peut tellement déprimer les ovaires, que le segment inférieur de l'organe peut être circonscrit par le doigt explorateur vaginal. On peut avec ce doigt pousser l'ovaire dans plusieurs directions, vers la paroi pelvienne et apprécier la surface (souvent

inégale) de l'organe dirigée vers l'utérus, et constater
ainsi sa grande mobilité.

La figure 11 montre la situation des ovaires dans un
dessin qui représente les organes vus à l'entier du pelvis, dans une direction perpendiculaire à l'ouverture.

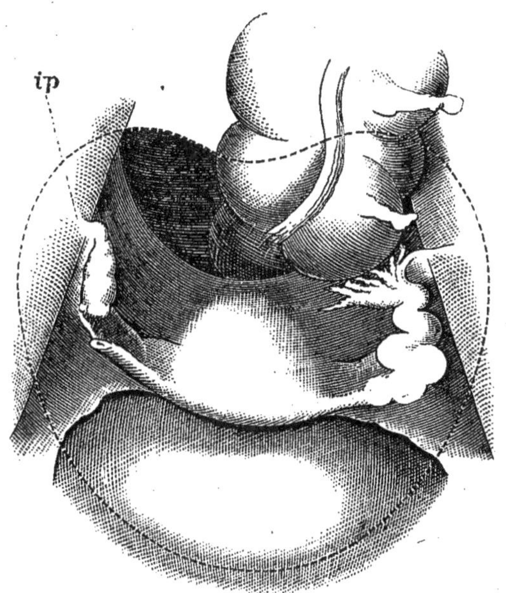

Fig. 11. (Demi-gr.) — Organes abdominaux dans le bassin de la femme
vus perpendiculairement au plan de l'entrée pelvienne.

A l'état normal, la trompe et le ligament large recouvrent en grande partie l'ovaire ; on voit cet état sur le
côté gauche de la figure. La trompe droite a été coupée
pour rendre l'ovaire visible ; la vessie est à moitié pleine,
le rectum vide dans sa partie inférieure. La courbure du
colon gauche est fortement remplie, elle est inclinée en
haut et de côté pour permettre au regard de pénétrer
dans l'espace de Douglas. La figure 12 sert à faire com-

prendre la figure 11. Elle montre en coupe le rectum, l'utérus et la vessie dans la même situation; le rectum a été laissé non indiqué, puisqu'il aurait couvert l'ovaire gauche. La flèche, dans la figure 12, montre dans quelle direction les organes ont été vus dans la figure 11.

Près de la place où l'uretère croise les muscles psoas et iliaque (détail malheureusement oublié dans la fig. 11) descendent les vaisseaux spermatiques. Le pli péritonéal qui les renferme, le ligament infundibulo-pelvien $i\,p$ dans la figure 11, est en même temps le point d'attache externe de l'ovaire. Je ne trouve pas d'indication précise sur la longueur du ligament infundibulo pelvien ni sur son lieu d'insertion à la paroi latérale du pelvis. Il est très court chez les femmes vierges, plus long chez les femmes qui ont eu des enfants. Dans une projection sur le conjugata, je l'ai trouvé correspondant au tiers postérieur; à droite, l'insertion est de 5 à 8 millimètres plus en arrière qu'à gauche, ce qui correspond à la destrotorsion naturelle de l'utérus. L'insertion des ligaments infuntibulo-pelviens au bord du psoas forment le point fixe pour les changements de situation qu'éprouvent les ovaires. Cette situation n'est que très peu influencée par la grossesse. La situation de la matrice a une bien plus grande influence sur celle de l'ovaire, car l'autre insertion, celle à l'utérus par le ligament ovarique, subit des changements avec les mouvements normaux et anormaux de la matrice qui déplacent l'ovaire dans la cavité pelvienne.

Les figures 13 et 14 montrent jusqu'à quel point la situation des ovaires dépend de celle de l'utérus. Quand, après l'évacuation de l'urine, l'utérus est couché dans a partie antérieure de la cavité pelvienne, le jeu, fourni à l'ovaire par le ligament $i\,p$ est très court. Si nous

évaluons la longueur du ligament de l'ovaire à 28 millimètres, celle de l'ovaire lui-même, suivant les auteurs,
à 40 millimètres, le total de ces deux longueurs ne

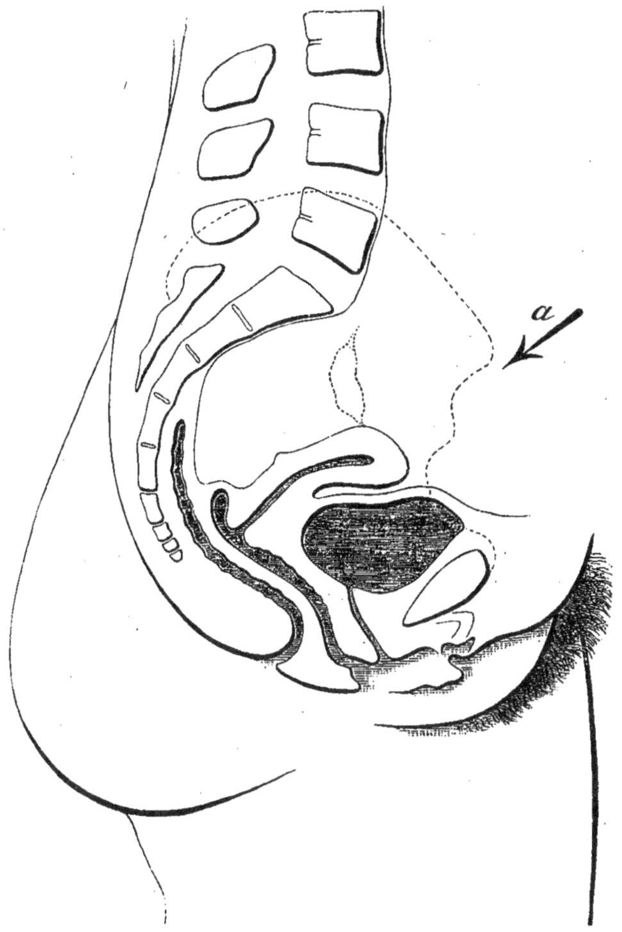

Fig. 12. — Organes abdominaux vus de profil en coupe.

dépasse pas de beaucoup la ligne droite tirée entre les
deux points d'insertion. L'ovaire est situé un peu au-
dessous du niveau de l'ouverture pelvienne, parallèle-

ment à celle-ci et assez parallèlement à la paroi pelvienne, un peu plus bas que *o v a* dans les figures 13 et 14.

Si la vessie se remplit, et si par elle le fond de l'utérus est repoussé un peu en arrière (fig. 12 et fig. 13 *b*), il se rapproche de l'insertion des ovaires aux trompes, le ligament ovarique se relâche et l'ovaire se rapprochera de la situation verticale dans la situation debout de la femme, *o v b*. (Fig. 13 et 14.). Si la femme est couchée sur le dos, il se dirigera un peu en arrière avec l'extrémité utérine. Il pendra en arrière verticalement, et il aura peu de jeu pour prendre une autre situation ; même si la plénitude de la vessie repousse le fond de l'utérus presque vers le voisinage du promontoire, les ligaments ovariques ne se tendront pas et l'ovaire ne sera pas attiré dans une autre situation. L'ovaire arrivera à la place *c* si le ligament est un peu relâché, plus bas même, quand l'utérus sera repoussé dans la concavité du sacrum *o v c*, dans les figures 13 et 14. Dans les rétroflexions, il n'est pas rare de trouver les ovaires plus profondément dans le bassin ; il est vraisemblable que notamment quand après la puerpéralité il se produit une rétroflexion, les ligaments infundibulopelviens, peuvent subir un allongement.

MODE DE CONSTRUCTION DES FIGURES SCHÉMATIQUES POUR REPRÉSENTER, AVEC DES GARANTIES D'EXACTITUDE, LA SITUATION DES ORGANES PELVIENS. GARANTIES D'EXACTITUDE.

§ 13. Il y a quelques mots à dire sur les *gravures sur bois qui se trouvent dans ce travail*. Les figures qui représentent l'état normal et pathologique ont pour but essentiel de fournir, au point de vue pratique, aux doigts qui explorent des indications sur ce qu'il peuvent trouver.

La plupart de nos figures ne donnent pas une image
d'une préparation anatomique, mais l'indication de ce
qu'on trouve par la palpation et la mensuration chez la
femme vivante. La représentation des préparations cadavériques bien faites est indispensable au gynécologue.

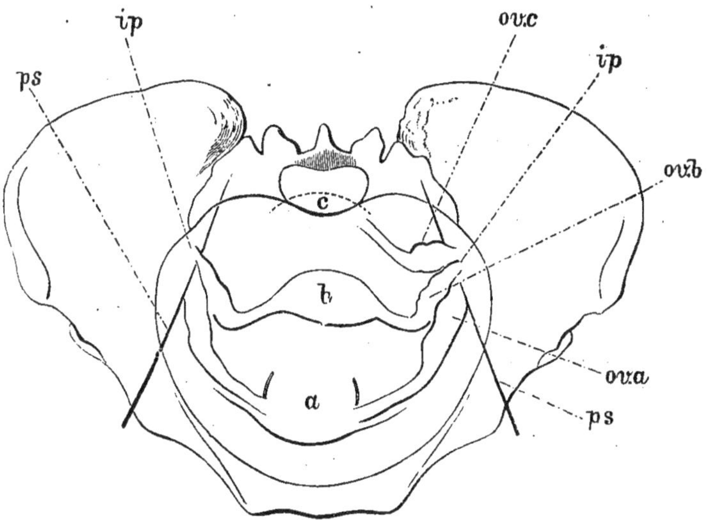

Fig. 13. — Rapports entre la situation des ovaires et celle de la matrice,
vus perpendiculairement au plan de l'entrée pelvienne.

Mais l'étude anatomique et l'étude des parties au point
de vue du diagnostic ne se ressemblent pas. Pour celle-
ci, il sera toujours préférable de s'appuyer sur l'examen de la femme vivante plutôt que sur des études à l'amphithéâtre, puisque la première contient des notions qui
sont autres sur le cadavre que sur le vivant, telles que
la situation de la matrice, la forme des parties molles et
du plancher pelvien. Un dessin anatomique du bassin et
des parties molles peut avoir été magistralement exécuté,
représenter avec la plus rigoureuse exactitude des préparations soigneusement choisies, et conduire à des er-

reurs considérables celui qui voudrait baser sur elles les rapports des parties sur la femme vivante.

Il y a naturellement une difficulté à représenter, par une image exacte, ce que le doigt touche dans la palpation. Un grand nombre de notions acquises dans des explorations doivent être utilisées pour le tracé de ces esquisses; il est nécessaire de quelques combinaisons, de quelque imagination, si on aime mieux cette expression, pour la confection de ces figures, et celles-ci pourront avec raison être appelées des *schemas* faits d'après la palpation, par opposition à la figure qu'on appelle un portrait; celui-ci ne peut exister pour la représentation des parties internes chez la femme vivante.

On se méfie facilement des dessins schématiques, puisque la fantaisie subjective y a une grande part et y est toujours contenue; c'est pourquoi je veux exposer de quelle manière j'ai procédé pour représenter le mieux possible des images subjectives.

J'ai construit le bassin d'après des mesures qui ont été la moyenne de nombreuses mensurations[1], et qui, dans les livres classiques, ont été décrits comme normaux. Je commence par tracer sur le papier une coupe de la symphise d'une hauteur de 4 centimètres. A la partie supérieure de son diamètre longitudinal, je trace une ligne droite qui forme (avec l'axe de cet os) un angle de 100°, et sur laquelle je marque une longueur de 11 centi-

---

[1] Dans les études préliminaires faites pour la thèse de M. G. Herrgott (1864), j'ai suivi un procédé pareil pour déterminer la situation de la matrice, et essentiellement celle du col par rapport au bassin. J'ai pris comme type normal le bassin décrit par Naegele « Das weibliche Becken » (1825), et ai reporté dans ce schéma la mensuration prise sur la femme vivante. (Voy. thèse p. 33 et la planche qui l'accompagne.)

N. du Trad.)

mètres, c'est la « conjugata vera ». Du sommet de cet
angle, je trace au-dessous de la première, une seconde
ligne formant, avec la première, un angle de 30°, c'est

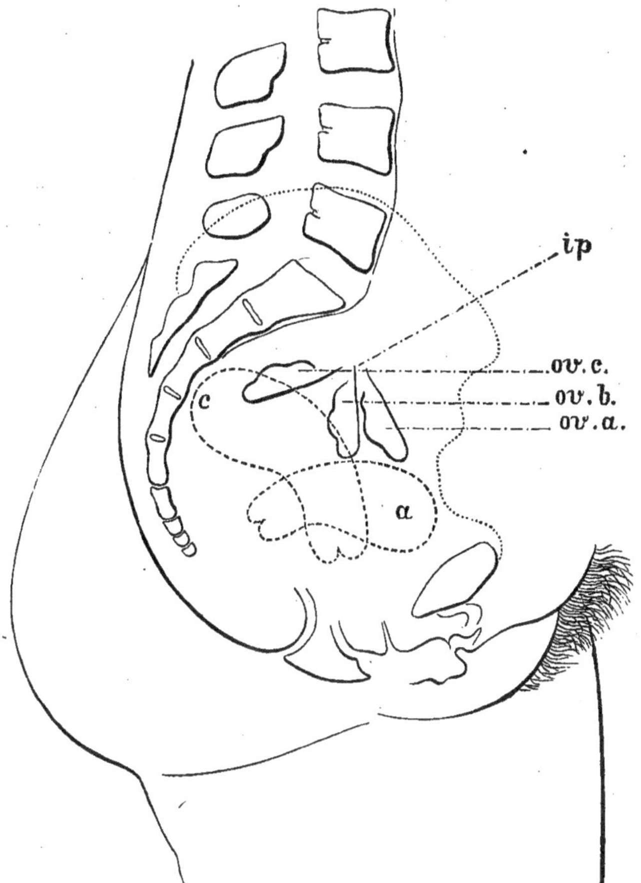

Fig. 14. — Rapports entre la situation des ovaires et celle de la matrice,
vus de profil.

la conjugata normale de H. Meyer. Du milieu de la surface postérieure de la symphise on trace sur la conjugata
normale une distance de 13 centimètres qui est l'extré-

mité de la conjugata norma, correspondant au milieu de la surface antérieure de la 3e vertèbre sacrée, qui, avec une conjugata de 13 centimètres, marque le milieu du bassin. De cette façon est trouvée la surface antérieure de la moitié supérieure du sacrum et sa situation normale par rapport à la symphise. Le tracé du reste du sacrum et du coccyx est achevé par des moyennes de coupes faites sur des bassins normaux, qui donnent comme distance de la pointe du sacrum à la surface postérieure du pubis 115 millimètres ; de la pointe du coccyx à la partie inférieure de cette surface 95 millimètres. Il est à remarquer que si on veut donner avec exactitude la hauteur proportionnelle de chacune des vertèbres sacrées inférieures, comme on a obtenu celles des deux et demi vertèbres sacrées supérieures, moyennant l'angle de 30° qui existe entre la conjugata vera de 11 centimètres et la conjugata normale de 13 centimètres, on ne trouvera pas 13 centimètres pour la hauteur dite normale de la paroi postérieure du pelvis, mais seulement 12 centimètres. Si on trace plus courte la conjugata de la partie moyenne du pelvis, ce qui se rencontre souvent en effet, si entre la conjugata vera et la conjugata normale on trace un angle plus petit, ce qui se trouve souvent aussi, chaque vertèbre sacrée se trouvera naturellement moins haute. D'après cela, je crois que la longueur de 13 centimètres pour la hauteur moyenne de la cavité pelvienne est exagérée.

Pour tracer là hauteur et la direction des trois dernières vertèbres lombaires, je prends la moyenne des mensurations faites sur des cadavres frais de femmes entreprises dans un autre but[1]. Sur les trente-trois bassins

---

[1] Erlbichterung der Gebürt durch Verminderung der im Becken

de cadavres frais mesurés par moi dans le but d'étudier la mobilité de la colonne lombaire, se trouvaient dix-sept femmes dans l'âge de l'activité genésique, de dix-huit à quarante-trois ans, (n° 3 — 19 du travail cité), les bassins de ces femmes étaient sensiblement normaux, la conjugata mesurait en moyenne 108 millimètres. Sur ces dix-sept femmes dont la structure ne présentait rien d'anormal, la distance du milieu de la surface antérieure de la 3e vertèbre lombaire ou promontoire était dans la flexion de 104 millimètres dans l'extension de 112 millimètres, l'angle que forme cette ligne avec la conjugata était dans la flexion de 122°, dans l'extension de 143°. Je choisissais pour représenter les mesures dans la situation debout, celles qui correspondaient à l'extension complète de 110 millimètres de hauteur et une angle de 140° avec la conjugata, et je donnais à celle-ci un angle (avec l'horizon) de 60°. Pour les bassins dans la situation couchée, on choisissait un degré de flexion moindre. La forme et la dimension des vertèbres isolées étaient prises sur les moyennes de ces os.

Les contours des parties molles qui entourent le bassin ont été tracés après des nombreuses mensurations. Il n'est pas nécessaire de donner les mesures qui ont servi de base à ces tracés, cela est suffisamment clair, ce serait oiseux. Avec une mesure métrique, un fil à plomb, un compas d'épaisseur, un ruban métrique et un rapporteur ou équerre, il est facile de tracer sur le papier les contours d'une coupe médiane et la projection de ces lignes. Seulement je veux indiquer spécialement la méthode que j'ai suivie pour obtenir les contours de la peau du

gegebenen Widerstände. Ienaische Zeitschrift. Bd. III, 1867, p. 272.

plancher pelvien, puisque cette ligne s'éloigne sensiblement de celle qui a été obtenue par la section médiane des cadavres congelés et qu'elle est très discutée. Le point correspondant à la pointe du coccyx fut marqué d'abord sur la peau; pour cela il fut nécessaire de constater ce point en touchant par le rectum et par la peau, en évitant le glissement de la peau et en marquant ce point exactement avec l'ongle de la main qui explore extérieurement. On mesure la distance de ce point au prépuce du clitoris, sans déprimer ni faire mouvoir la peau, en faisant usage à la fois du compas d'épaisseur et du ruban métrique. Ces mesures furent prises sur trente sujets jeunes dans un état de nutrition satisfaisant et n'ayant pas de lésion de la fourchette. Quinze étaient dans un état de grossesse avancée; chez ces dernières, la distance directe entre ces deux points était de 142 millimètres, celle mesurée sur la peau de 154 millimètres. Chez quinze femmes non enceintes, les mêmes distances étaient 131 et 144 millimètres. Ces deux mesures différaient donc de 1 centimètre, tandis que la différence de ces deux mesures importantes pour déterminer le plancher pelvien n'est que de 1 millimètre, chez les femmes enceintes de 12, celles qui ne l'étaient pas de 13.

Entre les femmes enceintes, comme entre celles qui ne l'étaient pas, il y a eu dans chaque groupe des différences individuelles pour ces distances, mais il y avait sensiblement moins de différence dans chaque groupe, dans le rapport entre la mesure directe et celle qui suivait la surface de la peau; si bien que je puis regarder comme normale chez les individus jeunes et bien nourris la moyenne des quinze mensurations pratiquées sur ce groupe. Le rapport entre la distance directe et le contour de la peau est essentiel pour le dessin. Le contour médian du plancher pelvien est divisé en trois sections par l'anus et la fourchette dont la valeur est importante à connaître pour le dessinateur. En moyenne, les 144 millimètres se divisent ainsi : du coccyx à l'anus 59, de celui-ci à la fourchette 38, le reste, 47 pour la fente vulvaire.

Sur le bassin normal esquissé comme nous l'avons dit plus haut et sur lequel se trouvent tracés les contours de la peau, on réunit par une ligne la distance entre le prépuce du clitoris et le point cutané correspondant à la pointe du coccyx et cette ligne est rigoureusement de 131 millimètres. De cette façon l'extrémité du prépuce se trouve à 2 centimètres au-dessus du 3ᵉ tiers de la surface antérieure du pubis et le coccyx est dépassé en arrière de l'épaisseur des téguments qui est de 1 centimètre; la ligne cutanée du coccyx en avant fut tracée de façon à placer l'ouverture anale à 59 millimètres en avant du coccyx, la fourchette de 97 millimètres. De cette même distance de ce point au prépuce restent 47 millimètres, total 144 millimètres; comme la mensuration des quinze sujets l'avait donnée, on prenait aussi en considération pour le tracé des contours dans ces limites, l'inspection, la palpation du sujet.

Ce sont ces dessins réduits au tiers du diamètre qui ont servi pour les gravures qu'on trouve dans ce Traité. Pour dessiner les rapports des parties internes examinées par la palpation, nous prenions pour points de repère moyennant la sonde, les saillies sensibles des parois pelviennes antérieures, latérales et postérieures, qui par ce motif, sont indiquées sur nos dessins en lignes ponctuées en projection sur le plan médian. On comprend facilement que dans les figures où se trouvent indiquées des mains, ce sont les miennes qui ont été représentées au tiers.

Après avoir procédé comme nous venons de le dire pour obtenir de nombreuses mensurations, avoir débarrassé le résultat fourni par la palpation de tout ce que des vues subjectives peuvent apporter d'erreurs, nous obtenons enfin des images qui ont le double avantage d'avoir été prises sur la femme vivante et d'être d'une exactitude objective que le portrait ne surpasse pas. Si, dans un portrait, chaque qualité individuelle du sujet qui doit être représentée se trouve reproduite, bien que le caractère général de celui-ci manque, l'œuvre conserve une grande valeur; notre schéma possède l'avantage, qui, à mon avis, n'est pas mince, de donner des lignes qui résultent de nombreuses mensurations dont chacune est discutable et susceptible d'être améliorée par de nombreuses vérifications.

IDÉES DIVERSES SUR LA SITUATION NORMALE DE L'UTÉRUS

§ 14. Nous serions entraîné trop loin, si nous voulions exposer les *vues des autres* sur la situation normale de la matrice et les soumettre à un examen critique. La modification des idées des anciens se fait plus facilement dans le silence qu'au bruit d'une ardente critique. Schröder a fait disparaître silencieusement des dernières éditions de son *Manuel des maladies des femmes,* les figures qu'il avait défendues [1] contre mes objections et les a fait remplacer par d'autres qui sont meilleures.

Je suis cependant obligé de mentionner une erreur sur l'angle que le vagin forme avec le col et le corps de l'utérus, car cette donnée emprunte une apparence d'exactitude aux chiffres précis sur lesquels elle semble reposer.

[1] *Arch. f. Gyn.* IX, p. 68. Pl. III.

Klob [1] et Martin [2] disent que le vagin et le col forment un angle ouvert en avant d'environ 155°, le col et le corps un de 165°, Rokitanski est appelé comme garant de cette opinion. Je n'ai pu vérifier les bases de ces mensurations et évaluations, cependant je présume qu'elles reposent sur l'examen d'une matrice en rétroversion trouvée sur un cadavre.

Si nous construisons le canal génital avec ces angles et si nous l'adaptons à un bassin au tiers fait avec des mensurations sur le vivant (voy. fig. 15), on trouve que ma manière de voir est fondée, en même temps que l'impossibilité de cet angle chez la femme normale et vivante.

La position de la fourchette est fixée d'après des mensurations. Celles-ci démontrent que, quand le rectum est vide, la portion vaginale du col est éloignée du coccyx de 2 centimètres. Si nous représentons le vagin par une ligne droite qui relie celui-ci avec la fourchette, si nous y ajoutons dans les angles décrits 4 centimètres pour le canal cervical, 3 centimètres pour le canal utérin, nous serons obligés de ramener à 7 centimètres la distance de la fourchette au col, si l'utérus est mis en complète rétroversion, et alors le fond trouverait à peine de la place au devant du sacrum. (Fig. 15 *a*.)

Si dans le bassin nous dessinons l'utérus dans la position moyenne, le fond au milieu de la conjugata, l'axe de la matrice dans la ligne centrale du bassin, situation que l'utérus prend quand la vessie est médiocrement distendue, si nous joignons le col et le vagin suivant

---

[1] L. C., p. 54.
[2] Neigungen und Beugungen, p. 13.

les angles donnés, et si nous prenons, comme les figures 5 et 6 le montrent, 9 centimètres comme la moyenne

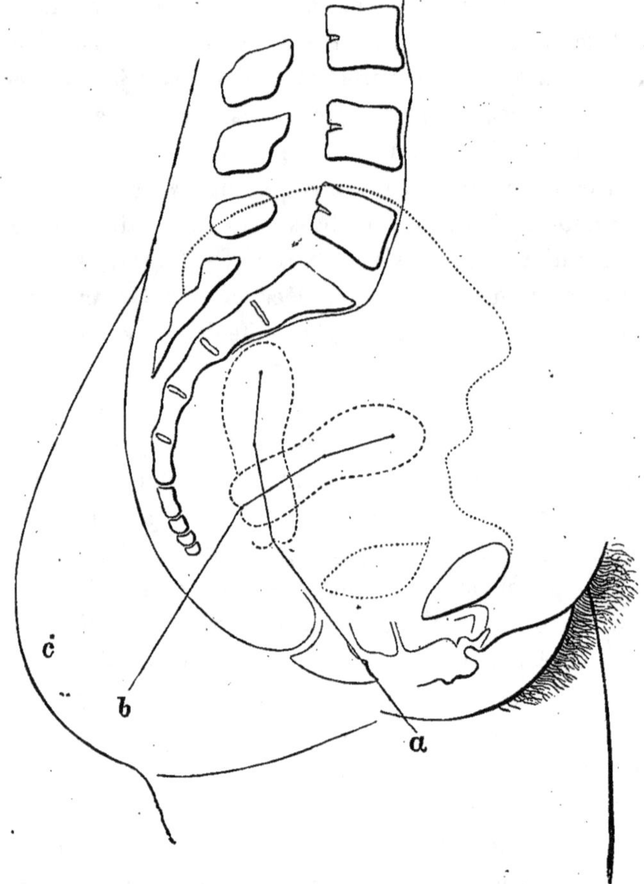

Fig. 15. — Démonstration des vues de Klob et de Martin sur la situation
normale de l'utérus.

de l'éloignement entre la fourchette et le col, cet angle
reportera la fourchette bien en arrière du rectum, à plus
de 10 centimètres de sa place normale. (Fig. 15 b.) Si
nous conservons cet angle et si nous portons le fond

de l'utérus à la place où l'exploration le montre quand la vessie est vide (fig. 1, 4, 5, 6), l'ouverture vaginale serait reportée bien plus en arrière encore vis-à-vis le point *c*.

Il eût paru superflu de combattre ces données sur l'angle du canal génital si elles n'étaient appuyées par des autorités considérables en anatomie et en gynécologie et si, dans des figures récentes de la situation de l'utérus ne s'éveillait pas la pensée que ces auteurs n'ont pu s'affranchir de ces angles erronés.

DESSIN DE KOHLRAUSCH

§ 15. Enfin une figure qui par ses qualités est devenue historique, celle que donne Kohlrausch d'une coupe médiane à travers un bassin d'une femme vierge, représentant les organes génitaux en place, ne doit pas être passée sous silence. Elle représente aussi l'utérus en rétroversion et le canal génital formant une ligne redressée (gestreckter form); si nous faisons passer des lignes droites à travers le vagin, la cavité cervicale et le corps de l'utérus, on trouvera que le vagin forme avec le col un angle de 147°, le col avec le corps un angle de 143°. Cette ligne redressée du canal génital est motivée par une forte distension de la vessie. Nous entreprenons le plus souvent l'exploration gynécologique dans l'état de vacuité de la vessie et du rectum, puisque l'exploration est plus facile et notamment puisque la palpation de l'utérus dans l'état de plénitude de la vessie est rendue plus difficile. Le dessin de Kohlrausch ne nous donne pas d'indication sur la situation de l'utérus dans l'exploration pratiquée dans la position que nous préférons ; elle nous donne une représentation exacte, si nous faisons abstraction de la plénitude de la vessie et du rectum. Il lui manque aussi la tuméfaction des parties molles et leur saillie, et celle du plancher pelvien qu'on observe sur toutes les coupes de cadavres congelés qui diffèrent tant de ce qu'on observe sur la femme vivante.

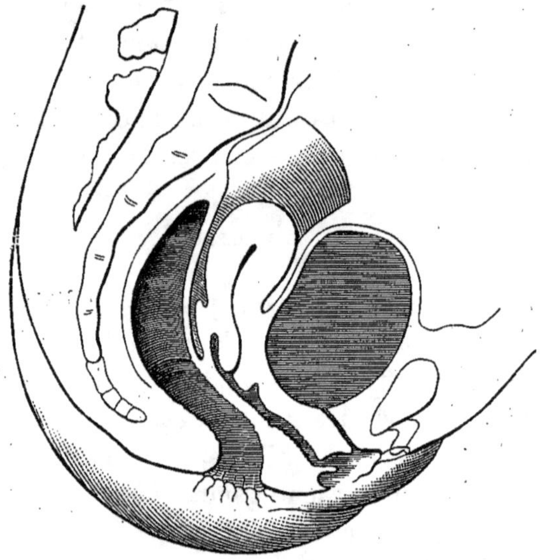

Fig. 16. — Dessin en profil du bassin d'une femme vierge donné par Kohlrausch.

Malheureusement le canal génital du sujet choisi par Kohlrausch est exceptionnellement court dans toutes ses parties. 55 millimètres de distance de la fourchette au col constituent un vagin plus court qu'on ne le rencontre chez une femme vierge de vingt-un ans, à laquelle la pièce a été empruntée, et 5 centimètres, pour la longueur des cavités cervicale et utérine, est une longueur de 1 centimètre et demi au moins trop petite, comparée à celle que la sonde démontre chez la femme vivante. Nous ne trouvons également pas chez la femme vivante normalement conformée cette courbure en S. Le peu de longueur du canal génital a une influence sur sa situation : un canal génital de longueur normale s'élève plus haut derrière la vessie remplie. La rétroversion de la matrice est plus grande avec un vagin court qu'avec un vagin long avec une réplétion égale de la vessie. Pour ce qui regarde l'absence de la fesse dans le dessin de Kohlrausch, qui est une dissemblance avec la femme vivante omise dans beaucoup de dessins gynécologiques et qui rend plus difficile l'orientation pour le commençant, cela tient tout simplement à ce que sur la pièce on avait fait la désarticulation de la cuisse.

Malgré ces défectuosités, le dessin de Kohlrausch représentait l'état des organes abdominaux qui se prêtait le mieux à la démonstration de leurs rapports sur la femme vivante, pendant aussi longtemps que manquaient des mensurations exactes faites sur le sujet vivant, et des dessins qui avaient des garanties d'exactitude pour la représentation de ces rapports, et qu'on était réduit à des préparations sur le cadavre. C'est avec raison que le dessin de Kohlrausch a été reproduit le plus souvent par les anatomistes et les gynécologues jusque dans ces derniers temps.

HISTORIQUE

§ 16. L'histoire des opinions diverses qui ont été émises sur la situation normale de l'utérus ne serait pas sans intérêt; comme la description que nous en avons faite a exigé beaucoup d'espace, nous renvoyons à notre index bibliographique rangé par ordre chronologique. Mais comme, pendant les dix années écoulées, j'ai eu seul l'honneur de combattre pour cette idée, je veux encore ajouter quelques lignes sur la priorité de cette description qui ne m'appartient pas.

Chiari, Braun et Spaeth disent dans leur clinique d'accouchements, 1855, p. 375 : « La situation de l'utérus vierge est telle que le corps et le col forment entre eux un angle ouvert en bas et en avant, de telle façon que, par le toucher, on peut sentir la presque totalité de la surface antérieure de l'utérus à travers la paroi vaginale antérieure. » Cette description a une grande valeur pour moi qui, en automne 1854, ai commencé à m'occuper de gynécologie, car j'en ai dès lors constaté l'exactitude, elle m'a empêché d'être entraîné en erreur par des représentations inexactes de cette situation.

Bennet, *On anteflexion of the uterus considered, as a normal anatomical condition*. Dublin, *Quaterly Journal*, 1857, p. 314, indique l'antéflexion comme normale constatée par des sondes molles et y joint des considérations pratiques ; il dit entr' autres : « Thus, in the absence of all uterim mischef, anteflexion of the uterus, existing naturally and congenitally, may be accidentally recognised, and may be treated most irrationally as a morbid state. » (Ainsi, en l'absence de toute maladie utérine, l'antéflexion existe naturellement congénitalement, peut être prise accidentellement, et traitée très irrationnellement comme un état morbide.)

Boulard, thèse, « *Quelques mots sur l'utérus*, Paris, 1853, et Cusco, thèse. Paris, 1853, *Sur l'antéflexion et la rétroflexion de l'utérus* », les deux regardent l'antéflexion comme un état fœtal et infantile. Je n'ai pu vérifier les travaux originaux, je cite d'après Aran. Il en est ainsi de Follin et de Verneuil dont Aran parle ; en disant que ce n'est pas tout l'utérus qui est dans l'axe du bassin, mais que le col seul a cette situation, tandis que le corps de l'utérus a une situation presque horizontale, Aran admet l'idée de ces auteurs ; et tandis que, selon

Cusco, l'antéflexion normale disparaît à l'âge de la puberté, selon Aran, elle subsiste encore pendant longtemps et ne disparaît que plus tard à la suite de plusieurs grossesses. Aran aussi tire de ces notions des conséquences pratiques. Il termine son travail (*Arch. gén. de Méd.*, 1858) en disant que la grande majorité des antéflexions sont essentiellement fausses, et que les traiter et les soigner par des moyens mécaniques est commettre essentiellement une erreur.

Panas (*Arch. gén. de Méd.*, 1859) fut convaincu aussi, à la suite de nombreuses explorations sur la femme vivante, que l'antéflexion était la situation normale de la matrice. Il réunit à son exploration, celle de Gosselin, 1854 et de Goupil, 1860. Le premier avait trouvé 27 antéflexions chez 48 femmes, Goupil 65 antéflexions chez 115 femmes et lui-même 40 antéflexions sur 114 femmes; aucune autre déviation n'était aussi fréquente que celle-là. Les sujets explorés étaient jeunes, atteints de maladies vénériennes et détenus à l'hôpital de Lourcine à Paris.

Pendant ce temps, Winckel (*Pathol. ü. Therap. des Wochenbetts.* Berlin, 1866, p. 290) et Schröder (*Schwangerschaft, Geburt und Wochenbett.* Bonn, 1867, p. 187) avaient fait connaître leurs vues sur l'antéflexion normale de l'utérus en puerpéralité. Dans un supplément à son ouvrage, très riche sur ce sujet, Crede parle, s'appuyant sur sa propre expérience et sur celle de Panas; son opinion sur ce sujet est, qu'en dehors de la puerpéralité, non seulement la situation perpendiculaire de l'utérus au plan pelvien, mais encore les déviations où le fond de l'organe se porte en avant, sont des états physiologiques. Il s'élève aussi contre le traitement mécanique opposé à ces états. *(Beitr zur Bestimunung der normalen Lage der Gebarmutter*. (*Arch. f. Gyn.*, 1870, p. 120 et suiv.) Les démonstrations de Panas, pour prouver la normalité de l'antéflexion, ont été attaquées. (E. Martin). Les sujets observés avaient une maladie du canal génital, et leur utérus était évidemment en situation anormale. Je donne un résumé des observations de Gosselin, Goupil et Panas. Utérus droit 81, fléchi en avant 132, en antéversion 26, rétrofléchi 11, rétroversion 5, latéroversion 19, douteux 3, total : 277. Les 26 antéversions (sans flexion), les 19 latéroversions (torsions), permettent bien d'admettre que les résultats de métrites et paramétrites n'avaient pas été exclus de la statistique. Il peut aussi y avoir eu dans les 132 antéflexions, une forte quantité résultant d'états pathologiques. On pourrait répondre à ces objections que Panas, dans ses observations, tenait à la vacuité du rectum, mais ne mentionne pas le degré de plénitude de la vessie, que sur les 81 matrices désignées comme *droites*, c'est-à-dire perpendiculaires au plan pelvien, il doit y avoir eu un grand nombre de matrices qu'on aurait trouvées inclinées en antéversion normale après l'évacuation de la vessie. Pour quel motif vient-on dire tardivement que ces observations sont incomplètes? Les choses ne sont cependant pas telles qu'aujourd'hui on puisse dire qu'il y a eu démonstration que l'utérus à l'état normal est en antéflexion. Cette démonstration peut être toujours faite avec des observations nouvelles, comme nous l'avons prouvé. Il s'agit seulement de ne pas méconnaître à ces auteurs le mérite d'être, par leurs observations, arrivés dans les dix années antérieures, à des constatations pour la vérité desquelles nous combattons encore aujourd'hui.

CHAPITRE II

DÉFINITION DES DÉVIATIONS, DIVISION ET STATISTIQUE

Sommaire : Définition des déviations. — Mobilité exagérée de l'utérus.
— Fixation augmentée anormalement. — Points de vue divers pour
la division des déviations. — Nomenclature des déviations. Distinction
entre les changements de forme et les changements de situation. Les
flexions pathologiques entraînent un changement dans la situation
totale de l'utérus. Flexion et flexibilité. Flexions angulaires fixes. —
Rapports entre les versions et les flexions. — Degrés de la flexion.
Infarctus, flexions et courbure de l'utérus. — Lieu où se fait la
flexion de l'utérus. — Fréquence des déviations utérines. — Tableau
synoptique des déviations de l'utérus observées pendant six années.
— Observations complémentaires.

Des mouvements anormaux même étendus dans une direction
ou une autre, mais passagers, ne sont pas à désigner comme des
déviations; on ne doit regarder comme telles que les changements
de position qui conservent une stabilité plus ou moins grande. *La
limitation ou la suppression d'un mouvement normal caractérisent essentiellement la déviation*; une mobilité excessive est l'état préliminaire
nécessaire de beaucoup de déviations, notamment des rétroflexions
et des prolapsus. Elle cause par elle-même de grandes souffrances
et est une condition avantageuse pour la thérapeutique. Il est important de ne pas confondre les changements de position avec les
changements de forme, bien que les flexions pathologiques soient
aussi des changements de position. Celles-ci sont ordinairement
primitives, et la flexion est la persistance de la flexibilité normale.
La raideur dans l'angle de flexion est relativement rare, elle est
une complication tardive. Le lien de la flexion correspond ordinairement à l'orifice interne, là ou existe l'antéflexion normale.

On ne peut rien dire de sûr sur la fréquence des déviations : les
auteurs variant beaucoup entre eux.

DÉFINITION DES DÉVIATIONS

§ 17. Quand l'utérus se meut suivant une des directions qui lui sont habituelles, et dépasse même la norme, quand la vessie trop remplie le repousse en arrière et le met en rétroversion, quand le rectum trop rempli le soulève et le met en antéversion, quand la pression abdominale par une énergie plus qu'ordinaire le pousse en bas, on ne peut douter que ces situations temporaires ne soient anormales; mais quand les causes de nature temporaire cessant d'agir, l'utérus peut reprendre sa situation normale, il ne peut être question de déviation utérine dans le sens clinique du mot. *Dans ce sens on ne peut appeler déviation que les seuls changements de situation dans lesquels l'utérus reste fixé plus ou moins dans la situation nouvelle. La limitation des mouvements normaux de l'utérus, ou leur empêchement, est un caractère essentiel des déviations.* Cette proposition a de prime abord quelque chose de paradoxal. Beaucoup de changements de position de l'utérus sont le résultat de la diminution de la solidité des moyens de fixation et, pendant qu'ils se produisent, sont accompagnés d'une mobilité extrême que le doigt constate facilement, jusqu'au moment où il survient des adhérences péritonéales. Un utérus prolabé rentre spontanément dans la cavité vaginale pendant le décubitus dorsal, et ressort de nouveau dans la situation debout, sous l'influence de la pression abdominale. Mais cette mobilité extrême conduit l'utérus à un abandon durable de la situation normale; même quand, après avoir été disloqué il conserve une mobilité anormale manifestée même sans le secours de la main, il en résulte finalement que quelques mouvements normaux de l'organe sont gênés ou complètement abolis.

MOBILITÉ EXAGÉRÉE DE L'UTÉRUS

§ 18. La grande mobilité de l'utérus est, ainsi que cela a été dit plus haut, l'état intermédiaire entre la situation normale et certaines déviations ; et comme cette état intermédiaire peut avoir une durée plus ou moins grande, on a, avec raison, regardé la mobilité anormale comme une déviation. La mobilité excessive de l'utérus est le résultat du relâchement, c'est-à-dire de l'allongement de ses moyens de fixation. Cet état n'a pas seulement une grande importance pour l'étiologie, mais aussi pour la thérapeutique ; cet état, comme beaucoup d'autres, donne plus de prise à la thérapeutique rationnelle, que ceux qui ont duré depuis longtemps, celle-ci est plus efficace dans les cas de relâchement récent des ligaments utérins, produit des résultats plus rapides et plus durables que dans ceux où la déviation est devenue stable. La possibilité de l'intervention dans cette période initiale n'est pas rare, car ces changements de pression et de tension des ligaments utérins déterminent dans l'utérus et le voisinage de grandes souffrances, qui sont bien plus vives que celles occasionnées par une déviation ancienne, à la suite de laquelle l'utérus est arrivé à un état de repos durable.

Cet état pénible se reproduit toujours d'une manière transitoire, quand l'utérus rétrofléchi ou en rétroversion est, dans une exploration, replacé incomplètement et sans dessein dans la situation normale, ou lorsque l'organe a été replacé complètement, mais non fixé dans la situation normale. La mobilité excessive de l'utérus sera étudiée plus tard, quand il sera question de la rétroflexion et du prolapsus utérin, dont la première constitue l'état préliminaire de celui-ci.

FIXATION AUGMENTÉE ANORMALEMENT

§ 19. C'est par le même motif, ou peut-être par un motif plus puissant, qu'on peut regarder comme une déviation utérine la fixation augmentée de l'organe, car cet état pathologique a un caractère de durée, et empêche ce qui constitue l'état normal de l'organe, c'est-à-dire ses mouvements physiologiques. Comme ce sont les liens cellulaires de la partie supérieure du col avec le bassin et la vessie qui assurent essentiellement à la matrice sa situation et sa mobilité, c'est l'infiltration inflammatoire, la rétraction cicatricielle du tissu cellulaire paramétrique qui entraînent la fixité de l'organe, en dehors bien entendu des tumeurs qui peuvent se trouver placées à côté de l'organe; aussi l'utérus peut-il être comme moulé dans un exsudat péritonéal. Le résultat final de ces processus morbides, est un déplacement de l'utérus dans une situation qui ne correspond plus à aucun de ses mouvements normaux; il n'est pas possible d'avoir plusieurs opinions sur le caractère essentiel de ces déviations. La fixation de l'utérus qui à l'état transitoire ne serait pas anormale, doit être regardée comme une déviation. Un utérus qui, dans l'état de plénitude ou de vacuité de l'organe, est empêché de prendre la situation qui lui convient normalement, est dans une situation anormale.

Bien qu'au point de vue thérapeutique il n'en résulte aucune conséquence, si nous regardons la fixation anormale de l'utérus comme une déviation, car aussi longtemps que l'état inflammatoire est en état d'activité, c'est celui-ci qui est la base des indications thérapeutiques, il n'en était pas moins nécessaire d'en parler ici où il s'agit de définir cette lésion.

POINTS DE VUE DIVERS POUR LA DIVISION DES DÉVIATIONS

§ 20. Les déviations de l'utérus peuvent être divisées de diverses manières : on distingue les déviations congénitales et celles qui sont acquises. Les déviations qui datent de l'enfance se distinguent de celles qui se sont produites dans l'âge de la maturité génitale, en ce que les premières ont pu avoir une influence sur le développement de l'organe. On distingue aussi les déviations qui sont le résultat des pressions exercées sur l'utérus par des tumeurs situées en dehors de l'organe, de celles où une maladie de l'organe même en est la cause, celles qui résultent du relâchement des ligaments de celles qui sont produites par leur raccourcissement, distinctions qui toutes sont d'une grande importance pour le pronostic et les indications thérapeutiques. Comme base essentielle de divisions pour les classifications, nous indiquerons la direction suivant laquelle elle est la plus marquée; ces directions ont servi à en nommer quelques-unes.

Nous distinguons l'élévation de l'utérus, son *abaissement*, son prolapsus, une *antéposition, rétroposition, dextro-sinistroposition;* une *antéversion, rétroversion, dextro-sinistroversion; antéflexion, rétro-dextro-sinistroflexion;* une *torsion* suivant son axe longitudinal, une *inversion* ou renversement de l'utérus qui a pour effet de porter à l'extérieur sa surface interne, enfin les déplacements connus sous le nom de *hernies.*

Ces dénominations sont très intelligibles par elles-mêmes. Pour en donner une idée, on les a représentées schématiquement dans la figure 17. *e* montre la matrice en élévation, *d* en abaissement en même temps qu'en rétroversion qui en est une combinaison habituelle, *p* est un prolapsus complet en même temps qu'une rétro-

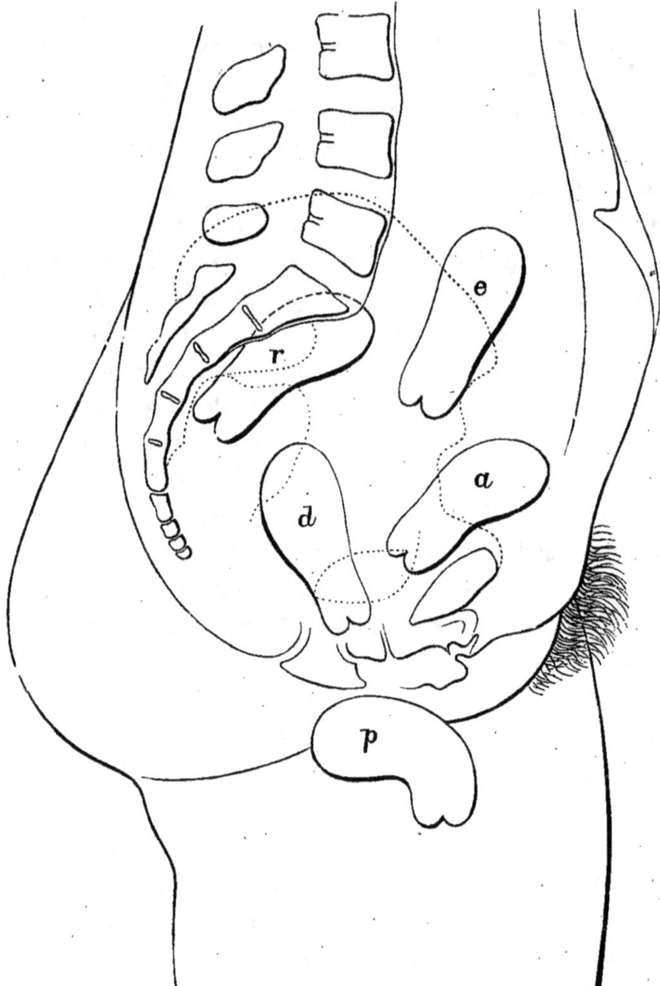

Fig. 17. — Schéma de quelques déviations utérines.

flexion qui l'accompagne souvent. *r* rétroposition, *a* antéposition.

NOMENCLATURE DES DÉVIATIONS. DISTINCTION ENTRE LES CHANGEMENTS DE
FORME ET LES CHANGEMENTS DE SITUATION. LES FLEXIONS PATHOLO-
GIQUES ENTRAINENT UN CHANGEMENT DANS LA SITUATION TOTALE DE
L'UTÉRUS. FLEXION ET FLEXIBILITÉ. FLEXIONS ANGULAIRES FIXES.

§ 21. Lorsque nous avons parlé de la situation normale et des mouvements de l'utérus, nous avons dis-
tingué l'antéversion de l'antéflexion. Antéversion, changement par lequel le fond de l'organe est porté en avant
dans un mouvement de totalité de l'organe ; antéflexion,
direction en avant du fond de l'organe, par un
mouvement qui se passe exclusivement dans la portion
cervicale, qui, par conséquent, est accompagné d'un changement de la forme dans la matrice. La situation que prend
la matrice après l'évacuation de la vessie a été appelée
par nous antéversion avec antéflexion, puisque cette
situation est le résultat de ces deux mouvements combinés.

Il est sans doute important, au point de vue pathologique, de distinguer ces changements de la situation et
de la forme, là où ils se produisent simultanément, mais
la brièveté et la précision dans la nomenclature étant
indispensables, la dénomination n'a pas besoin de tout
contenir.

Nous conformant à l'usage habituel, nous caractérisons
sous la dénomination *antéversion*, au point de vue pathologique, la situation stable en avant du fond de l'utérus,
en l'absence de toute flexion de l'organe, accompagnée
le plus souvent de la perte presque complète de la flexibilité normale ; sous celui d'*antéflexion*, la situation
stable du fond de l'utérus en avant, avec une flexion sur
la surface antérieure à divers degrés, la flexibilité de
l'organe étant normale, diminuée ou exagérée ; *rétro-*

version, situation stable du fond en arrière, en l'absence de toute flexion ; *rétroflexion*, la situation stable de l'utérus en arrière avec flexion sur la surface postérieure de l'organe.

Le nom de version caractérisant un état pathologique, exclut toujours une flexion normale ou pathologique, il désigne une extension pathologique de l'organe; si on y ajoute le mot flexion de même nom, on comprend du reste le mouvement double qui est exprimé.

Il y a encore une combinaison autre qu'on peut imaginer, et qui se présente souvent : rétroversion avec flexion de l'organe sur sa surface antérieure, et antéversion avec flexion sur sa surface postérieure ; dans ces cas, la double dénomination exprime la double lésion.

Le premier état n'est pas rare, notamment quand l'utérus, resté pendant longtemps en antéversion pathologique, est devenu fixe dans l'angle de flexion ; dans la suite, la fixation paramétrique anormale disparaît et avec elle la fixation de l'utérus en arrière, l'angle de flexion reste et l'utérus tombe en rétroversion.

Le deuxième état existe quand l'utérus rétroversé, devenu roide dans l'angle de flexion, est replacé manuellement en antéversion.

La figure 18 montre ces deux déviations : 1, est la rétroversion avec antéflexion, 2, l'antéversion avec rétroflexion.

Si pour les versions simples qu'on appelle aussi *versions pures*, l'extension pathologique de l'organe, résultant d'une métrite antérieure terminée ou existant encore, est le changement de forme caractéristique, il faut, pour avoir une compréhension large de ces lésions, savoir que le changement de forme résultant d'une modification de rapports entre le corps et le col entraîne aussi un changement notable de la place qu'occupe tout l'organe. *Nous pouvons donc légitimement ranger les flexions utérines dans les changements de place de cet organe.* Pour l'intelligence complète des flexions utérines les plus fréquentes, les antéflexions et les rétroflexions,

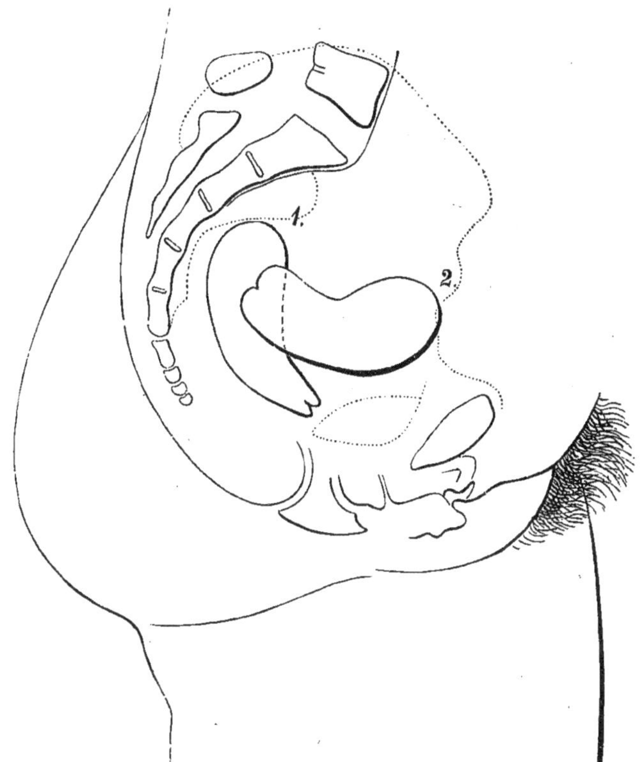

Fig. 18. — Rétroversion avec antéflexion et antéversion avec rétroflexion.

pour les apprécier au point de vue de l'étiologie des indications et des traitements, il est nécessaire de s'affranchir des idées anciennes, qui représentent ces altérations de forme comme n'étant que des déplacements partiels, chez lesquels le corps de l'utérus serait seul déplacé, le col restant dans sa situation normale, ou déplacé seulement de peu, tellement qu'avec l'antéflexion, il y aurait toujours un peu d'antéversion, avec la rétroflexion un peu de rétroversion.

Le moyen essentiel de fixation de l'utérus se trouve, comme on sait, dans la portion supérieure de la partie cervicale, c'est cette partie de l'organe qui, dans les mouvements normaux, exécute les déplacements les moins étendus; une ligne horizontale à travers cette région peut être regardée comme l'axe autour duquel s'exécutent ses mouvements; mais, ainsi que cela a été exposé dans le premier chapitre, cet axe ne doit pas être représenté comme immuable. On croyait que les changements de position anormaux de l'organe n'étaient que des mouvements de rotation en avant et en arrière autour de cet axe, cela est absolument inexact. *Un déplacement de cet axe est justement caractéristique pour la plupart des versions pathologiques aussi bien que pour les flexions*, et forme le point initial de la déviation.

Pour faire comprendre ce qui vient d'être dit, je donne, dans les figures ci-dessous des schemas, ces déviations de direction de l'utérus pour la plupart des anté et rétroflexions, anté et rétroversions. Le type de ces déviations est fortement accusé avec l'intention de le bien faire comprendre, et, pour un grand nombre de cas, il serait exagéré. Pour ne pas obscurcir la figure par un trop grand nombre de lignes qui se croisent, je n'ai dessiné que la cavité utérine. Dans l'antéversion et l'antéflexion, l'axe du mouvement est porté en haut et en arrière; dans les rétroversions et rétroflexions il est porté en bas et en avant, mais il est remarqué expressément qu'il y a des antéflexions et des antéversions avec un déplacement en bas de la totalité de l'utérus, même un prolapsus de cet organe, des rétroversions avec rétroposition et élévation de l'axe de l'organe ; ce n'est que quand nous nous occuperons des déviations

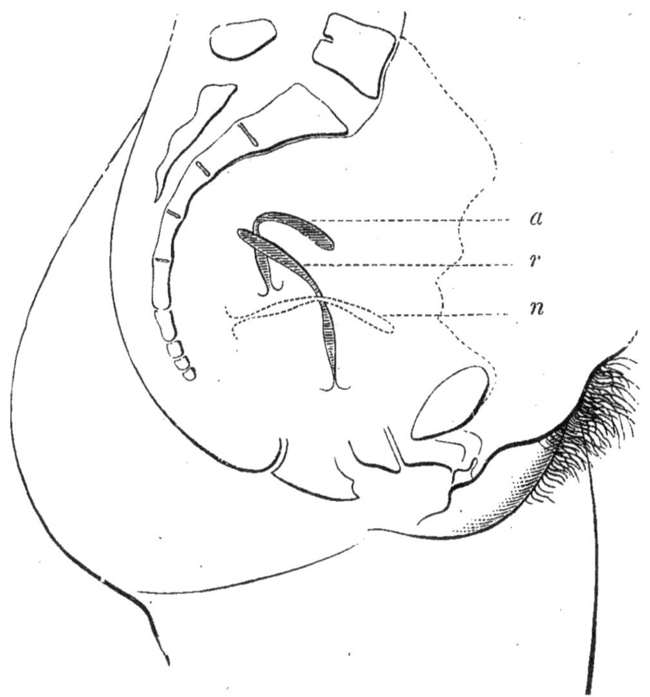

Fig. 19. — Schéma de l'antéflexion et de la rétroflexion.
a Antéflexion ; *r* rétroflexion ; *n* situation normale.

spéciales que nous parlerons de ces combinations singulières et que nous examinerons de plus près ces rapports.

§ 22. Il y a encore à exposer ici quelques généralités sur les flexions, puisque plus tard nous aurons à examiner des rétroflexions compliquées de rétroversion, des antéflexions compliquées d'antéversion.

Les flexions utérines apparaissent en ce moment sous

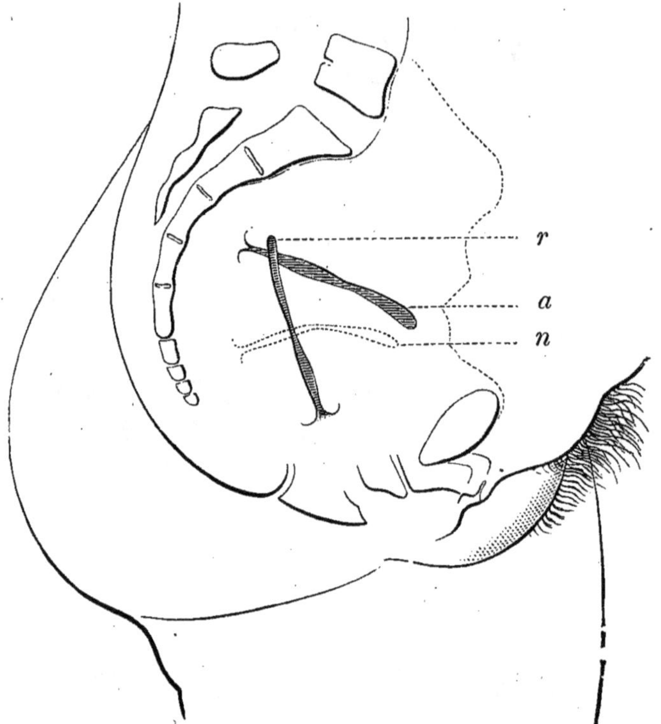

Fig. 20. — Schéma de l'antéversion avec rétroversion.
n Situation normale ; *r* rétroversion ; *a* antéversion.

un jour essentiellement différent de celui d'autrefois, où l'on représentait l'utérus tout droit placé au milieu de l'axe pelvien, et cela depuis qu'on tient compte de l'état

de flexion normale de l'organe et de sa flexibilité considérable à l'angle de flexion. On se heurte souvent aux
idées anciennes qui représentaient les *anté* et *rétroversions* comme des déviations légères, les flexions comme
des déviations s'éloignant plus de l'état normal. Cela
ne s'applique qu'aux cas les plus rares, dans lesquels
l'utérus est devenu rigide dans la forme fléchie, dans
l'angle de flexion ; la perte de la flexibilité utérine est,
en effet, toujours une aggravation notable de la déviation,
chaque fois qu'elle se présente dans la forme étendue
aussi bien que dans la forme fléchie. *Dans la majorité
des cas la flexion même anormale ne représente que la
persistance de la flexibilité normale et l'intégrité du tissu
de l'organe.*

Si la fixation postérieure du col devient plus courte,
(cause la plus fréquente de l'antéflexion pathologique),
l'utérus, conservant sa flexibilité normale, devra se fléchir davantage, l'angle de flexion devenir plus petit, car
la portion vaginale par son insertion dans le vagin, le
fond de l'utérus par l'action des duplicatures péritonéales,
maintiendront l'organe dans une situation qui ne s'éloi-
gnera que de peu de sa situation antérieure.

Quand le relâchement des moyens de fixation postérieure permet à l'utérus et à la portion vaginale de se
porter assez en avant pour que le fond se porte en arrière, de façon à ce que la pression des intestins s'applique, non sur sa surface antérieure, mais sur la
surface postérieure, si l'utérus conserve sa flexibilité
normale, cette pression aura pour effet non seulement
une rétroversion, mais, dans un temps peu éloigné, une
rétroflexion.

Si la production de la flexion, antéflexion aussi bien
que rétroflexion, a lieu dans les conditions pathologiques

dont nous avons parlé, comme suite nécessaire de la conservation de la flexibilité normale, c'est précisément la perte de cette propriété qui, dans les mêmes conditions, produit la version simple. La perte de la flexibilité peut être le résultat de maladies utérines aiguës ou chroniques. La production d'une antéversion ou d'une rétroversion, outre les conditions pathologiques qui auraient conduit à une flexion correspondante, présuppose une complication de métrite qui indique que la version est une déviation aggravée de l'état normal.

La persistance pendant des années d'une antéflexion ou d'une rétroflexion n'altère pas par elle-même la flexibilité de l'organe, car dans des cas qui ne sont pas rares, où le raccourcissement des plis de Douglas, qui avait produit l'antéflexion vient à cesser sous l'influence d'un traitement approprié, et où le processus paramétrique antérieur se dissipe, où la fixation de l'utérus en arrière cesse, nous voyons dans un temps très court, l'utérus tomber en *rétroflexion*. Dans des cas observés journellement, dans lesquels l'utérus depuis longtemps en rétroflexion est replacé par la manœuvre bimanuelle, la portion vaginale remise en place, ou à un point plus élevé de la cavité pelvienne et fixé, nous voyons se produire une *antéflexion* sous l'influence de la pression abdominale.

On voit aussi que, pendant que l'utérus était fixe en anté et rétroflexion pathologique, il s'est produit des processus morbides qui ont fixé l'organe dans sa forme. Cette rigidité de l'utérus avec un angle de flexion solide, qui est le cas le plus rare dans les flexions, doit naturellement être regardée comme un état pathologique, aussi bien que la rigidité de l'organe dans la forme étendue.

§ 23. Le degré de déviation des deux segments de l'utérus entre eux est très variable; on a renoncé à distinguer des flexions des 1ᵉʳ 2ᵉ et 3ᵉ degrés, puisque dans certains cas, le degré de flexion n'est pas constant.

Ainsi que nous l'avons déjà dit, l'utérus fléchi n'a pas perdu sa flexibilité dans la plupart des cas, bien qu'elle soit diminuée ou autre qu'à l'état normal; la plénitude, la vacuité des réservoirs voisins, ont sur la forme et la situation l'influence connue; le rectum sur l'utérus rétrofléchi, lavessie sur l'utérus antéfléchi. Il est naturellement important pour le diagnostic de chaque cas particulier d'apprécier la forme de l'utérus et son degré de flexion, mais une classification des cas qui serait basée sur le degré de flexion ne serait pas pratique et ne serait que d'une petite utilité pour la clinique.

Une distinction qui ne doit pas être confondue avec celle dont nous venons de parler, est celle qui repose sur l'acuité de la flexion, la différence entre un infractus, une flexion ou une courbure de la matrice. Il existe dans cette direction des différences notables qu'il est important de connaître, pour l'appréciation de cas particuliers. Nous avons par exemple à conduire la sonde autrement si nous voulons mesurer un utérus fléchi, à angle aigu ou simplement courbé. L'importance n'est pas petite pour l'étude des symptômes et celle des indications.

Une classification des cas, qui se baserait sur l'acuité des flexions, serait motivée par son importance, si on pouvait la faire[1]. Mais l'appréciation de l'angle de flexion

---

[1] M. Terrillon a imaginé une sonde utérine spéciale pour appré-

dans le sens mathématique du mot ne se fait jamais, car il y a une grande oscillation dans la longueur de la portion utérine qui s'est engagée dans cette modification, la mesure est impossible sur la femme vivante, puisque dans la mensuration d'un utérus fortement redressé moyennant la sonde, nous redressons toujours plus ou moins la partie fléchie. La forme extérieure de l'utérus, telle que nous pouvons la déterminer par le toucher vaginal et la palpation combinés ne donne pas une notion exacte sur l'acuité de la flexion, parce qu'elle peut être modifiée par le gonflement de la partie que touche le doigt. Une matrice dont la paroi postérieure ou la paroi antérieure laisserait sentir une limite aiguë sensible entre le corps et le col, n'a pas rarement le canal intérieur courbé en arc de cercle. En général, on observe dans les antéflexions plus souvent un angle aigu et des flexions plus courtes, ce qui peut résulter de ce que déjà à l'état normal, il y a antéflexion, que la fixation postérieure de la matrice est limitée au petit espace des replis de Douglas, et que le raccourcissement de cette fixation postérieure joue, dans les antéflexions pathologiques un rôle principal, tandis que dans les rétroflexions, le relâchement de l'utérus et de ses moyens de fixation ont une action essentielle.

LIEU OU SE FAIT LA FLEXION DE L'UTÉRUS

§ 24. Le lieu où se fait la flexion dans l'antéflexion aussi bien que dans la rétroflexion est presque sans exception la partie correspondante à l'orifice interne du

cier le degré de flexion de l'utérus. L'instrument est figuré dans le *Traité pratique de Gynécologie* de Sinély, p. 31, fig. 44. Paris, chez O. Doin, 1884.

(*N. du Trad.*)

col, cette région où l'utérus est fixé dans le facia pelvica par les plis de Douglas, où le revêtement péritonéal passe de la surface antérieure de la matrice sur la vessie, et où se trouve l'antéflexion normale. Les médecins américains, surtout Emmet, font une distinction entre les flexions du col et celles du corps : les premières se trouveraient à la hauteur de la voûte vaginale (at or below the vaginal junction), d'après Emmet, ce seraient les plus fréquentes (182 contre 163). Depuis que pendant plus de vingt ans, je me sers exclusivement de sondes molles et d'une mesure métrique conduite sur le doigt et appréciable au toucher, et que j'ai pu examiner plusieurs milliers de femmes atteintes de flexions normales et pathologiques, je sais pertinemment que la flexion se trouve presque sans exception à moins de 4 centimètres de l'orifice; sur l'utérus infantile et sur l'utérus atrophié par l'âge, elle est située un peu plus bas, quand il y a allongement du col, elle est plus haut. Je connais des cas très rares dans lesquels le canal de la portion vaginale a une courbure, dans laquelle le canal est dévié de sa direction dans la partie supérieure, par une difformité primitive ou acquise ; j'ai également rencontré, dans quelques cas rares, une flexion dans le corps de l'utérus, mais la place typique de la flexion est la limite entre le col et le corps de la matrice. Comme je ne puis admettre que les femmes américaines diffèrent des femmes allemandes quant à la place où la flexion utérine se produit, je suis conduit à penser que l'estimable collègue américain, a commis une erreur pour le lieu de cette déformation. Le col long et mou des femmes non mariées et stériles (aucune des femmes atteintes de flexion cervicale n'était arrivée à terme) paraît facilement plus court au toucher ; et si la sonde d'argent d'Emmet et celle de Sims n'ont pas de graduation métrique, il n'y a pas pour eux de contrôle digital pour l'appréciation de la hauteur où se trouve la flexion.

FRÉQUENCE DES DÉVIATIONS UTÉRINES

§ 25. Les déviations utérines sont les affections les plus fréquentes de l'appareil génital de la femme. Établir une statistique approximativement exacte de la fréquence absolue des déviations n'est pas chose possible, car les observations sur le vivant ne fournissent pas aujourd'hui le matériel nécessaire. Les autopsies ne sont pas également en état de le fournir; car l'utérus qui, pendant la vie, était en situation normale chez beaucoup de femmes, subit, peut-être dans la majorité des cas, une déviation jusqu'au moment où se fait l'examen nécroscopique; l'observation des femmes vivantes ne peut également pas la donner, car chez elles un nombre très considérable de souffrances de l'appareil génital et par conséquent de déviations restent ignorées. La cause de cette ignorance est le sentiment de pudeur chez la femme, qui ne fait connaître les souffrances qu'elle éprouve dans la région pelvienne, que quand elles sont très intenses, et souvent elle ne les révèle au médecin qu'à la suite de questions très précises, et aussi plus particulièrement puisque les connaissances gynécologiques sont bien moins répandues que celles d'autres spécialités. Je ne veux pas formuler un reproche en signalant ici cet état latent des souffrances de l'appareil génital de la femme. Il faut au contraire se réjouir de voir les connaissances gynécologiques se répandre depuis une vingtaine d'années, et constater les progrès qui se sont accomplis. On entend répéter souvent dans le monde, que les

maladies des femmes sont devenues de nos jours plus fréquentes ; c'est qu'on les reconnaît plus souvent qu'il y a
vingt ans. Pendant la période précédente, il y avait peu
de facultés où des études de gynécologie eussent pu être
faites dans les cliniques, aujourd'hui tous les étudiants
ont l'occasion de les faire.

Plusieurs gynécologues ont fourni des documents sur
la fréquence des déviations utérines chez les femmes
atteintes de souffrances de l'appareil génital qu'ils ont pu
observer,

L. Meyer a compté 369 déviations sur 1,000 femmes,
atteintes de maladies de femmes. Grayly Hewit, sur
1,205 femmes malades, dont 624 seulement furent examinées, on en a trouvé 377. Ce qui fait pour 1,000
femmes, dont 600 examinées, 310 avec des déviations.
Sur 1,000 femmes malades, défalcation faite des cas de
tumeurs utérines ou ovariques (qui étaient aussi compliquées de déplacements utérins), j'ai trouvé des déviations
chez 683 femmes.

Si j'y comprends les cas compliqués de tumeurs utérines ou ovariques, je trouve chez 1,000 femmes
724 déviations.

La statistique de Graily Hewitt ne peut pas entrer en
comparaison, car il n'est donné qu'un certain nombre de
cas sur lesquels on a fait un choix. La différence si considérable entre mes chiffres et ceux de M. Meyer s'explique par plusieurs raisons. La principale peut bien
être, puisque Meyer n'a peut-être compté que les cas
dans lesquels la déviation a été la cause principale du
traitement ; j'ai compté tous les cas où une déviation a
été constatée, bien qu'elle fût accompagnée d'autres maladies qui, au point de vue thérapeutique, étaient plus
importantes. Comme les vues des gynécologues diffèrent

sensiblement sur l'importance clinique des déviations, j'ai cru devoir me conduire d'après ce principe que je regarde comme seul exact, pour soustraire la statistique à toute idée subjective. Qu'il entre dans le calcul d'autres éléments pour expliquer la différence des chiffres des auteurs, que cette différence reste grande, cela s'explique par l'élimination de quelques déviations sur la signification desquelles existe une grande divergence de vues.

Sur 1,000 femmes malades, la rétroversion a été trouvée par :

Emmet....................	12 fois
Freund (Jos.)................	39
C. Meyer (Rockwitz.).......	45
L. Meyer...................	95
Graily Hewitt	94 (181)
B. S. Schutlze.............	198

Rétroflexions sur 1,000 déviations.

G. Schmitt...............	200
Meyer....................	257
B.-S. Schultze.............	265
Hewitt....................	297

Rétroflexions sur 1,000 flexions.

Emmet....................	84
Scanzoni..................	184
Freund...................	359
Hewitt...................	378
L. Meyer..................	415
B.-S. Schultze.............	443
G. Smith....	476
C. Meyer (Rockwitz.).......	504
Hueter...................	550

TABLEAU SYNOPTIQUE DES DÉVIATIONS DE L'UTÉRUS OBSERVÉES PENDANT
SIX ANNÉES

§ 26. Je donne plus bas une statistique étendue des
déviations que j'ai observées pendant les six années
1872-1877. Pendant cetté période j'ai noté toutes mes
observations sans exception, de façon à inscrire le résultat de ma première exploration dans un schéma ;
quelques cas seulement ne l'ont pas été dans cet espace de
temps, non par un choix, mais par des circonstances for-
tuites. Dans ces six années, en défalquant les observations
prises sur des femmes enceintes, parturientes et accouchées (six semaines après l'accouchement, j'ai obtenu un
recueil de 1,376 tracés de femmes malades, sur lesquelles
il y a 75 cas de grandes tumeurs ovariques, 55 myomes
utérins, 47 cas de carcinomes utérins avancés, ayant contracté des adhérences au bassin. J'ai cru devoir mettre
sur un registre à part ces 177 cas, bien qu'il y eut déviation utérine (par suite de fixation, déviation absolue),
car, dans cette catégorie, la signification clinique de la
déviation était chose secondaire.

Chez les 1,199 malades restants, il y a eu 819 déviations utérines (683 pour 1,000); si nous faisons entrer en
ligne de compte les 177 femmes affectées de tumeurs,
(724 pour 1,000). Si nous retranchons ces 177 cas
(595 pour 1,000).

DÉVIATIONS.	NOMBRE DES DÉVIATIONS.	PROPORTION — P. M. des 1,375 malades observés.	PROPORTION — P. M. des 1,195 malades (défalcation des malades avec tumeurs).	PROPORTION — P. M. des 896 déviations.	PROPORTION — P. M. des 851 utérus déviés.	DEUX DÉVIATIONS NOTÉES SUR LE MÊME UTÉRUS — SIMULTANÉMENT.	DEUX DÉVIATIONS NOTÉES SUR LE MÊME UTÉRUS — SUCCESSIVEMENT.	
	1	2	3	4	5	6	7	
Élévation (produite par une autre cause que le raccourcissement des plis de Douglas)............	7	5	6	7.8	8	—	—	—
Antéposition (sans rétroflexion)	10	7	8	11.1	12	—	—	—
Rétroposition (sans antéflexion)	33	24	28	36.8	38	8 avec rétroversion.	—	1 plus tard antéflexion. 3 plus tard rétroversion.
Dextroposition............	11	8	9	12.3	13	5 avec antéflexion. 2 avec rétroflexion.	dont 1 plus tard rétroflexion.	—
Sinistrpposition............	22	16	18	24.6	26	8 avec antéflexion. 7 avec rétroflexion.	dont 1 plus tard rétroflexion.	—
Dextroversion............	15	11	12	16.7	17	6 avec antéflexion. 1 avec rétroversion.	dont 1 plus tard rétroversion.	—
Sinistroversion............	11	8	9	12.3	13	2 avec antéflexion. 1 avec rétroflexion.	—	—
Latéroflexion............	5	4	4	5.5	6	3 avec antéflexion. 2 avec antéversion.	—	—
Antéversion............	79	57	66	88.2	93	2 avec latéroflexion.	2 rétroversion antérieure. 2 rétroflexion antérieure.	4 plus tard rétroversion.
Antéflexion............	296	215	247	330.3	348	5 avec dextroposition. 8 avec sinistroposition 6 avec dextroversion. 2 avec sinistroversion 3 avec latéroflexion.	4 rétroversion antérieure. 1 rétroposition antérieure.	16 plus tard rétroflexion.
Rétroversion............	134	100	112	149.5	157	8 avec rétroposition. 1 avec dextroversion.	4 antéversion antérieure. 3 rétroposition antérieure.	4 plus tard antéflexion. 2 plus tard antéversion.
Rétroflexion............	237	172	198	264.5	279 26	2 avec dextroposition 7 avec sinistroposition 1 avec sinistroversion.	16 antéflexion antérieure.	2 plus tard antéversion.
Prolapsus............	36		30	40.1	42	—	—	—
TOTAL............	896			999.7		90 ⅓ = 45	32	32
Latéroposition............	33	24	28	36.8	38			
Latéroversion............	26	19	22	29.0	31			
Antéversion et antéflexion....	375	273 ⎫ 453	313 ⎫ 622	418.5 ⎫ 832	441 ⎫ 877			
Rétroflexion et rétroversion..	371	270 ⎭	309 ⎭	414.0 ⎭	436 ⎭			
Rétroversion, rétroflexion et prolapsus............	407	296	348	454.3	478			
Anté et rétroversion........	213	155 ⎫ 542	178 ⎫ 623	237.7 ⎫ 832	250 ⎫ 876			
Anté et rétroflexion........	533	386 ⎭	445 ⎭	594.9 ⎭	626 ⎭			

Pour les chiffres donnés ci-dessus, la patiente affectée de déviation constitue l'unité. Si, comme nous l'avons vu sur le tableau ci-joint, nous voulons apprécier la fréquence relative de déviation, on ne peut éviter que chez quelques-unes on ne note deux déviations. La latéro-position de l'utérus, par exemple, a été observée en même temps qu'une rétroflexion ou une antéflexion pathologique ; si la latéro-position a dû avoir été admise dans la statistique générale, et à cet égard il n'y a pas de doute, on a dû compter aussi les rétroflexions qui ne pouvaient être négligées dans la somme des rétroflexions. J'ai été très sobre de compter double un même utérus. Ainsi l'utérus prolabé, qui a toujours été noté comme rétroversé ou rétrofléchi, n'a été compté qu'avec les prolapsus ; et les torsions utérines, qui n'arrivaient que comme des complications de déviations, n'ont pas été admises dans la statistique. Sur 45 matrices, on a noté deux déviations simultanées. L'avant-dernière colonne donne un compte exact de ces doubles notations.

Un autre motif pour lequel quelques (32) matrices ont été comptées en double est qu'à des moments divers on a constaté des déviations différentes.

Ainsi, seize fois, on a noté que l'utérus, qui avait été trouvé en antéflexion pathologique fixe, était tombé plus tard en rétroflexion. La dernière colonne du tableau rend compte de ces cas. C'est ainsi qu'il se fait que dans la première colonne se trouvent notées 896 déviations, tandis que la colonne des malades ne donne que 819 sujets. La seconde colonne contient pour chaque déviation la proportion sur *mille* calculée sur les 1,376 malades. La troisième colonne, la proportion sur 1,000 des 1,199 malades non affectées de tumeurs (après défalcation des 177 citées) ; la quatrième colonne, la proportion sur mille de chaque déviation, d'après le total (896) des déviations observées ; la cinquième colonne contient la proportion pour 1,000 de chaque

déviation calculée d'après le total des malades affectées de déviations observées. Ce calcul n'a pas dû avoir
pour base 819, mais celui de 851 malades, car les
45 matrices sur lesquelles deux déviations simultanées
avaient été notées ne devaient naturellement être
comptées que pour une, tandis que les 32 malades chez
lesquelles en des temps différents deux déviations
avaient été observées durent être comptées deux fois.

Dans les sept dernières colonnes inférieures du
tableau, il a été fait pour quelques groupes de déviations
le calcul proportionnel pour 1,000 sur les chiffres de la
colonne.

Les déviations utérines· qui ont été trouvées chez
les 177 femmes atteintes de tumeurs n'ont été comptées dans aucune colonne.

OBSERVATIONS COMPLÉMENTAIRES

§ 27. La plupart des matrices dont la situation est
anormale présentent également des déviations dans plusieurs directions différentes ; toutefois il est nécessaire
de s'en tenir le plus possible à des dénominations simples et d'éviter, dans la statistique des déviations, de se
servir d'indications multiples pour la même matrice. La
définition et la dénomination des déviations isolées
offrent un certain champ dans la conception personnelle ; il est à désirer que pour l'intelligence mutuelle il
y ait concordance dans la définition et la dénomination.
A ce point de vue, et à d'autres encore, il est nécessaire de faire quelques observations complémentaires
pour l'intelligence complète de notre tableau.

1. Une *élévation sensible de l'utérus* a lieu chaque fois
que les plis de Douglas ont subi un raccourcissement

notable. La plupart des rétropositions de l'utérus et beaucoup d'antéflexions sont causées par le raccourcissement des plis de Douglas et produisent par cela même une élévation sensible. Toutefois, les deux déviations conservent avec raison la même dénomination, C'est pourquoi, sous la dénomination d'élévation, nous n'avons compris dans notre statistique que celles qui ont été produites par une cause autre que le raccourcissement des plis de Douglas.

2. L'*antéposition* du col se trouve dans beaucoup de rétroversions et dans la plupart des rétroflexions. L'antéposition, dans le sens rigoureux du mot, ne s'applique qu'au déplacement de la totalité de l'utérus; la rétroversion et la rétroflexion sont éliminées.

3. La *rétroposition* du col est la cause et la manifestation permanente qui accompagne la plupart des antéflexions. Nous caractérisons un utérus en rétroposition, quand le fond est dirigé en arrière sans que le corps soit fléchi en avant, mais passablement en extension.

4. La *dextro ou sinistroposition* (avec rétroposition et élévation) est le mouvement qu'il exécute sur son axe, par suite du raccourcissement de l'un ou de l'autre des plis de Douglas. L'utérus, dans ce cas, est en état de torsion et fortement antéfléchi. Nous ne qualifions l'utérus en dextro ou en sinistroposition que quand un des bords de l'organe est rapproché de la paroi pelvienne correspondante. Des déviations légères de cette espèce ne sont pas rares; je n'ai inscrit comme dextro et sinistroposition que les cas ou l'utérus avait quitté sa situation médiane assez, pour toucher par son bord la paroi pelvienne.

5. Beaucoup d'auteurs caractérisent comme *dextro et sinistroversion,* les antéversions ou flexions, accompagnées de torsions chez, lesquelles l'inclinaison ou la flexion de

l'utérus dépasse primitivement de beaucoup la surface antérieure de l'organe. Nous n'avons compté comme latéroversions et latéroflexions que les quelques cas rares chez lesquels l'inclinaison ou la flexion de l'organe dépassait le bord latéral de l'organe.

6. Les *torsions* de l'utérus, qui sont une déviation qui accompagne simplement l'antéversion et plus souvent les antéflexions (à un degré moindre, aussi les rétroversions et rétroflexions), ne furent pas notées, pour ne pas être comptées en double.

7. Quant à ce qui regarde la définition de l'*antéflexion* qui a été beaucoup critiquée, je renvoie à ce qui a déjà été dit et à ce qui sera encore exposé dans la partie spéciale; j'observerai seulement ici que la lésion combinée rare, antéflexion avec rétroversion, a été comptée avec les rétroversions. Je pense qu'en général, la direction du corps de l'utérus doit être déterminante ponr la dénomination, dans le cas où elle peut être douteuse. Si quelques auteurs désignent certaines antéflexions comme la figure 19 *a* la représente comme des rétroflexions avec antéflexions, je ne trouve pas cela exact; si dans la dénomination nous voulions ajouter à la direction du corps de l'utérus celle du col, elle deviendrait à la fois compliquée et incertaine.

8. Dans la liste que j'ai donnée des déviations utérines observées par moi, manque la *descente de l'utérus* qui est observée si souvent. A mon avis, le diagnostic de cette lésion ne dit rien autre chose, sinon que la portion vaginale du col a pu avoir été atteinte par le doigt explorateur avec une facilité insolite, ce fait peut être produit par une absence de tissu adipeux aux parties génitales et d'autres circonstances accessoires plus que par une *situation du col plus en avant ou plus basse.* Dans tou-.

les cas où la portion vaginale a été trouvée de façon à ce que j'aie dû croire à une descente, la palpation combinée m'a toujours montré une rétroversion ou rétroflexion du corps de l'utérus. La descente de l'utérus figure donc dans les rétroversions et rétroflections.

9. L'*inversion* utérine et la situation de l'utérus dans une hernie manquent dans mon tableau, par la raison que, depuis six ans, je n'ai pas eu l'occasion d'en observer un cas.

10. A propos de la 6ᵉ et de la 7ᵉ colonne de mon tableau, je dois faire observer encore expressément qu'elles ne doivent pas donner un état complet de combinaisons et de changements des déviations; elles doivent seulement tenir compte des lésions utérines additionnées en double qui étaient inévitables si le tableau devait être exact et complet. Il eût été d'un arbitraire injustifiable, par exemple, d'omettre dans l'une ou l'autre statistique les six cas de dextroversion qui étaient en même temps des antéflexions pathologiques, ou les seize utérus anté-fléchis que plus tard on a trouvés en rétroflexion, et de ne les compter qu'une fois.

CHAPITRE III

SYMPTOMES ET DIAGNOSTIC DES DÉVIATIONS UTÉRINES

Sommaire : Difficultés de la constatation des symptômes des déviations
utérines de les distinguer de ceux des affections qui les compliquent.
— Enumération des complications et des symptômes qui leur appartiennent et de ceux qui sont produits par les déviations. — Importance de rapporter chaque symptôme à sa cause. — Nécessité
d'exclure les symptômes de la définition. — Dysménorrhée. — Dysménorrhée. Rétrécissements. — Ménorrhagie. — Stérilité. — Souffrances du côté de la vessie. — Souffrances intestinales. — Symptômes nerveux. — Diagnostic des déviations. Palpations. — Diagnostic.
Toucher par le rectum. Anesthésie. — Palpation par la vessie. —
Sonde utérine. — Spéculum. — Valeur du diagnostic des déviations.

Les *symptômes* des déviations sont difficiles à bien déterminer,
car les complications manquent rarement.

Le *diagnostic* n'est pas établi par la symptomatologie, il repose
exclusivement sur ce que constate l'exploration et la palpation. Des
sièges d'exploration spéciaux sont nécessaires, la plupart de ceux
dont on fait usage sont beaucoup trop hauts, pour qu'on puisse
pratiquer la palpation bimanuelle ; une couchette accessible de
deux côtés, ou une table pour pouvoir pratiquer l'anesthésie sont
bien préférables. La palpation bimanuelle pratiquée dans une anesthésie profonde, par le rectum, le vagin et les parois abdominales
donne dans les cas difficiles les meilleurs résultats. Rarement on emploie la sonde pour reconnaître la situation de l'utérus, l'introduction de la sonde ou du spéculum changeant la situation de la matrice.

DIFFICULTÉS DE LA CONSTATATION DES SYMPTOMES DES DÉVIATIONS UTÉRINES
DE LES DISTINGUER DE CEUX DES AFFECTIONS QUI LES COMPLIQUENT

§ 28. Les symptômes et le diagnostic de chacune des
déviations utérines, seront exposés à l'occasion de l'e-

tude spéciale de ces lésions, toutefois elles présentent des aspects communs qui nécessitent qu'on jette sur leur généralité un coup d'œil, qui s'appliquera surtout aux plus fréquentes d'entre elles : les anté et rétroversions et flexions qui, suivant le tableau que nous avons donné, forment une proportion de 832 sur 1,000 des déviations observées.

Malgré la grande proportion de ces lésions (plus de la moitié des femmes atteintes de maladies utérines) les auteurs les plus éminents diffèrent de vues sur les symptômes de ces affections. Cette divergence présuppose de grandes difficultés dans l'analyse des symptômes par lesquels elles se manifestent, et ces difficultés dépendent essentiellement de ce fait : que les déviations se compliquent souvent d'autres affections de l'utérus et des annexes, qui occasionnent des symptômes identiques à ceux des déviations et se produisent là où celles-ci n'existent pas. Comme le diagnostic de ces affections concomittantes est souvent moins facile que celui des déviations, que celles-ci s'imposent davantage, il était naturel d'attribuer aux déviations des symptômes qui proviennent peut-être d'une affection méconnue. Comme cette erreur a été commise souvent autrefois, et se commet encore, ceux qui l'ont reconnue ont pu penser aussi que les déviations n'avaient que peu de signification et ils rendaient les complications responsables des symptômes appartenant aux déviations.

Cette dernière interprétation avait le plus d'adhérents chez les médecins éloignés des études gynécologiques et cela était dans la nature des choses.

On ne réussit, en effet, que rarement à dissiper les symptômes morbides chez une femme atteinte de déviation, sans faire une tentative de guérir celle-ci ; on a eu

l'occasion aussi de constater dans des cas nombreux dans
quelle situation anormale se trouvait l'utérus chez des
femmes qui n'éprouvaient aucun phénomène morbide.
Avant et après l'âge de la maturité génitale, l'absence
de symptômes morbides dans les déviations est la plus
fréquente.

DIFFICULTÉS DU DIAGNOSTIC (SUITE)

§ 29. C'est ainsi que s'explique que des symptômes,
qui sans aucun doute accompagnent souvent les déviations utérines, sont attribués par les uns à celles-ci, par
les autres à leurs complications, qui souvent sont plus
ou moins accidentelles. On émet encore par-ci par-là
l'opinion que les déviations ne sont pas douloureuses et
qu'elles n'ont point d'influence sur l'état de santé de la
femme, on rencontre souvent cette opinion dans la pratique.

La difficulté d'interpréter les symptômes a été sensiblement exagérée, pour ceux qui savaient que l'antéflexion qu'on croyait anormale était la situation normale
de l'organe ; cette connaissance inspirait dans un grand
nombre de cas morbides, de l'inquiétude aux médecins
pour la recherche d'une interprétation des symptômes
morbides autre et plus exacte que celle qui avait été
attribuée à l'antéflexion.

ÉNUMÉRATION DES COMPLICATIONS ET DES SYMPTOMES QUI LEUR APPAR-
TIENNENT ET DE CEUX QUI SONT PRODUITS PAR LES DÉVIATIONS

§ 30. Les *complications* qui font l'objet de cette étude,
sont essentiellement : la métrite chronique, la périmétrite, la paramétrite, le rétrécissement, le catarrhe chro-

nique et l'ovarite. Le rapport entre ces complications et
les déviations utérines est très variable. Une fois réside
en elles la cause toujours active des déviations, une autre
fois elles en sont le résultat, une autre fois la complication et la déviation résultent d'une même cause, d'autres
fois il n'est pas possible de trouver une relation étiologique entre les complications et les déviations, ce qui
range ces cas dans les complications accidentelles.

Les *symptômes* dont il s'agit, se rapportent en partie
à l'utérus lui-même : dysménorrhée, menstruation profuse, stérilité, etc.; en partie aux organes voisins notamment à la vessie et au rectum; en partie au trouble
fonctionnel d'organes éloignés et de l'état général,
comme : hémicranie, cardialgie et autres névralgies, paralysie, chorée, épilepsie, hystérie, dyspepsie nerveuse,
anémie, chlorose.

IMPORTANCE DE RAPPORTER CHAQUE SYMPTOME A SA CAUSE

§ 31. La tâche du médecin est de rechercher à quelle
affection isolée, à quelle déviation, à quelle complication appartient chacun des symptômes éprouvés par la
malade et de savoir quelle relation étiologique existe
entre la déviation et les complications, et de quelle façon
elles réagissent les unes sur les autres. Telle est la tâche
qui nous est imposée; nous l'exposons non dans l'intention de l'accomplir entièrement aujourd'hui, des travaux
longs et comparés seront nécessaires pour cela. Pour
un grand nombre de cas morbides, des observations devront être prises, relatant exactement les symptômes et
les complications, la manière dont les changements lo-
caux se produisent, relatant l'effet des agents thérapeutiques sur ces changements et les symptômes; les obser-

vations ainsi prises avec exactitude avanceront beaucoup la solution du problème.

NÉCESSITÉ D'EXCLURE LES SYMPTOMES DE LA DÉFINITION

§32. Si, dans les paragraphes précédents, nous avons tenté d'analyser quelques-uns des symptômes apparte- nant réellement aux déviations utérines, ou leur ayant été attribués, nous ne devrons pas définir ces déviations par ces symptômes mêmes, car on tournerait dans un cercle vicieux.

Il est clair que la maladie, dont les symptômes devront être décrits, devra d'abord être étudiée au point de vue de l'anatomie, car les symptômes ne peuvent donner la définition.

Comment et dans quelle mesure les symptômes aide- ront-ils au diagnostic de la maladie, quand celle-ci aura été bien définie, c'est là une toute autre question.

J'aurais pu passer cela sous silence ou, par exemple, le supposer connu de tous, si naguère encore on n'avait défendu contre moi avec une grande ardeur la définition de la maladie par les symptômes qu'elle produit.

DYSMÉNORRHÉE

§ 33. La dysménorrhée, la douleur pendant la mens- truation, est un symptôme qui accompagne souvent beaucoup de déviations utérines ; le plus souvent elles sont vives et ont le caractère de contractions utérines, qui précèdent de quelques heures, ou pendant des journées, l'apparition de l'écoulement sanguin, qui persistent même souvent avec la même intensité pendant les premiers temps d'un écoulement sanguin faible. Elles se calment ou cessent totalement après que l'écoulement menstruel

a duré avec abondance; elles reviennent rarement lors
de la cessation de l'écoulement.

C'est sur l'utérus pathologiquement fléchi, surtout
fléchi en avant, que cette dysménorrhée se montre le plus
souvent; elle se montre aussi avec l'utérus étendu aussi
bien que sur celui qui a la forme et occupe la place normale.

L'explication la plus usuelle aujourd'hui est d'attribuer ce phénomène à une flexion utérine. « Le sang est
répandu dans la cavité utérine, mais est empêché de s'en
écouler librement en raison de la flexion de la région
cervicale, si bien que des contractions répétées de l'appareil musculaire de la matrice sont nécessaires pour lui
faire franchir ce passage rétréci. » C'est ainsi que s'exprime Schröder dans la 4e édition de son livre sur les
maladies des organes génitaux de la femme (1879. p. 148).

Cette explication générale de la dysménorrhée qui accompagne souvent l'antéflexion est erronée, car pendant les douleurs dysménorrhéiques les plus violentes
qui résulteraient de la rétention du sang dans la cavité
utérine, nous pouvons, à plusieurs reprises, introduire
une sonde dans la cavité utérine sans qu'une goutte de
sang ne suive la sonde quand elle est extraite, de suite,
ou après quelques heures ou même après quelques jours,
alors cependant que le passage était parfaitement libre.
Scanzoni et moi avons démontré cela souvent sur des
utérus fléchis à angle aigu et on peut constater la chose
dans chaque antéflexion pathologique, en ayant soin de
donner à la sonde une courbure convenable pour ne pas
occasionner de lésion en l'introduisant.

Il est donc démontré, de façon à ne plus laisser subsister de doute, que cette théorie si souvent reproduite
pour expliquer la dysménorrhée dans les antéflexions pa-

thologiques est fausse. A l'époque où la douleur se produit, il n'y a pas de sang dans la cavité utérine.

Dans des travaux antérieurs j'ai, à plusieurs reprises, soutenu l'idée que c'était la métrite qui était la cause de la dysménorrhée qui accompagne les antéflexions, et surtout les antéflexions pathologiques. La cause de l'antéflexion pathologique est, dans la plupart des cas, le raccourcissement des ligaments de Douglas, et celui-ci se produit à la suite de para et périmétrites; ces états pathologiques sont le plus souvent accompagnés de métrite et d'endométrite. Ces processus inflammatoires cèdent à une thérapeutique appropriée et, dans beaucoup de cas, le raccourcissement du pli de Douglas leur survit. L'utérus fléchi à angle aigu qui, pendant la métrite, causait la dysménorrhée caractéristique, ne cause plus de douleur quand la métrite a cessé, bien que sa forme et sa situation n'aient pas été modifiées. Vienne de nouveau la métrite, et la dysménorrhée suivra.

Cette même dysménorrhée est observée dans l'utérus enflammé d'une manière aiguë ou chronique, bien que l'organe ne soit pas fléchi. Caractéristique pour la cause de la dysménorrhée est l'observation qu'on peut faire sur l'utérus en antéversion. Une matrice dans une forme étendue et roide mis en antéflexion et fixée par une paramétrite postérieure causera une dysménorrhée très intense comme elle a été décrite plus haut. Quand la métrite aura été diminuée par un traitement approprié, quand peut-être elle aura disparu, la flexibilité de l'utérus reparaîtra, et comme les plis de Douglas auront été raccourcis par la paramétrite postérieure, il se produira alors une flexion plus ou moins stable. Malgré cette flexion qui pourra s'augmenter, la dysménorrhée diminuera ou disparaîtra dans la proportion de la diminution de l'inflammation utérine, à mesure que la flexibilité et la flexion auront augmenté.

Des observations de cette nature démontrent de la manière la plus positive que c'est la métrite et non la flexion qui est la cause de la dysménorrhée; et, malgré tout, on tient à la doctrine comme à un dogme.

Un dogme n'a pas besoin de base et il a l'avantage de ne pouvoir être contredit que difficilement; malgré cela, je m'impose de démontrer ce que cette dysménorrhée signifie et sur quoi elle repose, puisque la même doctrine est toujours enseignée et est toujours écoutée avec faveur par ceux auxquels elle est exposée. Il est vraisemblable que c'est le caractère particulier des contractions utérines qui est la cause essentielle pour laquelle l'idée d'un sang retenu tient si fort dans l'esprit. « Les règles ne passent pas », si seulement les règles « pouvaient passer » tel est le cri des patientes. Si une femme après avoir évacué sa vessie, éprouve du ténesme et qu'il soit dit au médecin que la vessie est encore remplie, il parlera d'une illusion pathologique et ne doutera pas de son diagnostic. Pourquoi n'introduit-on pas dans l'utérus tourmenté de ténesme une sonde ou un catheter, si on croit que du sang est retenu dans sa cavité? Le passage est bien plus facile qu'à travers le sphincter vesinal spasmodiquement contracté. La théorie de la rétention sanguine serait très commode si elle était juste. Si la flexion empêche le passage à l'orifice interne comme dans un tube de caoutchouc fléchi, on aurait trouvé l'explication mécanique la plus simple, non seulement pour la dysménorrhée mais aussi pour la stérilité qui accompagne si souvent la flexion; l'obstacle mécanique rendrait difficile de la même manière l'entrée du sperme et la sortie du sang. Mais la théorie ne s'adapte ni aux symptômes ni aux faits qu'elle doit éclairer. Les douleurs, quelle que soit leur signification, commencent le plus souvent avant l'écoulement sanguin, souvent très long-temps avant, elles continuent pendant que les règles coulent peu; on voit de rares stries sanguines dans un mucus abondant qui ne trouve aucun obstacle à son passage. Quand l'écoulement sanguin devient plus abon-dant, les douleurs diminuent ou cessent complètement. Déjà *a priori* on devait présumer que là où un obstacle mécanique est opposé à l'écoulement du sang épanché qui ne peut s'écouler que sous l'influence de contrac-tions douloureusement énergiques, l'abondance de l'é-coulement ne peut s'obtenir que sous leur influence. Nous observons en effet ce caractère des douleurs dysmé-norrhéiques là où l'examen démontre un rétrécissement du canal utérin, ou une disposition anormale de l'orifice. Ici au contraire, où les douleurs précèdent l'écoulement du sang, ou accompagnent celui-ci quand il n'est que peu abondant, diminuent quand il le devient plus, on est à mon avis, plus près d'une explication plausible en ad-mettant que c'est la réplétion des vaisseaux utérins qui précède l'écoulement du sang et non la plénitude de la cavité utérine qui précède l'écoulement qui est la cause de la douleur, quand la vacuité de la cavité utérine a pu avoir été expérimentalement démontrée. Nous voyons des contractions spasmodiques de muscles se produire et causer des douleurs quand des tissus enflam-més sont tiraillés; nous en avons un exemple dans l'utérus lui-même. Les femmes qui accouchent pour la première fois n'ont le plus souvent pas de coliques; nous les voyons se produire très douloureuses aussitôt que la puerpéralité se complique de métrite ou de para-métrite. Il est hors de doute que la menstruation normale peut être accompagnée de contractions utérines, celles-ci deviennent très pénibles dans l'utérus enflammé. Plus la congestion a de durée sans que le sang s'écoule, plus augmente l'intensité du ténesme. L'apparition d'un écoulement sanguin abondant diminue la tension des vaisseaux, la contraction et la douleur.

Il est à peine besoin de faire observer que la dysménorrhée peut survenir quand la matrice est située d'une façon normale ou anormale ou pathologiquement fléchie, qu'elle peut être sous la dépendance d'autres causes, que plusieurs peuvent être actives chez la même malade. Il doit être mentionné expressément que la dysménorrhée chez l'utérus fléchi est pour deux motifs plus fréquente que dans d'autres conditions. La flexibilité utérine qui persiste d'une manière anormale au delà de l'enfance est souvent accompagnée d'un rétrécissement du canal cervical; et après de longues années avec un catarrhe utérin et une flexion qui persistent, l'orifice interne peut se rétrécir, même dans l'âge de l'activité génésique, souvent même après la cessation de la menstruation.

DYSMÉNORRHÉE ET RÉTRÉCISSEMENT

§ 34. Pour ce qui a trait au rétrécissement, il y a deux observations à faire : 1° Il est beaucoup plus rare de le diagnostiquer qu'on ne le croit. Il arrive souvent qu'on admet un rétrécissement parce qu'on éprouve de la difficulté à introduire la sonde, ou qu'on ne peut l'introduire. C'est la direction du canal cervical plutôt que le rétrécissement des orifices qui rend difficile l'introduction de la sonde. L'utérus qui conserve sa mobilité et sa flexibilité normales glisse sur la sonde quand elle est introduite avec prudence, même quand sa direction s'é-

loigne de la normale d'une façon notable ; quand l'utérus
est fixé d'une façon ou d'une autre, la sonde ne passe que
quand le bouton se meut, suivant la direction de la cavité utérine. Quand bien même la situation et la forme
de la matrice ont été bien reconnues, on éprouve de
grandes difficultés à donner à la sonde une forme qui
puisse permettre de bien pénétrer dans la cavité !

Si on se représente que bien souvent la sonde est employée sans que la situation et la forme de la matrice,
sa mobilité ou sa fixité soient connues, — beaucoup regardent la sonde comme le meilleur instrument pour
reconnaître ces qualités, — si on réfléchit encore que
beaucoup de médecins, même des spécialistes, se servent
toujours de la même sonde, ayant la même forme,
pour examiner toutes les matrices, on comprendra facilement que, dans un grand nombre de cas, l'introduction
de la sonde aura été empêchée par la direction du canal,
sans que le calibre de la cavité ait été le moins du monde
diminué. 2° Au point de vue anatomique, il est nécessaire d'indiquer la limite au-dessous de laquelle il faudra
croire à un rétrécissement. Ce ne sont pas des idées sur
l'utilité d'une certaine mesure ou certains symptômes
qui peuvent nous aider, mais la moyenne de mensurations. Le point le plus rétréci à l'état normal est l'orifice
interne du col ; d'après de nombreuses mensurations
prises sur le vivant, la limite inférieure de l'état norma.
est de 4 millimètres. Une sonde, dont la forme correspond à la forme de la matrice, dont le bouton mesure
4 millimètres de diamètre, passe sans difficulté à travers
l'orifice interne de la matrice chez une femme dont la
croissance est achevée et qui est encore vierge. La sonde
de 5 millimètres est déjà trop grosse pour beaucoup de
femmes qui n'ont pas eu d'enfants, chez celles qui en

ont eu, elles passent le plns souvent librement. Les matrices, dont l'orifice interne n'admet pas la sonde de 4 millimètres sont assez rares pour pouvoir être regardées comme rétrécies.

Ces mesures n'ont rien de décisif pour déterminer la cause de la dysménorrhée. Je me rappelle quelques cas où le col laissait à peine passer une sonde de 2 millimètres et chez lesquelles la menstruation, qui n'était pas abondante, se faisait sans douleur. Quand, pendant un jour seulement, l'écoulement menstruel est abondant, il y a dysménorrhée mécanique. Une dysménorrhée mécanique intense se produit aussi quand le col est normal, comme calibre intérieur, aussitôt que l'écoulement sanguin est abondant pour produire la coagulation dans la cavité ou quand la muqueuse s'expulse par grands fragments. (Dysménorrhée membraneuse.) Les contractions de l'utérus deviennent douloureuses, puisqu'elles doivent avoir une intensité assez considérable pour en produire l'expulsion. Si ces circonstances se produisent sur un utérus atteint de métrite persistante, de paramétrite ou périmétrite, déjà atteint de dysménorrhée habituelle, ces douleurs prendront alors une intensité significative et ne cesseront pas après un écoulement même abondant.

MÉNORRHAGIE

§ 35. Une *ménorrhagie*, ou un écoulement menstruel abondant peut, sur un utérus disloqué ou bien situé, être causé par un état maladif de la muqueuse, des néoplasmes, ou des affections situées en dehors de la matrice, qui occasionnent une stase veineuse, etc. Les changements de situation qui produisent la ménorrhagie sont : la rétroversion, la rétroflexion et l'inversion uté-

rines. Malgré une flexion très considérable, les ménorrhagies sont ordinairement indolores, si le fond de
l'utérus est situé en arrière; ce qui prouve bien que ce
n'est pas la flexion qui cause la dysménorrhée. La preuve
essentielle que les ménorrhagies sont causées par ces
changements de position, c'est qu'elles cessent aussitôt
que l'utérus est replacé dans sa situation normale. Nous
reviendrons sur ce sujet dans la partie spéciale.

STÉRILITÉ

§ 36. Les rapports entre la stérilité et les déviations
utérines sont à peu de choses près les mêmes qu'entre
celles-ci et la dysménorrhée. Dans beaucoup de cas de
déviations utérines, il y a stérilité, en partie puisque les
processus morbides qui ont pour effet des déviations,
par exemple la péritonite, laissent derrière elles des lésions qui entravent les fonctions des ovaires et des
trompes, ou parce que les paramétrites sont accompagnées d'endométrites qui peuvent empêcher la grossesse.

La flexion utérine, surtout l'antéflexion, a pendant
longtemps passé pour être une cause de stérilité; cette
opinion persiste encore dans certains esprits, quoique
les raisons sur lesquelles reposait cette doctrine aient été
bien ébranlées. Schröder dit (A. f. Gyn. IX, 77): « Je n'hé-
site pas à déclarer encore aujourd'hui que dans certains
cas de flexion considérable, on ne constate pas de phénomènes pathologiques, que dans des cas de flexion
moindre, on trouve de la dysménorrhée et de la stérilité,
et que j'attribue celle-ci à la déviation utérine».

Quand on admettait que la flexion s'opposait à l'écoulement du sang menstruel, on pensait qu'elle empêchait
l'entrée du sperme. Comme la première opinion était ad-

mise gratuitement, on regardait la seconde comme démontrée. On trouve une antéflexion utérine chez beaucoup de femmes stériles, parce que la stérilité dépendait d'une cause autre que la déviation utérine, l'organe reste en antéflexion normale (virginale). Elles sont stériles en raison d'une des causes nombreuses qui peuvent produire cet état. On dirait plus exactement : l'union a été stérile, car dans des cas qui ne sont pas rares la cause de stérilité se trouve du côté du mari.

Si on veut faire entrer en ligne de compte, non seulement l'incapacité de concevoir, mais aussi les causes qui peuvent empêcher que la grossesse arrive à bonne fin, il faut compter aussi la rétroflexion. Celle-ci n'empêche pas la conception, et au début même, manquent les complications qui peuvent empêcher la grossesse. Beaucoup de femmes atteintes de rétroflexion récente conçoivent, plus souvent même que les femmes bien portantes, puisque leurs grossesses se terminent au bout de peu de temps. Après que la rétroflexion a duré pendant plusieurs années. la femme devient incapable de concevoir, à cause des résultats des paramétrites, des orophorites, du catarrhe utérin, et des symptômes nerveux et d'un état de malaise causés par les pertes et le catarrhe utérin.

SOUFFRANCES DU COTÉ DE LA VESSIE

§ 37. Des souffrances du côté de la vessie accompagnent souvent les déviations utérines. Quand l'utérus est fixé en arrière très haut, le fond de la vessie peut par suite être tiré en arrière ; si avec cela l'utérus est en antéversion, le corps de l'utérus presse sur la vessie. Dans les rétroversions ou rétroflexion, la portion vaginale ou sus vaginale du col peut par sa pression sur le col de la vessie produire des souffrances très vives; consistant en un ténesme, des envies fréquentes d'uriner et des douleurs après les mictions fréquentes. La rétention d'urine est plus rarement un effet mécanique des déviations. Elles se produisent dans les déviations aiguës, et il s'y joint des symptômes d'étranglement; outre ces troubles de nature mécanique, les femmes atteintes de déviations en éprouvent du côté de la vessie qui leur causent beaucoup de souffrances. Avant de les caractériser comme étant de nature nerveuse, puisqu'aucun trouble mécanique ne les motive, il ne faut pas négliger d'examiner les urines. On est fort étonné de trouver un catarrhe vésical léger. L'extension du catarrhe des voies génitales par le canal à la vessie, la stase veineuse des organes pelviens, en sont la cause la plus fréquente.

SOUFFRANCES INTESTINALES

§ 38. Les souffrances du côté du tube digestif, notamment des défécations difficiles et douloureuses, accompagnent très souvent les déviations. Le corps de l'utérus en rétroflexion peut comprimer le rectum, et peut lui-même être comprimé par cet intestin fortement distendu. L'utérus gonflé en rétroflexion ou rétroversion aiguë peut entraver totalement le passage des matières et occasionner des vomissements stercoraux; mais l'utérus peu ou pas gonflé et en rétroversion ou rétroflexion chronique trouve toujours de la place à côté du rectum, de façon à ce que ces deux organes ne se gênent pas mutuellement. Des périmétrites ou des ovarites intercurrentes peuvent augmenter de beaucoup ces souffrances intestinales.

Des troubles plus intenses dans la défécation sont le résultat de périmétrites postérieures, accompagnent par conséquent le degré plus grand de l'antéflexion pathologique. Ce point sera traité plus longuement dans la partie spéciale. Les processus paramétriques ou péritriques ne s'étendent pas rarement au-dessus du niveau du petit bassin, et, bien plus souvent qu'on ne le croit, il existe une liaison étroite entre les processus aigus et chroniques du cœcum, du colon descendant et les péritonites pelviennes chroniques, qui ont causé les déviations utérines, et qui peuvent déterminer des exacerbations ou une excitation dans ces organes.

SYMPTOMES NERVEUX

§ 39. Des manifestations morbides dans le *domaine du système nerveux* sont très fréquentes dans les déviations utérines. Il est rare que l'utérus rétrofléchi presse directement sur les troncs nerveux du pelvis. Mais il arrive souvent qu'une sciatique rebelle dure aussi longtemps que l'utérus rétrofléchi n'a pas été réduit et maintenu, et fournisse ainsi la preuve de la connexion entre ces symptômes. La pression des troncs nerveux pelviens est causée plus souvent par des processus inflammatoires chroniques dans le tissu cellulaire pelviens qui n'ont qu'une relation éloignée avec les déviations.

Il est plus fréquent de voir ces souffrances se produire par voie réflexe ou sympathique dans des régions éloignées, comme symptômes de déviations utérines, surtout de la rétroflexion.

La preuve de cette relation ne se trouve pas dans la coexistence de ces états, mais dans les résultats de la thérapeutique. Quand une hémicrarie ou une cardialgie

traitées infructueusement suivant toutes les règles
pendant des années, disparaît définitivement après une
reposition durable, ce qui n'est pas du tout rare ; quand
dans d'autres circonstances elles se reproduisent après
le retour de l'utérus à la situation anormale, il ne peut
plus subsister de doute sur leur dépendance étiologique. Je veux, à cette occasion, mentionner brièvement
que le groupe pathologique des dyspepsies nerveuses
dépend, d'après mon expérience, plus souvent de l'endo-
métrique chronique que de la rétroflexion.

Les symptômes nerveux qui ont leur cause dans les
affections utérines sont très nombreux et très variés, et
on ne connaît pas assez leur dépendance utérine. Si on
jette un coup d'œil sur la littérature récente qui traite
ce sujet, on a presque l'impression que l'on commence
à ne plus savoir que de nombreuses manifestations
morbides dans le domaine du système nerveux, la nervosité générale, l'hystérie et la chlorose, ont, dans un
nombre considérable de cas, leur cause première et leur
cause toujours agissante d'un des états maladifs de
l'utérus, et aussi dans des déviations, dont la plupart sont
guérissables. Et cette connaissance a un côté très pratique, car elle montre que ces souffrances qui ont, pendant des années, résisté aux moyens internes, aux bains,
à l'hydrothérapie et à l'électricité, ou dont on n'a obtenu
que de très passagères améliorations, disparaissent avec
une rapidité surprenante par un traitement gynécologique
approprié. Des dispositions héréditaires, l'éducation,
des conditions psychiques, le régime et la manière de
vivre ont une grande influence pour déterminer si les
souffrances locales produiront chez une malade, par la
voie réflexe ou les sympathies, des symptômes nerveux
ou non, si elles en feront un sujet nerveux ou hystérique.

Ces dispositions individuelles fournissent à la thérapeutique des indications qui doivent être appréciées, car l'affection locale lui fournit un point d'appui de la plus haute importance. Notre but dans l'étude symptomatologique est de rapporter à quelques maladies locales cet ensemble de phénomènes morbides connus sous le nom d'états nerveux ou hystériques, spécialement à ces affections qui ont pour siège les organes génitaux de la femme. Jusqu'ici, on trouve par-ci par-là quelques travaux qui commencent à débrouiller ce chaos. Dans *toutes* les affections dites nerveuses, le *diagnostic* doit pousser ses investigations du côté des organes pelviens, souvent on trouvera là d'importantes indications.

DIAGNOSTIC DES DÉVIATIONS. PALPATIONS

§ 40. Il ressort du paragraphe précédent que les symptômes qu'éprouvent les malades ne peuvent établir le *diagnostic de la déviation*. Le médecin expérimenté ne peut tirer des symptômes exposés par des malades que des présomptions, même en s'aidant des anamnestiques. Le diagnostic ne peut reposer que sur l'exploration, et essentiellement sur l'exploration par le toucher et la palpation.

L'exploration est faite la femme étant couchée sur le dos. Comme moyen de couchage, rien n'est plus apte qu'une couchette accessible des deux cotés, pas trop molle et d'une hauteur convenable. L'explorateur se place sur une chaise près de la couchette ou sur le bord de celle-ci.

Pour la palpation combinée par le rectum et l'abdomen entreprise dans l'anesthésie, pour l'examen avec le spéculum plein ou univalve, pour la démonstration de l'exploration, il est préférable de coucher la patiente sur le bord d'une table de hauteur moyenne ; pour le premier mode, la malade sera mieux dans la position de la taille ; pour l'exploration moyennant le spéculum univalve, il est préférable de la coucher sur le côté ou sur les coudes et les genoux. On peut se passer des fauteuils à exploration dont la construction est si ingénieuse, la plupart d'entre eux sont trop hauts pour la taille moyenne du médecin, et se prêtent mal à la palpation bimanuelle.

L'exploration d'une malade qu'on voit pour la première fois devra toujours être précédée de la percussion du bas ventre, on pratiquera ensuite la palpation de celui-ci, la patiente fléchira un peu les cuisses, les mettra en abduction et rotation en dehors, le sacrum avancé c'est-à-dire la colonne lombaire fléchie, ce qui exige souvent quelques explications ; alors le toucher vaginal est pratiqué avec l'index, ou l'index et le médius préalablement désinfectés et trempés dans de l'huile ou de la vaséline ; le doigt explorateur glissera par le périnée dans l'orifice vulvaire. On notera sa configuration, on observera s'il est intact ou non, s'il s'y trouve des cicatrices, si la vulve est béante ou fermée. Les doigts s'avançant lentement apprécieront la largeur, la longueur du vagin et l'état de sa surface ; la consistance, la forme, la grosseur de la portion vaginale du col, sa configuration, notamment s'il est en état d'ectropion ou s'il est lésé autrement. Un toucher léger sans pression, constate le mieux ces qualités ; au doigt qui presse fortement ou à celui vis-à-vis lequel se fait une contre-pression extérieure, même par une main exercée, échappent des détails qu'il est important de reconnaître. Après cela, on s'orien-

tera pour reconnaître avec le doigt la direction et la
hauteur dans le bassin de la portion vaginale du col. La
distance à laquelle celle-ci s'éloigne du pubis se trouve
indiquée sur le doigt explorateur par la longueur à laquelle il a dû avoir été introduit pour le toucher. La distance du col au coccyx et aux parois pelviennes (épines
sciatiques) indique la hauteur à laquelle il se trouve et
combien il en est dévié d'un côté ou de l'autre. On apprécie ensuite la mobilité de la portion vaginale, et si
elle existe, si elle peut se faire dans toutes les directions
d'une manière convenable. Une constatation importante à
faire pour reconnaître et apprécier une déviation est
celle de la situation latérale de la portion vaginale avec
lacération du col et diminution du même côté de sa
mobilité. Après cela, le doigt exercera une pression gra-
duellement augmentée dans le cul-de-sac antérieur, re-
cherchera si latéralement, à droite ou à gauche, dans la
direction de l'ouverture pelvienne, il rencontre quelque
part une résistauce plus grande qu'à l'état normal. Quand
la vessie est vide, le doigt rencontre normalement dans
la voûte vaginale antérieure une résistance plus grande
causée par le corps de l'utérus. Alors seulement les extrémités des doigts de l'autre main seront appliquées
sur l'abdomen, d'abord près de la symphise, plus tard
un peu plus haut, cherchant à toucher d'abord par une
pression légère le doigt introduit dans le vagin dont la
surface palmaire aura été dirigée en haut. Ce n'est que
peu à peu que la pression extérieure sera renforcée ;
sans cette précaution, le contenu de l'abdomen échapperait par sa mobilité. Si par une forte pression la main
essayait de vaincre la résistance des parois abdominales,
on arriverait facilement à pouvoir toucher la colonne
vertébrale, mais la faible résistance de la matrice qui est

mobile ferait qu'elle échapperait à l'observation, et l'exploration manquerait son but. Son premier soin sera d'annihiler les résistances que rencontre la main, pour que la palpation soit efficace. Il n'est pas indispensable de découvrir complètement le bas-ventre; la poitrine de la patiente peut rester couverte de vêtements légers, la situation de la malade devra être commode pour elle. Si la patiente tend les parois abdominales, il sera facile de détourner son attention par une question se rapportant à ce qui a été raconté par elle, cela vaut mieux que des exhortations, et la recommandation de rester couchée dans un état de relâchement. On peut aussi lui faire faire des inspirations profondes; à la fin de l'expiration, la palpation des doigts se fait avec plus de liberté. Le doigt qui touche le col remarquera quand les doigts placés sur la paroi abdominale toucheront le fond de la matrice. Si deux doigts ont été introduits dans le vagin, ce qui est très à recommander, nonparce que le médius pénètre plus profondément que l'index, mais surtout parce que deux surfaces sensibles, dont la situation de l'une par rapport à l'autre peut être changée, peuvent apprécier infiniment plus de choses qu'une seule; on place les mains comme le montre la figure 1, et on donne aux doigts placés dans le vagin des situations différentes et alternées sur des points divers et éloignés de la voûte vaginale, pour tâcher de sentir au passage la contre-pression des doigts qui explorent par la paroi abdominale. Quand les parois abdominales sont lâches et minces, on sent avec un doigt ceux de l'autre main, et cela souvent avec une si grande facilité que celui qui commence, aussi bien que celui qui est exercé, a à faire attention, pour ne pas prendre ses propres doigts pour un troisième corps interposé entre eux.

Quand l'utérus aura été reconnu entre les doigts des deux mains, on cherchera à apprécier son volume, sa forme, sa situation ; on reconnaîtra sa mobilité totale et sa flexibilité, qui est bien plus considérable chez la femme vivante que sur le cadavre.

On explorera de chaque côté l'espace entre l'utérus et les parois pelviennes ; on touche là les ovaires, comme je l'ai déjà enseigné en 1865. On dirigera le doigt de chaque côté de l'utérus en haut vers les doigts placés à l'extérieur, de cette façon les ovaires ne peuvent échapper à l'exploration. Si on ne les trouve pas de suite, on dirigera en même temps les doigts extérieurs et le doigt vaginal vers le côté externe du fond de l'utérus, ou bien on priera la patiente de fléchir un peu les cuisses en les tournant en dedans, en sentira alors le ventre du psoas se durcir ; aussitôt qu'il sera relâché, on palpera à son bord interne dans la profondeur, et on exercera une pression, de façon à rencontrer le doigt vaginal qui touche l'ovaire.

Les états de plénitude de la vessie et du rectum dont nous avons déjà parlé, sont à prendre en considération, puisqu'ils modifient sensiblement la situation de la matrice. Quand la vessie et le rectum sont vides, le bassin peut être palpé dans toute l'étendue de sa cavité, il faudra donc avoir égard à cela, et faire évacuer complètement ces réservoirs, surtout là où l'on peut craindre des difficultés dans l'exploration du côté de la patiente et du côté de l'opérateur. Ce qui est important encore pour pouvoir mener à bonne fin cette exploration, c'est la vacuité de l'estomac et celle du tube digestif. Plus l'abdomen est vide plus la palpation peut être complète. Beaucoup de divergences sur la valeur de la palpation bimanuelle, sur la possibilité de toucher tel ou tel organe, sur la situation normale de la matrice ne paraissent reposer que sur cette [circonstance : que tel gynécologue donne ses consultations le matin de bonne heure, tel autre dans l'après-midi.

La plupart des médecins prennent l'habitude de toucher toujours avec la même main et d'explorer toujours à l'extérieur avec l'autre ; chez eux, c'est la main gauche qui touche et la main droite palpe ; cette habitude conduit à des erreurs. Pour reconnaître les déviations latérales, il faut recommander à celui qui commence de les constater successivement avec chaque main. Le plus habile reconnaît souvent une erreur par ce contrôle. Il est très à recommander de vérifier par la vue le résultat du toucher dans les déviations de la ligne médiane, en faisant immédiatement après, l'examen par le spéculum univalve appliqué dans la situation sur les coudes et les genoux.

Si l'utérus n'a pas sa mobilité normale, s'il est très fixé en arrière à la paroi pelvienne, ou s'il existe des tumeurs en dehors de l'utérus dans le petit bassin ou au-dessus de lui, il est difficile de le circonscrire par le toucher. Dans la partie spéciale toutes ces particularités seront l'objet d'un examen sérieux, ainsi que celles qui peuvent empêcher l'exploration, et dont la connaissance importe au praticien.

DIAGNOSTIC. TOUCHER PAR LE RECTUM. ANESTHÉSIE

§ 41. Il est souvent impossible de poursuivre le toucher très haut sur la paroi postérieure de l'utérus, pour reconnaître les causes qui ont pu altérer sa situation; par le vagin, c'est souvent impraticable. Par la voie rectale avec un seul doigt on pénètre plus haut sur le col, et avec deux doigts on peut, par le rectum, dépasser l'utérus et rencontrer les doigts explorateurs externes et explorer aisément toute la cavité pelvienne, ce qui par la voie vaginale était absolument impossible. Pour cela, l'anesthésie profonde et la situation pelvidorsale sont nécessaires. Le pouce, introduit en même temps dans le vagin, complète par son exploration tactile l'image de la lésion qu'on a obtenue.

Si nous avons recours à l'anesthésie, elle devra être profonde. Dans un demi sommeil l'exploration se fait moins bien qu'à l'état de veille, alors que la patiente a le sentiment complet de sa situation. Celui qui explore ne peut pas anesthésier d'abord et explorer ensuite ; quand le sommeil a été obtenu, l'anesthésie profonde devra être entretenue par un aide pendant toute l'exploration et être bien surveillée ; cela se comprend aisément, l'explorateur doit toute son attention à l'exploration. L'exploration pendant l'anesthésie exige un aide parfaitement exercé.

PALPATION PAR LA VESSIE

§ 42. On peut aussi toucher l'utérus par la vessie après qu'on aura dilaté le canal de l'urèthre ; ce mode d'exploration a été recommandé chaudement par Noeggerath comme moyen de diagnostic. Je dois avouer que je n'ai jamais pratiqué ce mode d'exploration que pour reconnaître l'état de la vessie elle-même. La palpation simultanée par le rectum, le vagin et l'abdomen, pratiquée pendant l'anesthésie, ne m'a jamais laissé dans l'embarras pour reconnaître la situation de l'utérus ; toutefois il est important de savoir que la voie vésicale est ouverte au doigt explorateur.

L'emploi d'une sonde graduée en cuivre et courbee

de diverses manières est, dans certaines circonstances,
un moyen précieux pour explorer la vessie, et aussi pour
reconnaître le volume, la forme et la situation de l'utérus,
pour savoir si une tumeur, qui a causé son déplacement,
appartient à l'utérus ou à un organe en dehors de lui;
dans d'autres cas, les rapports entre la vessie et la
tumeur peuvent être ainsi exactement déterminés.

SONDE UTÉRINE

§ 43. L'exploration de la cavité utérine moyennant la
sonde est, dans certaines circonstances, indispensable
pour reconnaître la situation de l'utérus. Celui qui a
acquis une certaine dextérité dans l'exploration bimanuelle a rarement besoin de la sonde pour arriver à
déterminer la situation de la matrice. La palpation bimanuelle nous en donne une image bien plus complète, car,
par elle, nous obtenons en même temps une notion sur
sa forme extérieure, sur ce qui l'entoure, sur les parois
pelviennes, le lieu qu'il occupe dans la cavité et ce qui
lui appartient essentiellement, sa mobilité normale ou
anormale, enfin sur les causes de ces anomalies. Mais là
où les tumeurs remplissent le bassin et l'espace au-dessus, la palpation ne peut souvent pas, à elle seule, dire si
les tumeurs qui sont à côté de lui et le déplacent appartiennent à l'utérus lui-même ou à des organes voisins, si
ce qu'on sent au-dessus est l'utérus lui-même ou la
tumeur. Dans ces cas, la sonde qui explore la cavité
de l'organe peut seule tirer le médecin de l'embarras.
Dans des cas aussi compliqués, il faut savoir que plus
sont nombreuses les impressions tactiles plus on obtient
une image exacte de ce qui est en litige : moyennant
deux doigts introduits très haut dans le rectum, le pouce

dans le vagin, l'autre main appliquée sur les parois abdominales, on obtient des résultats qui permettent qu'on recommande ce mode d'exploration. Quand en même temps une sonde est introduite dans la vessie, une autre dans la matrice, que l'une des deux est tenue par un aide pendant que le médecin explore avec l'autre successivement et alternativement; cette quadruple ou quintuple exploration est en état d'éclaircir les cas restés obscurs jusque là.

Des sondes en cuivre flexible et ne faisant pas ressort, auxquelles l'explorateur donne la courbure qui convient à chaque cas spécial, qui portent une graduation facile à sentir au doigt, sont les mieux appropriées à ces explorations.

Si, dans des cas compliqués, la direction de la cavité utérine ne donne pas la clarté nécessaire sur les tumeurs pelviennes qui entourent la matrice, on peut l'éclairer davantage en appréciant, d'après la direction de la sonde, l'angle qu'elle forme, comme cela est indiqué dans la figure 4 pour l'état normal, qu'on inscrira dans le dessin schématique d'un bassin normal.

On attribue à la sonde une plus grande importance pour le diagnostic des déviations utérines que je crois devoir lui accorder. Celui qui est exercé à la palpation bimanuelle m'accordera certainement que son usage pour ces cas est très limité.

Grand est le mérite de Simpson et de Kiwisch d'avoir, dès 1843, généralisé l'emploi de la sonde[1]. Mais on ne peut méconnaître que l'exagération de son mérite a retardé l'éducation de la palpation bimanuelle; c'est à cette exagération qu'on doit que, depuis quinze ou dix

---

[1] On oublie Huguier, un chirurgien français.   (*N. du Trad.*)

ans, elle n'ait été employée et enseignée que par quelques gynécologues, bien que des hommes éminents comme Velpeau déjà en 1845, Mathews Duncan en 1854 en eussent nettement démontré l'utilité pour reconnaître la situation de l'utérus même non grossi.

Si aujourd'hui nous n'employons plus que rarement la sonde pour reconnaître la situation et la forme de la matrice, puisque la palpation bimanuelle nous renseigne mieux à cet égard, nous employons la sonde d'autant plus souvent pour nous renseigner sur la longueur et la largeur de la cavité utérine. Pour cela la graduation de l'instrument et un calibre exact du bouton sont nécessaires. Les grosseurs de celui-ci de 3, 4, 5 millimètres sont de l'emploi le plus fréquent. (Voy. mes sondes figure 4 et figures 52 et 64.)

SPÉCULUM

§ 44. L'exploration par le spéculum a peu d'importance pour reconnaître la situation de l'utérus, si ce n'est pour contrôler le résultat de la palpation manuelle dans les déviations latérales. Si on examine beaucoup de sujets avec le spéculum univalve, la femme étant symétriquement placée sur les coudes et les genoux, on trouvera que même dans les cas normaux, le col est rarement situé sur la ligne médiane. Il est très important que par l'exploration moyennant le spéculum univalve et le spéculum plein, nous ne nous donnions pas une idée fausse de la situation de l'utérus, car ces deux instruments changent la situation de l'organe.

L'introduction de l'instrument a pour effet de placer le col, dont l'orifice regarde en arrière à l'état normal, dans l'axe de l'instrument, c'est-à-dire dans l'axe du

vagin, dans une direction qui correspond à la figure 15 a[1].
Ce changement de direction de la portion vaginale du
col s'obtient sur la femme vivante, grâce à la flexibilité
considérable de la substance utérine, car le corps de
l'organe ne change pas notablement sa situation. Mais
si le tissu utérin est devenu rigide à la suite d'une métrite chronique, et si la matrice a une mobilité anormale
ou exagérée, l'introduction du spéculum plein peut avoir
pour effet de mettre la matrice en état de rétroversion.
(Voy. fig. 15 a.) Si l'utérus est en antéversion et si sa
mobilité est diminuée, ou bien on ne réussit pas à amener
l'orifice utérin dans le spéculum, ou on ne l'y amène
qu'incomplètement. Le spéculum univalve appliqué dans
la situation sur les coudes et les genoux ne change que peu
la situation de l'organe qui, par son poids, se dirige en haut
et en avant. Pour apprécier l'étendue de ce mouvement,
on se servira d'un compas d'épaisseur ténu, on introduira une branche dans le vagin jusqu'à l'orifice utérin,
l'autre sur la pointe du coccyx, on mesurera l'éloignement des branches, la femme étant debout ou couchée;
puis on la placera sur les coudes et les genoux, on appliquera le spéculum univalve et on mesurera alors la même
distance qui, si elle était de 2 centimètres dans la première position, se trouvera être de 9 ou 10 centimètres
dans la dernière.

La situation de l'utérus change naturellement encore,
si dans cette attitude nous saisissons la portion vaginale
pour l'attirer à la vulve. Souvent cette manœuvre a pour
effet de mettre la matrice en rétroversion; elle facilite
dans beaucoup de cas l'introduction de la sonde, dans
les cas notamment où le canal utérin est courbé. Seule-

---

[1] Qui fait un angle droit avec la direction normale.

ment il ne faudra pas croire que, par cette manœuvre, on
aura constaté une situation que la matrice a prise spontanément.

VALEUR DU DIAGNOSTIC DES DÉVIATIONS

§ 45. Il peut paraître superflu de rendre le médecin
attentif à ce fait, qu'avec le diagnostic de la situation de
l'utérus la connaissance d'une déviation déterminée n'est
achevée dans aucun cas, et cependant il faut expressément faire cette remarque. Le diagnostic de toutes les
complications existantes dans le pelvis, de celui de l'état
général de la malade, ne sont pas choses accessoires. Dans
un très grand nombre de cas, des indications importantes
se déduisent d'autres états maladifs, que de ceux des
organes pelviens, et même pour les indications gynécologiques, les changements de situation ne sont pas toujours placés en première ligne.

CHAPITRE IV

ANATOMIE, ÉTIOLOGIE ET INDICATIONS

Sommaire : Insuffisance de nos connaissances anatomiques. — Défaut de concordance entre les constatations cliniques et celles de l'amphithéâtre anatomique. — Comment y parer. — Division des causes. — Causes agissant d'une manière aiguë. — Causes agissant d'une manière chronique. Différence dans la nutrition des parois. — Influence des myomes. — Influence de la métrite. — Flaccidité de l'utérus, longueur de la portion vaginale du col. — Action du vagin et du rectum. — Action des tumeurs de l'ovaire. — Action de l'hématocèle, de la péritonite. — Paramétrite. — Causes éloignées. — Causes dépendant de l'état général. — Indications prophylactiques. — Indications thérapeutiques.

Il manque pour la détermination exacte des déviations la possibilité de les contrôler sur le cadavre, car elles n'entraînent pas la mort. Ce contrôle étant nécessaire, on ne doit négliger aucune occasion de faire des observations sur des sujets mourants, afin de pouvoir comparer les sensations données par la palpation et le toucher à ce que l'autopsie peut révéler.

Les causes des déviations se divisent en causes prochaines et éloignées, locales et générales, chroniques et aiguës.

Une déviation aiguë rapide est très rare (rétroversion avec prolapsus, suite d'une chute, inversion puerpérale); moins rares sont les dislocations produites par une hématocèle ou une paramétrite.

Les causes agissant chroniquement sont situées dans l'utérus ou en dehors de lui. Le raccourcissement d'une paroi fléchit l'organe et produit l'atrophie de la paroi opposée.

L'allongement d'une des parois fléchit la paroi opposée ou détermine une flexion totale. Ces flexions sont fixes dans l'angle.

Comme dans la majorité des cas de flexion pathologique, l'angle
a une flexibilité exagérée, la différence de la nutrition des parois
n'a pas l'importance qu'on lui avait attribuée.

La flaccidité de l'utérus est un état qui facilite la formation de
beaucoup de déviations. La métrite roidit la matrice, lui fait perdre
sa flexibilité et sa flexion naturelles. Des tumeurs nées sur les parois
de l'utérus peuvent parfois modifier sa situation. Passée à l'état de
vieillerie est la représentation autrefois usitée d'un myome développé dans la paroi antérieure qui détermine une antéversion,
dans la paroi postérieure une rétroversion ou une flexion.

Les causes de déviation utérine situées en dehors de l'organe
sont : le peu de longueur du vagin, les tumeurs de ce canal, celles
du rectum, du sacrum, de la vessie, l'hématocèle, les tumeurs de
l'ovaire, puis la péritonite, la paramétrite et le plissement cicatriciel qui en sont la suite; enfin le relâchement des moyens de
fixation de l'utérus.

Les causes éloignées datent le plus souvent de l'état puerpéral;
souvent aussi on trouve des déviations utérines chez des femmes
qui n'ont jamais été enceintes et chez des jeunes filles. Quelques
déviations sont dues à des défectuosités de l'enfance ou de l'état
virginal, très peu à des défectuosités fœtales. Plus souvent on peut
rapporter ces déviations à des effets d'une péritonite ou paramétrite
chronique ou encore persistante. Comme causes éloignées, on peut
admettre la réplétion habituelle du rectum ou de la vessie, un
catarrhe utérin qui n'est pas rare chez les jeunes filles encore
vierges. Le catarrhe utérin est en général très important comme
cause éloignée des déviations; la stagnation des produits de sécrétion cause la métrite, la paramétrite et la péritonite, les résultats
des deux derniers processus morbides conduisent à la déviation
utérine.

La déchirure du périnée et du col, même dans les cas où à
l'état frais il n'y a pas eu d'infection, sont plus tard causes de déviation. La déhiscence du canal vaginal laisse pénétrer la poussière de l'atmosphère, ouvre une voie à l'infection; il en résulte un
catarrhe, une métrite, une paramétrite, etc.

Il n'est pas besoin de preuves pour montrer que la faiblesse générale, l'anémie surtout, quand le système musculaire utérin participe à la défectuosité de la nutrition générale, peut conduire à
une déviation. En tout cas, il n'y a pas de meilleure explication
pour un grand nombre de cas qui avaient été appréciés ainsi avant
qu'on ne sut distinguer l'antéflexion pathologique de l'anteflexion normale. L'anémie qui date de l'enfance ou toute autre

cause de nutrition défectueuse ne causent des effets visibles ou tangibles que quand la puberté a des exigences plus grandes ; elles causent alors des symptômes graves sans que le système génital soit autrement malade. Très souvent les troubles généraux, l'anémie, la chlorose, qui arrivent dans la première année de la puberté, sont le résultat de maladies génitales et même d'états inflammatoires de ces organes.

Les *indications prophylectiques* sont déduits de la connaissance des causes éloignées des déviations. Pour les *indications thérapeutiques* des déviations qui ne sont pas causées par des tumeurs, il est important de distinguer, au point de vue étiologique, deux grandes classes : les déviations sont causées par des fixations anormales de l'utérus, ou bien par le relâchement des moyens de fixation de l'organe. Les états inflammatoires qui les accompagnent, et desquels dépendent en grande partie les symptômes morbides, sont dans la première catégorie les causes agissantes de la déviation, dans la seconde elles en sont la conséquence. Dans les cas de la première catégorie, l'action thérapeutique devra être dirigée contre le processus inflammatoire ; *la tentative de corriger alors la situation défectueuse est le plus souvent nuisible.*

Dans les *cas de la seconde catégorie, la réduction mécanique à la situation normale est la première indication.* Son accomplissement n'a pas seulement pour résultat de faire disparaître directement les effets nuisibles du changement de situation, mais d'enlever la cause agissante des complications inflammatoires.

INSUFFISANCE DE NOS CONNAISSANCES ANATOMIQUES

§ 46. La divergence notable des idées sur la situation normale de l'utérus, sur l'utilité ou l'inutilité de ses divers moyens de fixation expliquent suffisamment pourquoi les causes de déviations sont si différemment appréciées par les gynécologues, et font comprendre enfin pourquoi il y a si peu d'unité dans l'appréciation des indications.

Pour sortir de ces contradictions, il était avant tout important de trouver un point d'appui dans ces constatations anatomo-pathologiques ; à cet égard, nous constatons de fréquentes tentatives. Très nombreux sont les faits anatomiques qui sont à prendre en considération pour l'étiologie; mais leur signification est d'autant plus facilement modifiée par des théories préconçues, qu'il s'agit de résultats d'états pathologiques terminés depuis longtemps, dont la chronologie n'est pas immédiatement démontrable.

Quand sur la surface d'un utérus fléchi, nous trouvons la paroi qui correspond au plus petit angle plus courte et plus mince, celle du côté le plus grand plus volumineuse, la différence de nutrition dans les deux peut n'être pas la cause de la flexion; quand une matrice est fixée dans une situation anormale par des adhérences péritonéales, celles-ci ne sont pas nécessairement la cause de la déviation.

Quand nous avons vu que chez la femme vivante ce sont essentiellement les muscles qui assurent à l'utérus sa situation, que par conséquent sur le cadavre, l'utérus n'est pas trouvé dans la situation qu'il occupait sur le vivant, nous avons été bien obligé d'en conclure que l'utérus, qui est dans une situation anormale, subit aussi l'influence de l'action musculaire et de la pression abdominale, que la déviation qui existait chez la femme vivante ne persiste pas nécessairement de même sur le cadavre, que, abstraction faite du cas de fixation absolue, l'autopsie ne peut pas nous renseigner sur la déviation qui existait sur le vivant, et que les déviations qui existaient pendant la vie ne sont pas directement accessibles au scalpel.

Il en résulte que, pour la déviation de l'utérus, les résultats de l'autopsie sont, moins que pour les autres maladies, aptes à frayer la voie à l'observation; que dans ce domaine, l'observation clinique marche sans le secours si précieux de l'anatomie pathologique, et qu'aux faits constatés par l'observation sur le vivant manquent encore les sanctions anatomiques.

DÉFAUT DE CONCORDANCE ENTRE MES CONSTATATIONS CLINIQUES
ET CELLES DE L'AMPHITHÉATRE ANATOMIQUE

§ 47. Une autre raison encore explique ce fait, c'est que les déviations utérines ne se terminent par la mort que très rarement, ce n'est qu'exceptionnellement que, pendant la dernière maladie, elles causent des symptômes dignes d'être notés. L'observation d'une déviation utérine qui dure des années, ne se termine par une autopsie que rarement et par hasard, et à la constatation éventuelle d'une déviation utérine sur un cadavre, il manque l'observation clinique préalable.

Nous avons appris par Virchow, Bühl et d'autres à connaître les processus morbides, qui dans l'état puerpéral aigu, évoluent dans les tissus para-utérins, et se terminent par la mort. La clinique a mis à profit ces précieuses recherches. A l'observation du cas individuel a succédé la constatation des lésions anatomiques dans un si grand nombre de cas, que, pour chacun d'eux, nous avons pu au lit de la malade suivre ces modifications morbides. Mais, quant aux résultats définitifs des lésions qui ne se terminent pas par la mort, quant à ceux encore plus nombreux dont les débuts aigus se terminent par des processus chroniques dans les tissus périmétriques, nous avons des observations cliniques et des observations nécroscopiques intéressantes, mais bien rarement les observations et les autopsies appartiennent au même sujet. Ce sont précisément *ces processus morbides se cachant dans les tissus paramétriques*

qui sont les conditions étiologiques des déviations les
plus nombreuses, des versions et des flexions qui
causent, d'après la colonne 3 de notre tableau, 832 p. 100
des déviations, qui sont les plus significatives.

Ce manque essentiel de continuité entre les observations cliniques et les nécropsies, est le fait important qui
n'est pas suffisamment connu. Parmi les gynécologues
existants, c'est Schröder surtout qui déclara le peu
d'importance pour les déviations, des moyens de fixation
de l'utérus en avant et en arrière, et qui dit que les ligaments qui fixent le col sont sans aucune influence sur
la production des versions et des flexions. (*Volkmann's
Vorträge* 37, p. 3.)

C'est avec satisfaction que j'ai vu que Schröder a
modifié notablement sa manière de voir à ce sujet,
(*Handb. 4 Aufl.*, 1879) et constaté combien sont de plus
en plus appréciées les vues que j'ai exposées depuis une
série d'année, sur l'étiologie des déviations de l'utérus;
cela est le résultat essentiel d'une pratique et d'une habileté plus grande dans la palpation bimanuelle. Toutefois, il reste encore une lacune importante dans les
données anatomo-pathologiques.

COMMENT Y PARER

§ 48. Cette lacune peut être comblée en suivant la
voie parcourue avec succès dans d'autres spécialités :
l'ophthalmologie, l'otiatrie. Que dans une grande clinique, chez des malades atteints de maladies chroniques
ou aiguës, dont on peut prévoir la mort, on institue des
explorations précises des organes pelviens, qu'on détermine notamment la situation et la mobilité de la matrice,
les raccourcissements et les autres anomalies des moyens

de fixation de l'utérus, qu'on explore soigneusement les segments postérieurs des ligaments larges et les plis de Douglas. Le résultat de ces explorations sera, non pas seulement soigneusement écrit, mais tracé par des dessins dans des schémas pelviens, comme j'en ai publié pour cet objet. Les anamnestiques sur les fonctions génitales sont aussi à recueillir, en tant qu'ils peuvent se rapporter à quelques modifications pathologiques. Suivant l'importance des points de vue qui seront précisés, on entreprendra ultérieurement l'examen nécroscopique.

Il est inutile de dire que de pareilles explorations entreprises sur le vivant d'abord, auront pour la connaissance des rapports normaux une grande influence ; car ce n'est que quand sur le vivant aura été constatée la situation normale de l'utérus, que nous aurons, dans l'état actuel des choses, la garantie de la normalité des moyens de fixation de l'utérus.

DIVISION DES CAUSES

§ 49. Si nous voulons faire une division systématique des causes des déviations utérines, nous aurons à séparer les causes *prochaines* des causes *éloignées*, les causes *aiguës* des causes *chroniques*, les causes *locales* des causes *générales*.

Quand nous parlerons des causes éloignées, nous verrons quelle influence exerce l'état général sur la production des déviations utérines. Les causes prochaines agissent chroniquement et localement la plupart du temps. Les causes aiguës sont les plus rares, il en sera question d'abord.

CAUSES AGISSANT D'UNE MANIÈRE AIGUE

§ 50. Les femmes qui consultent pour des déviations, indiquent fréquemment un accident comme cause de leur souffrance. Cela tient en partie à ce que les femmes auxquelles on annonce qu'elles sont atteintes d'une flexion utérine, se représentent qu'elle ne peut être que le résultat d'une action mécanique subite et énergique ; une fois elles auront été contusionnées, elles se rappelleront quelque secousse, et l'imagination établira naturellement une liaison de cause à effet. Au reste, aux déviations viennent se joindre le plus souvent des états inflammatoires dans l'utérus et les annexes, qui peuvent être regardés en partie comme causes et comme conséquences des déviations. Ces inflammations chroniques ne sont constatées souvent qu'à la suite d'une pression abdominale et on voit que celle-ci peut très bien être prise pour la cause de la déviation.

Rares sont les cas où une déviation se produit réellement à la suite d'une action subite. Lorsque la vessie est vide ou peu remplie, la matrice étant en antéversion ou flexion, une pression abdominale énergique ou toute action violente du corps pourront agir énergiquement de haut en bas sur l'utérus en antéversion ou antéflexion, mais quand la pression aura cessé, la matrice reprendra sa situation normale. Il n'y a que quelques cas rares dans la littérature médicale, où le fond de l'utérus grossi et en antéversion ou antéflexion, a été poussé violemment derrière la symphise et étranglé dans cette situation. Si, par la réplétion de la vessie, l'utérus est un peu en rétroversion, l'action de la pression abdominale s'exercera sur la surface antérieure de la matrice, poussera le fond si fortement en arrière qu'il dépassera le promontoire. Si l'utérus est rendu plus volumineux par un état gravide de quelques mois, l'état puerpéral ou un état pathologique, il ne pourra après cette action violente reprendre spontanément sa situation normale, il sera enclavé en rétroversion. Si, par suite d'une réplétion très forte de la vessie, l'utérus est en rétroversion, et que son axe se trouve dans la prolongation de celui du vagin, il pourra, sous l'influence des mêmes causes, être pressé dans le vagin, se produire une inversion vaginale, et être poussé hors de la vulve, la portion vaginale précédant le corps de l'organe. Même l'utérus virginal, jusque là en situation normale, peut, si la vessie est remplie, être poussé activement hors du vagin dans une chute d'un lieu élevé, ou sous l'influence d'une pression abdominale puissante et subite.

L'antéversion utérine aiguë se produit le plus souvent dans l'état puerpéral.

Des processus aigus qui peuvent peu à peu disloquer l'utérus ne sont pas rares; par exemple, l'hématocèle, la paramétrite ; très nombreux sont les cas dans lesquels un processus d'abord aigu, paramétrite, péritonite conduisent, par la suite de leur marche, à la dislocation de l'utérus.

CAUSES AGISSANT D'UNE MANIÈRE CHRONIQUE. DIFFÉRENCE DANS LA NUTRITION DES PAROIS

§ 51. Les causes qui produisent chroniquement la déviation utérine se divisent en celles qui se trouvent dans l'organe lui-même et dans celles qui sont situées en dehors de lui.

Les causes situées dans l'utérus produiront le plus

souvent un changement de forme, elles peuvent cependant occasionner un changement de situation de tout l'organe.

La nutrition différente dans la paroi postérieure ou dans la paroi antérieure a été généralement regardée comme une cause de flexion de l'organe. Rokitansky a dit que l'atrophie qui, dans les flexions se trouve vis-à-vis l'orifice interne de la convexité, est la cause de la flexion. Virchow déclara que cette atrophie était le résultat de la flexion. Ces deux oppositions dans la manière de voir des deux coryphées de l'anatomie pathologique ont naturellement été expliquées de diverses manières ; les gynécologues se sont prononcés pour une opinion ou l'autre, et en ont naturellement déduit des conséquences pronostiques et thérapeutiques. De prime abord, il est aussi naturel qu'un raccourcissement primitif de la paroi utérine antérieure doive conduire, à la hauteur de l'orifice interne, à une flexion antérieure, qu'est naturelle l'atrophie du tissu utérin, par suite de la pression dans l'angle de flexion.

Le mot atrophie entraîne une idée trop générale, pour en tirer des conclusions au point de vue de la production de changements de forme de l'utérus. Le *raccourcissement* d'une des deux parois aura un autre résultat que l'*amincissement* de celle-ci et les deux résultats d'une nutrition défectueuse ne subsistent pas nécessairement ensemble, la paroi amincie peut être allongée; c'était le cas des deux observations de rétroflexion d'utérus fœtal communiquées par Ruge[1]. Du côté de la paroi la plus courte, de la concavité, l'angle sera plus petit; ce sera bien la même chose, si cette paroi est la plus épaisse

---

[1] *Zeitschr. f. Gyn. ü Geb.*, 1878. II. 24.

ou la plus mince. La nutrition diminuée ou augmentée, qui sera la conséquence du processus pathologique d'une paroi utérine, s'étend aux trois dimensions de ce corps solide, si bien que la paroi la plus épaisse sera aussi la plus longue (cubiquement parlant).

Le raccourcissement d'un côté de l'utérus au point de la flexion devrait avoir pour conséquence la fixité dans l'angle de flexion; nous observons que des flexions récentes sont rarement fixes, et cette fixité est même rare dans les flexions anciennes. L'observation clinique nous apprend que l'atrophie à l'angle de flexion, quand elle existe, est très rarement primitive, et qu'elle n'est pas la conséquence nécessaire d'une flexion qui a duré longtemps. La question de l'atrophie de la paroi utérine dans l'angle de flexion n'a en général pas l'importance que quelques auteurs lui attribuent; car la majorité des flexions observées sur le vivant n'ont pas cette fixité, mais présentent une flexibilité normale ou augmentée des deux côtés.

Quand un utérus, qui pendant des années a été en antéflexion et fixé en arrière, devient libre un jour, après les premières évacuations de la vessie et du rectum, il tombera en rétroflexion; après avoir perdu sa fixation en arrière (pathologique ou normale), il ne conservera que rarement sa flexion première, et pendant peu de temps; la pression abdominale le maintiendra dans la situation opposée et le fléchira peu à peu dans le sens inverse. Les exceptions à cette règle sont rares (fig. 18). C'est ainsi que si nous replaçons un utérus qui pendant des années était resté en rétroflexion, nous le mettons ordinairement en antéflexion, et si nous fixons la portion vaginale dans le segment postérieur du bassin, moyennant un pessain approprié, l'utérus reste en antéflexion

durable; ici aussi les exceptions sont rares. Dans la
majorité des flexions il ne s'agit pas d'atrophie isolée
en arrière ou en avant, mais d'une flexibilité restée normale dans les deux sens.

Nous ferons remarquer en passant, que le pronostic fâcheux que l'on serait forcé de porter sur la flexion utérine, si les constatations anatomiques dont il a été
question étaient constantes, ou en général les plus fréquentes, et résulteraient nécessairement de cet état, est
en réalité plus favorable, ainsi que le prouvent les faits
que nous avons cités.

L'hypertrophie et une formation nouvelle dans une
paroi utérine, comme cause de flexion dans la paroi opposée sont des lésions que J. Bell avait déjà constatées.
E. Martin a observé une altération de forme de la matrice résultant d'une régression défectueuse de la surface d'implantation du placenta. Rares sont les cas où la
preuve d'une cause pareille peut être donnée. J'ai observé un cas dans lequel l'influence d'un néoplasme sur
la forme de la matrice a pu être démontrée par le
retour à la forme normale après l'ablation du néoplasme.
Un cas pareil est représenté par les figures 57 et 58.
Nous avons vu un myome utérin produire une modification analogue de la forme de la matrice. La rétroflexion avec agrandissement de la paroi antérieure de la
matrice produite par un myome développé dans la paroi
antérieure n'est pas rare. Mais l'augmentation de volume ne donne pas la preuve de l'existence de cette modification, elle n'est donnée que par l'enlèvement du
myome de la paroi antérieure et le retour consécutif de
la matrice à l'antéflexion normale.

INFLUENCE DES MYOMES

§ 52. Surannée est l'idée qui attribue l'antéversion à un myome développé dans la paroi utérine antérieure, la rétroversion à un myome développé dans la paroi postérieure de l'organe. Cette vue provient d'une idée vieille et fausse qui représentait l'utérus suspendu de façon à se balancer par son propre poids et être jeté par lui vers l'une ou l'autre paroi de la cavité pelvienne. Souvent on voit un myome développé dans la paroi utérine antérieure repousser l'organe en arrière, tandis qu'un autre myome développé dans la paroi postérieure, ne disloque pas l'organe et se développe du côté de la cavité abdominale, tant que l'espace le lui permet. Au reste, des dislocations diverses peuvent se produire par des myomes utérins ; une des formes qui n'est pas rare et qui pourtant est peu mentionnée, est représentée par la figure 21.

INFLUENCE DE LA MÉTRITE

§ 53. Parmi les causes de déformation et de déplacement de l'utérus qui résident dans l'organe, il faut citer la métrite. Une métrite parenchymateuse aiguë ou chronique donne de la rigidité à l'organe et lui enlève sa flexibilité normale, et si l'utérus n'est pas fixé quelque part dans un état de flexion anormale, sa flexibilité se perd aussi. C'est là un fait très important qu'à ma connaissance Scanzoni a été le premier à signaler.

FLACCIDITÉ DE L'UTÉRUS, LONGUEUR DE LA PORTION VAGINALE DU COL

§ 54. Bien que la flaccidité anormale de l'utérus ne soit pas une cause suffisante pour produire une déviation stable, elle n'en constitue pas moins une prédisposition à cette affection. La flaccidité de la matrice coïncidant avec l'élargissement de sa cavité dans l'état puerpéral sont deux conditions pour la production de l'inversion utérine, même en l'absence de tumeurs développées dans la cavité ; à propos de l'antéflexion, il sera question dans la partie spéciale de la trop grande flexibilité de la matrice résultant d'un développement tardif de l'organe, du passage de l'état infantile à l'état adulte, ou d'un catharre chronique qui a duré longtemps, ou d'une involution sénile précoce ou d'une régression puerpérale trop considérable.

Il faut mentionner encore ici que les déviations dans la longueur, et la forme de la portion vaginale du col congénitales ou acquises ne sont pas sans influence sur la situation totale de l'organe. (Voy. fig. 48, 49, 50.)

ACTION DU VAGIN ET DU RECTUM

§ 55. *Causes de déviation situées en dehors de la matrice.* — Il faut ajouter à l'influence de la forme de la portion vaginale dont nous venons de parler la conformation anormale du vagin comme pouvant avoir une influence sur la situation de la matrice, car il n'est pas rare de trouver à la fois deux facteurs en action.

Le peu de longueur du vagin et le trop de longueur de la portion vaginale du col, comme reste d'un état infantile, sont à prendre en considération quand il s'agira d'apprécier la cause de la rétroversion et de l'antéflexion. (Voy. à ce sujet les § 101 et 114, fig. 51 et 53.)

Des tumeurs vaginales peuvent disloquer l'utérus, comme une accumulation de sang dans le canal vaginal, suite d'oblitération vulvaire. (Voy. § 67, fig. 22.)

Des tumeurs situées dans le rectum ou ayant leur siège dans la paroi de ce canal, ont produit souvent des antépositions et élévations de la matrice; j'ai observé ces cas (fig. 23). J'ai vu, chez une enfant de douze ans, une tumeur rétrorectale produire une antéposition et élévation de la matrice telle, que cet organe pouvait être senti pressé contre la paroi abdominale (consultation, pas d'autopsie). Les tumeurs de la vessie poussent la matrice en arrière.

Les tumeurs de la surface péritonéale qui peuvent avoir quelque influence sur la situation de l'utérus, sont essentiellement les tumeurs de l'ovaire, toutefois des tumeurs d'une autre nature partant de la surface péritonéale, peuvent aussi déplacer l'organe. J'ai vu un rein flottant reposer une fois sur la surface supérieure d'un utérus antéverti, une autre fois sur la surface antérieure de l'utérus rétroverti et le fixer ainsi dans ces positions. Dans ce dernier cas, il opposait à la réduction un obstacle tenace qui se reproduisait toujours.

ACTION DES TUMEURS DE L'OVAIRE

§ 56. Les tumeurs de l'ovaire peuvent disloquer l'utérus de beaucoup de manières. Quand les ovaires sont grossis, ils s'appliquent à la paroi postérieure et quand la vessie est vide à la paroi supérieure de la matrice, de même que les ovaires sains. Quand l'ovaire commence à grossir, il s'enfonce d'abord plus profondément dans la cavité pelvienne, et, suivant que son volume est plus ou moins considérable, il se placera directement derrière la matrice. Plus il grossit dans le petit bassin, plus il pousse la matrice en avant; s'il a des adhérences dans l'espace de Douglas, l'utérus sera pressé vers la paroi

pelvienne antérieure et les fonctions de la vessie seront
notablement troublées; si ces adhérences n'existent pas,
comme c'est le cas le plus fréquent, la tumeur ovarique s'élèvera au-dessus du petit bassin, son plus grand
diamètre dépassera ce niveau, sous l'influence de la pression abdominale; l'antéposition de l'utérus disparaît, et
comme la tumeur ovarique devient d'autant plus ronde
qu'elle se remplit davantage, elle s'élève de plus en plus
dans la cavité abdominale, et si le pédicule est long, l'u-
térus devient de plus en plus libre au-dessous d'elle et
reprend à peu près sa situation normale.

Si le pédicule est court, l'utérus est tiré en haut. Si
le pédicule est de longueur moyenne, l'utérus ne subit
qu'une déviation latérale peu intense, qui est le résultat
essentiel de la traction en haut de l'angle utérin auquel
la tumeur est attachée, qui est seul attiré vers la ligne
médiane et en haut. (Voy. fig. 31.) Si quelque portion
isolée de la tumeur fait saillie dans le petit bassin, l'u-
térus peut prendre des positions diverses. Par le développement d'un grand segment d'une tumeur ovarique
entre les feuillets des ligaments larges, il se produit essentiellement une déviation latérale de l'utérus, et une pression qui le fait sortir de la cavité pelvienne et le
pousse vers l'une ou l'autre fosse iliaque.

D'après le dire de la plupart des auteurs avec lequel
concordent les observations d'Olshausen et les miennes,
environ le tiers des tumeurs ovariques de moyenne grandeur est situé au-devant de l'utérus, c'est-à-dire qu'il
est en rétroversion au-dessous de la tumeur, et plus ou
moins poussé en rétroposition, et présente sa surface primitivement antérieure, vésicale à la tumeur.

La fréquence de la rétroversion utérine dans les tumeurs de l'ovaire ne laisse pas de doute sur la relation

étiologique de la déviation. On admet généralement qu'une tumeur de l'ovaire met l'utérus en rétroversion.

Je ne comprends pas cette déviation en présence d'une tumeur ovarique qui se développe quand l'utérus était primitivement en situation normale. Je trouve aussi trop subtile, trop ingénieuse la théorie d'Olshausen, qui prétend que la tumeur en augmentant de volume n'attire et ne soulève pas l'utérus, mais que sous l'influence de l'augmentation de sa paroi antérieure, elle glisse en avant, passe sur le ligament large et repousse alors en arrière l'utérus et ses annexes ; je suis plutôt de l'avis que, dans le tiers des cas, sauf quelques exceptions, le fond de l'utérus se trouvait dirigé en arrière, déjà bien avant le développement de la tumeur. La circonstance qui paraît empêcher Olshausen d'admettre cette manière de voir, c'est-à-dire la rétroversion utérine, plus fréquente avec les grosses tumeurs ovariques qu'avec les plus petites, s'explique par ce fait que les tumeurs de l'ovaire repoussent en avant, mettent en antéposition l'utérus qui antérieurement était en rétroversion ou en rétroflexion, pendant aussi longtemps qu'elles trouvent de la place dans le petit bassin. J'ai observé cela plusieurs fois et j'ai aussi pu constater qu'après que la tumeur ovarique s'était élevée au-dessus du petit bassin, l'utérus retombait dans sa rétroversion antérieure.

Si on admet qu'avec l'existence simultanée d'une tumeur ovarique et d'une rétroversion, celle-ci précédait celle-là, il en résulte une conséquence que la relation étiologique fournie par la coexistence si fréquente de ces deux affections, est à l'état inverse de ce qu'on croit, c'est-à-dire que c'est la rétroversion qui a été une condition favorable à la formation de la tumeur ovarique.

Je regarde cette conséquence comme très importante ;

elle sera appuyée plus tard. En ce moment nous serions
entraîné trop loin de notre sujet.

ACTION DE L'HÉMATOCÈLE, DE LA PÉRITONITE

§ 57. Parmi les tumeurs péritonéales capables de disloquer l'utérus, il faut citer l'hématocèle rétroutérine.
Elle pousse la matrice en avant, l'élève souvent en même
temps. (Voy. fig. 24.) Après la résorption de l'épanchement, il se fait un froncement des exsudats qui a pour
conséquence la rétroposition. (Voy. fig. 26.)

Il est remarquable que des exsudats copieux d'une
péritonite diffuse, d'une ascite volumineuse ne puissent
produire que rarement et à un très faible degré un abaissement de l'utérus. Des péritonites circonscrites, des
exsudats enkystés ont une plus grande influence sur
la situation de l'utérus, aussi bien en le déplaçant par
pression quand ils sont volumineux, que par les tractions qu'ils exercent pendant la période de résorption,
par les adhérences des surfaces péritonéales et des parties
péritonéales qui s'étendent de l'utérus au bassin. C'est
particulièrement la surface postérieure de la matrice,
l'espace de Douglas et le voisinage qui sont le siège de ces
lésions. Toutefois, à l'occasion de ces adhérences, il faut
remarquer, comme nous l'avons déjà dit dans l'introduction
de ce chapitre, que les adhérences à surfaces larges ou
celles par des faisceaux péritonéaux qui fixent la matrice
en situation anormale à la surface péritonéale ou aux
organes abdominaux, ne doivent pas être indiquées comme
les causes premières de ces dislocations, que l'observation
clinique apprend que très souvent elles sont les conséquences du déplacement utérin survenu antérieurement
par une cause ou une autre. Leur signification n'est

pas celle qu'on croyait, et elle n'est pas de peu d'importance. Ces adhérences sont la cause de la permanence des déviations ou un obstacle considérable à la réduction de l'organe.

PARAMÉTRITE

§ 58. Les processus *paramétriques* ne sont pas moins importants que les processus péritonéaux pour la production des déviations. Des exsudats paramétriques abondants repoussent l'utérus vers l'autre côté du bassin, et le froncement cicatriciel consécutif l'attire du côté où siège l'affection. Les processus paramétriques, de prime abord subaigus ou chroniques, qui ont pour effet de raccourcir les moyens de fixation de l'utérus, sont plus fréquents que les processus aigus. Ce sont ces états morbides dont nous avons parlé dans l'introduction, et dont l'analyse anatomique n'est pas encore complète; ils évoluent souvent en même temps que les affections péritonéales ; ils étaient compris autrefois sous le nom de périmétrites. Après que Virchow nous eut appris à distinguer essentiellement les processus péritonéaux des processus sous-péritonéaux, qui ont pour siège le tissu conjonctif du bassin, bien qu'ils coexistent souvent, la conséquence de cette découverte a été de faire distinguer aussi les résultats de ces affections, de ceux des affections chroniques analogues, qu'ils aient eu pour siège la surface péritonéale ou le tissu connectif sous-jacent.

CAUSES ÉLOIGNÉES

§ 59. En recherchant les causes éloignées des déviations, on trouve souvent l'état puerpéral suite d'une grossesse à terme ou d'un accouchement prématuré. Déjà, à la suite d'une puerpéralité normale, on voit se produire des dispositions à des déviations utérines, pour le développement desquelles il suffit souvent de ne pas observer toutes les règles de la prudence ; nous voyons à la suite d'un accouchement difficile, comme à la suite d'une couche facile, débuter des affections dont la marche conduira nécessairement à une déviation.

Beaucoup de déviations utérines sont observées chez des femmes qui n'ont jamais été enceintes, chez des femmes vierges. La congénialité de ces affections, admise autrefois, est fort contestable aujourd'hui. Le corps de l'utérus de l'enfant petit et mou, dont la flexibilité est encore constatable sur l'utérus rigide du cadavre, subit naturellement pendant la vie et après la mort l'action des influences extérieures bien plus facilement que l'utérus adulte, et impose la plus grande précaution à celui qui fait l'examen nécroscopique, afin de ne pas altérer la position et la forme qu'il avait pendant la vie. Des vices de développement qu'on peut plus souvent reporter à l'enfance avancée ou à l'âge virginal qu'à l'état fœtal, ne sont pas trouvés rarement comme causes prédisposantes des antéflexions ou à des rétroversions qui sont constatées à un âge plus avancé de la vie. Je crois que la plénitude habituelle du rectum ou de la vessie peuvent avoir pour résultat le relâchement des moyens de fixation de l'utérus, aussi bien que des processus inflammatoires chroniques dans les duplicatures peritonéales qui partent de l'utérus. Le catarrhe utérin est encore une cause très fréquente de paramétrite dans l'enfance et la puberté. On trouve le catarrhe utérin dans les organes génitaux parfaitement intacts de la fille vierge, des sécrétions abondantes ou purulentes de la cavité utérine, bien plus souvent qu'on ne le croit généralement. On peut presque admettre que l'étroitesse des voies d'excrétion peut avoir pour résultat la stagnation des produits sécrétés, que la résorption de ces éléments peut causer des processus inflammatoires dans les parties profondes ; ce qui donne à cette vue quelque crédit, c'est l'efficacité des injections désinfectantes démontrée par l'expérience, et son influence favorable sur les irritations paramétriques chroniques depuis longtemps. Comment se produisent des catarrhes primitifs sur cette muqueuse non accessible chez l'enfant et la vierge? Je ne veux pas faire de conjectures sur cette question ; je dirai seulement que la masturbation chez les enfants, l'écoulement des règles chez la jeune fille établissent entre cette muqueuse et le dehors une communication.

Les fonctions des ovaires peuvent exciter directement un processus inflammatoire dans le péritoine. La relation étiologique, dont nous venons de parler entre le catarrhe et la métrite, celle-ci et la para et périmétrite, de là aux déviations, n'est naturellement pas exclusive à l'enfance et à la jeunesse. Les rapports sexuels mettent en activité et augmentent naturellement l'activité de ces causes si reliées entre elles. Je mentionne les causes qui s'ajoutent au catarrhe : l'infection directe par l'homme, les déchirures du col et du périnée qui ouvrent la voie aux agents infectieux atmosphériques à la poussière, pour pénétrer vers ces muqueuses habituellement closes.

CAUSES DÉPENDANT DE L'ÉTAT GÉNÉRAL

§ 60. Quant à ce qui a trait aux causes éloignées qui dépendent de l'état général, il est incontestable que des personnes faibles ou affaiblies, offriront moins de résistance aux causes dont nous avons parlé, pour échapper aux déviations utérines dont celles-ci sont la conséquence.

Une anémie qui existe depuis l'enfance, ou toute autre insuffisance dans la nutrition générale ou l'entretien de fonctions importantes, occasionnera des symptômes graves ou se manifestera plus particulièrement quand le développement de la puberté fera un appel plus énergique à l'organisme. De semblables manifestations se produiront dans la puerpéralité pour la régression de l'utérus et sa rénovation. Il est à remarquer cependant que les personnes faibles auront quelquefois la précaution de se ménager et observeront quelquefois des troubles moindres dans leur santé.

Mais fréquents sont, dans les années de la puberté, les troubles de la santé qui sont la conséquence d'un état maladif des organes génitaux : il est dans la nature des choses que les maladies génitales des filles chloratiques n'arrivent pas ou seulement très tard à la connaissance du médecin, et que les informations trop tardives lui apprennent, dans la majorité des cas, qu'un état maladif des organes génitaux existait d'abord. Beaucoup de déviations ont été trouvées dans ces cas.

L'idée qui règne presque généralement que l'anémie, et la nutrition défectueuse peuvent, par la part que le tissu musculaire de l'utérus et celui de ses annexes prennent à la faiblesse générale, conduire à une déviation utérine ne peut être rejetée *a priori*, mais elle manque de preuves.

INDICATIONS PROPHYLACTIQUES

§ 61. Les indications prophylactiques se rattachent directement à ce qui a été dit sur les causes éloignées des déviations utérines. Eviter déjà dès l'enfance la réplétion du rectum et de la vessie. Ménagements pendant l'époque menstruelle, surtout pendant les années de la croissance.

Avoir égard au catarrhe utérin chronique peu intense, et le soumettre à un traitement. Soins entendus pendant la puerpéralité, après l'avortement, ce que les jeunes femmes aiment à ignorer. Observation soigneuse de tout état fébrile même peu intense, qu'on fait prendre pour la fièvre de lait; ils peuvent provenir de petites paramétrites qui peuvent être suivies d'adhérences postérieures, plus tard de rétroflexion. Faire attention à la moindre déchirure du périnée, où la réunion immédiate est à préférer. Si on ne les observe que plus tard, alors que les femmes viennent consulter pour un catarrhe vaginal ou utérin; réunion secondaire pour éviter les récidives du catarrhe, tels sont les points principaux pour la prophylaxie.

INDICATIONS THÉRAPEUTIQUES

§ 62. Si nous voulons dire quelque chose de général sur les *indications thérapeutiques,* nous serons de suite entraîné vers les affections spéciales. On peut bien dire que l'idéal serait de rétablir la situation normale de l'utérus, mais dire que c'est là la première et la seule indication générale, serait exprimer une erreur. L'idée qui a conduit à des interventions graves et malheureuses, et qui a jeté en discrédit toute la thérapeutique gynécologique chez les médecins éloignés de cette spécialité, qui n'étaient pas les moins distingués de la profession, a été de croire que le redressement mécanique de toutes les déviations était la seule véritable indication dont il fallait poursuivre l'exécution, même dans toute une catégorie de cas où elle ne pouvait convenir. Si les insuccès de la thérapeutique ont montré, hélas! par la voie empirique, que cette indication n'était pas applicable à toute une série de faits, leur enseignement n'en est pas moins précieux. Je le reconnais d'autant plus volontiers, que je n'ai pas participé à son édification.

La pathogénèse des déviations spéciales explique l'enseignement donné par la pratique empirique, elle conduit aussi sur la voie des véritables indications.

Si nous faisons tout d'abord abstraction des déviations utérines qui sont produites et entretenues par des tumeurs, puisque les indications essentielles sont fournies par celles-ci, nous trouverons que les déviations se divisent en *deux grandes classes : les unes sont le résultat de fixations anormales de l'utérus, les autres du relâchement de ses moyens de fixation normaux.*

Parallèlement à cette division étiologique se trouve, dans la plupart des cas, une limite très nette entre ces indications différentes en principe (zwischen principiel differenten). Il peut être indiqué de rompre mécaniquement une fixation péritonéale de l'utérus, ou d'étendre d'anciennes cicatrices. Le plus souvent il s'agit, dans les cas de la première catégorie, de raccourcissements des moyens de fixation normaux, qui sont le résultat de processus inflammatoires encore existants ou facilement excitables. Dans ces cas, les symptômes morbides sont le résultat de ces processus inflammatoires et non directement de la déviation utérine. Nous avons par conséquent à diriger nos moyens thérapeutiques contre ces processus inflammatoires, et par leur cessation nous obtiendrons le replacement de l'utérus dans sa situation normale, même dans les cas où les adhérences raccourcies ne sont plus susceptibles de résorption ; et avec cela nous rétablissons la fonction et la santé dans leur état normal, bien que la situation de l'utérus reste anormale au point de vue anatomique.

Bien différentes sont les indications dans la seconde

catégorie des faits, où le relâchement des moyens de fixation est la cause de la déviation. Dans les cas récents, leur tonicité peut être rétablie. Là où cela n'est plus possible, nous avons, pour la remplacer, à faire appel aux moyens mécaniques. Dans ces cas, les complications inflammatoires, qui ici aussi manquent rarement, et qui ont marqué pour bien des malades le début de symptômes douloureux, et qui sont un danger en raison de ces circonstances, ces complications inflammatoires ne sont pas la cause, mais la conséquence de la déviation. Le replacement mécanique opératoire dans la position, et son maintien dans la situation normale ou à peu près normale, est l'indication principale; elle a pour effet de faire disparaître de suite, non seulement les souffrances qui dépendent directement du changement de situation, mais de faire disparaître en même temps la cause agissante des complications inflammatoires.

A la première catégorie appartiennent la plupart des antéflexions et antéversions pathologiques, à la seconde la plupart des rétroflexions et rétroversions, le prolapsus et l'inversion. Si nous voulons traiter mécaniquement les cas de la première catégorie, nous ne ferons pas de bien, et risquons de faire beaucoup de mal; si pour les déviations de la deuxième catégorie nous retardons l'emploi des moyens mécaniques, si nous les remettons jusqu'au moment où les complications inflammatoires auront été combattues, nous reculerons aussi l'emploi du meilleur moyen que nous possédons de les combattre. Les indications des cas particuliers seront examinées dans la partie spéciale du livre.

PATHOLOGIE SPÉCIALE

CHAPITRE PREMIER

ÉLÉVATION DE L'UTÉRUS

SOMMAIRE : Élévation par raccourcissement des plis de Douglas. — Élévation par adhérence péritonéale. — Élévation par des tumeurs de l'utérus et des ovaires. — Élévation par des tumeurs remplissant le vagin. — Élévation par une tumeur sanguine dans la cavité du vagin (hématokolpos). — Diagnostic et signification de l'élévation.

L'élévation de l'utérus est produite ou bien par des *fixations supérieures*, et dans ce cas, l'élévation est combinée avec d'autres dislocations, ou par un soulèvement au-dessus du petit bassin; deux ordres de causes produisent cet effet : un myome utérin qui remplit le vagin, ou une accumulation de sang dans le vagin (fermé).

ÉLÉVATION PAR RACCOURCISSEMENT DES PLIS DE DOUGLAS

§ 63. « L'ascension de la matrice » comme sensation hystérique est passablement démodée. Mais faut-il rejeter complètement la vue des anciens gynécologues, par exemple, de Busch[1], qui admettaient que l'observation pouvait constater une dislocation de la matrice en haut par suite de la tension spasmodique des ligaments uté-

---

[1] Das Geschtsleben des Weibes, III, 1841, p. 472.

rins? c'est au moins douteux. En tout cas, l'argument principal que Kiwisch[1] oppose à cette idée, qui consiste à dire que la disposition des fibres contractiles qui, de l'utérus se rendent dans les ligaments, ne permet pas ce mouvement d'élévation, est erroné. Le raccourcissement des ligaments de Douglas dans lesquels se trouve ce que Luschka a appelé le muscle rétracteur de l'utérus, a pour effet de tirer sensiblement en haut le col utérin. (Vóy. fig. 46.) Je n'ai pas constaté directement le mouvement de la matrice, mais, dans un cas de paramétrite postérieure chronique, j'ai trouvé d'un jour à l'autre une telle différence dans la longueur des plis de Douglas et la situation consécutive de la matrice, qu'on ne peut l'attribuer qu'à une action musculaire.

La rétraction cicatricielle des plis de Douglas produit une élévation stable du col utérin, elle a pour conséquence de rapprocher l'utérus d'une manière permanente de la paroi pelvienne postérieure, et de produire une flexion aiguë du corps de l'organe; nous examinerons ces déviations quand nous traiterons de la rétroposition et de l'antéflexion. (Voy. plus loin les fig. 26, 47 et 56.)

ÉLÉVATION PAR ADHÉRENCES PÉRITONÉALES

§ 64. Sous le nom d'élévation de l'utérus, on entend la déviation qui a pour effet de placer au-dessus du petit bassin un plus grand segment de l'organe qu'à l'état normal, sans que ce résultat puisse être attribué à son augmentation de volume.

Cette déviation se produit d'abord par des adhérences péritonéales qui surviennent pendant la grossesse ou la

[1] Klin. Vorträge. I. Präg., 1854, p. 210.

puerpéralité, qui fixent l'organe quand il est normalement plus élevé et plus volumineux, et qui l'empêchent de redescendre à sa place normale pendant la période de régression.

Le plus souvent l'utérus est fixé par ces adhérences dans l'une ou l'autre fosse iliaque. Des rétractions cicatricielles dans ces régions sont la suite de péritonites locales, qui accompagnent une paramétrite ; une position ou une version latérale accompagnent le plus souvent ce genre d'élévation. L'utérus est ordinairement allongé puisque la régression a été entravée, ou parce qu'il a été tiraillé mécaniquement. Un catarrhe et une métrite chroniques manquent rarement. La figure 30 montre une élévation semblable avec latéroposition et latéroversion.

ÉLÉVATION PAR DES TUMEURS DE L'UTÉRUS ET DES OVAIRES

§ 65. L'élévation de l'utérus peut se produire de diverses manières par des tumeurs de l'utérus, des ovaires et du vagin. Il faut de suite nous en occuper. Les tumeurs de l'espace de Douglas, du rectum et du sacrum qui élèvent l'utérus déterminent d'abord une antéposition de l'organe, elles se trouveront à leur place dans le chapitre suivant.

L'agrandissement de volume de l'utérus, qu'il résulte d'une accumulation de liquide dans sa cavité ou de tumeurs solides, soulève tout l'organe, aussitôt qu'il ne trouve plus assez de place dans le petit bassin ; si cette augmentation de volume s'étend au col, l'utérus tout entier peut être soulevé de telle façon au-dessus du petit bassin, que le doigt ne parvient plus à atteindre l'extrémité vaginale allongée, ni la portion vaginale raccourcie du col.

Des tumeurs ovariques à pédicule court peuvent aussi le soulever ainsi, en le poussant le plus souvent d'un côté. L'élévation de l'utérus par des tumeurs insérées au fond de l'organe qui tiraillent l'organe et l'allongent, ne sont pas rarement accompagnées d'un amincissement des parois de l'organe. L'amincissement est toujours le plus considérable vis-à-vis l'orifice interne du col; la traction exercée par la tumeur sur la substance utérine peut avoir pour effet la disjonction de la substance de l'organe, si bien que le corps et le fond de l'organe peuvent être séparés entièrement du col, qui n'est plus relié au corps que par le revêtement péritonéal (Klob).

Des tumeurs ovariques sans pédicule, qui se développent au hile de l'organe entre les feuillets du ligament large, commencent par pousser l'utérus de côté, plus tard, en haut par-dessus le rebord pelvien, de façon à ce que le corps de l'organe puisse être senti à travers les parois abdominales à côté de l'épine iliaque; on n'atteint plus le col, et la tumeur ovarique remplit le bassin.

ÉLÉVATION PAR DES TUMEURS REMPLISSANT LE VAGIN

§ 66. L'élévation de l'utérus peut se produire encore d'une autre manière par des myomes utérins pédiculés, qu'ils partent du corps ou du col, qui, après avoir dépassé l'orifice externe, grossissent si énormément dans la cavité vaginale, qu'ils reçoivent une contrepression de la part du plancher du bassin. Cette contre-pression peut élever le corps de l'organe au-dessus de la cavité pelvienne. Comme la contre-pression s'exerce essentiellement sur la paroi utérine d'où la tumeur émerge, il se produira avec l'élévation une version utérine, rétroversion si l'insertion a eu lieu en avant, antéversion, si l'inser-

tion s'est faite en arrière ; et suivant le lieu de cette insertion, il y aura aussi une latéroversion. Il a été parfaitement démontré que c'était bien le myome qui avait causé
ces déviations, car, après son ablation, l'utérus avait repris sa situation normale.

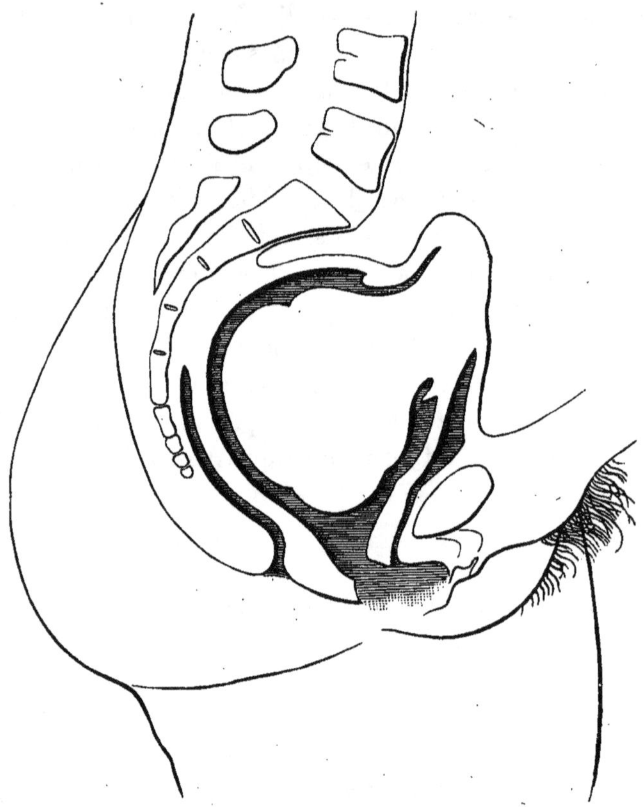

Fig 21. — Élévation de l'utérus par un myome.

Ernestine K.., trente ans, fille vierge. Depuis plusieurs
années, hémorrhagies intenses qui depuis un an deviennent continues. Constatation de l'état de choses.

en janvier 1873, tel que le montre la figure 21. La matrice est à peine augmentée de volume, la partie cervicale est énormément distendue; tout le corps utérin
proémine au-dessus du détroit supérieur, le fond est dirigé directement en haut. L'utérus est en élévation et rétroversion, un peu dévié à droite. Dans le dessin il est
en projection sur le plan médian. De la paroi antérieure
du corps de l'utérus se détache un grand myome qui se
prolonge à travers l'orifice utérin largement béant dans
la cavité vaginale, dont les parois dilatées de toutes parts
s'étendent de tous côtés jusque sur le plancher pelvien.

Après la section du pédicule de la tumeur par le
serre-nœud avec fil de fer, il ne fut extrait du vagin
qu'avec une grande difficulté; peu après la matrice reprit
sa situation normale dans laquelle elle se trouvait encore
en 1879.

ÉLÉVATION PAR UNE TUMEUR SANGUINE DANS LA CAVITÉ DU VAGIN

(HÉMATOKOLPOS)

§ 67. L'élévation la plus considérable que l'utérus
puisse éprouver se produit par l'accumulation du sang
dans la cavité vaginale fermée à sa partie inférieure.
(hématokolpos). La figure 22 représente un cas pareil à
un degré de développement énorme.

Anna St..., âgée de quatorze ans, épileptique et imbécile
depuis sept ans, s'est plaint depuis neuf mois de douleurs de
reins qui augmentèrent périodiquement d'intensité, qui
depuis quinze jours sont continues en devenant de plus en
plus aiguës. Le résultat du premier examen, qui fut fait le
22 juin 1876, est représenté dans la figure 22. L'abdomen
est rempli jusqu'aux arcs costaux par une tumeur tendue

et fluctuante ; à quatre doigts de l'apophyse xyphoïde, on
sent au devant et au-dessus de la tumeur le corps utérin

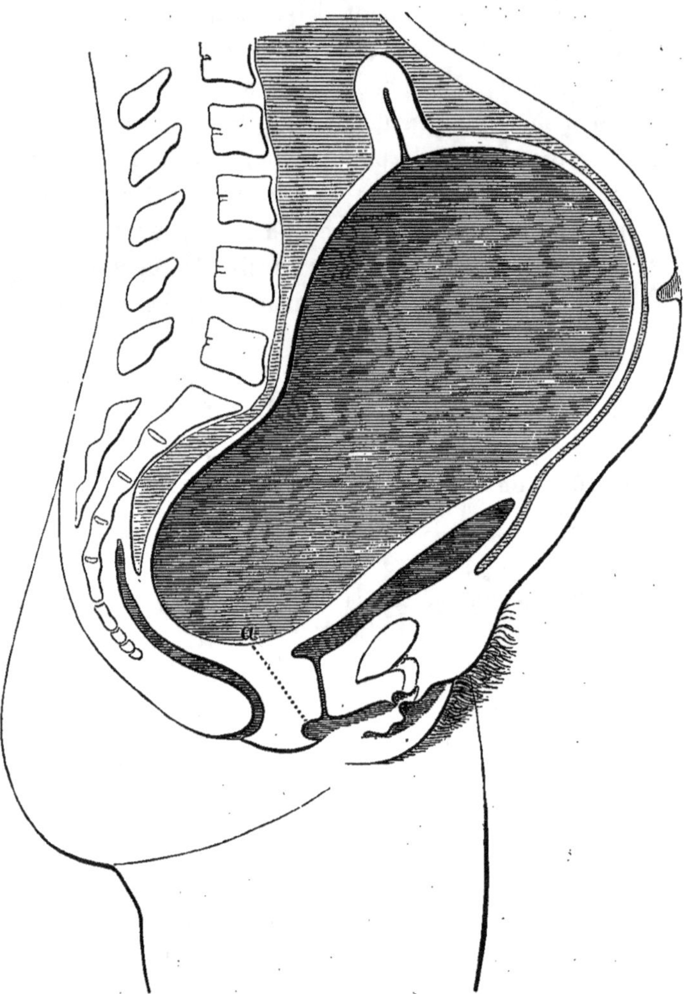

Fig. 22. — Élévation de l'utérus par accumulation sanguine dans le vagin.

placé sur la tumeur. La vessie, étalée contre la paroi
abdominale, mesure à l'état de vacuité, y compris

la longueur du canal de l'urèthre, 13 centimètres. La partie inférieure du vagin est fermée par un hymen solide situé à 3 centimètres de profondeur. Après m'être orienté avec un doigt introduit dans le rectum, un fort trocart est plongé par la fosse naviculaire, dans la tumeur qu'on sentait proéminer dans le rectum (voy. la ligne ponctuée de la fig.), après que, dans l'espace de 15 minutes, plus d'un litre et demi d'un liquide épais de couleur de chocolat se fut écoulé, le fond de l'utérus se trouva descendu jusqu'au niveau de l'ombilic. Plus tard, quand on eut nettoyé la cavité avec un liquide, et qu'on eut maintenu l'ouverture qu'on avait pratiquée, l'utérus reprit sa situation normale. Les accès épileptiques diminuèrent sensiblement. Depuis sa sortie de l'hôpital, 20 août 1876, nous n'avons plus vu la malade ; nous avons appris seulement qu'elle est morte deux ans après.

DIAGNOSTIC ET SIGNIFICATION DE L'ÉLÉVATION

§ 68. Au point de vue du diagnostic, l'élévation de l'utérus peut être d'une grande importance pour reconnaître tel ou tel état qui peut l'avoir occasionné.

Le diagnostic de l'élévation elle-même peut heurter çontre des difficultés : l'impossibilité d'atteindre la portion vaginale du col, à cause d'une trop grande longueur du canal vaginal, ou son occlusion, ou de tumeurs interposées, la difficulté de toucher le corps de l'utérus, à cause de la présence d'autres tumeurs, quand on ne sait pas si elles appartiennent à l'utérus ou non, voilà des difficultés qui opposent des obstacles sérieux au diagnostic Difficile encore est celui-ci dans les cas où de gros myomes occupent le vagin et où l'on trouve par les parois abdominales un utérus comparativement éloigné de la tumeur. Il n'est pas difficile dans ces cas de confondre la lésion avec une inversion utérine. (Voy. fig. 21 comparée à la fig. 112.)

La palpation combinée avec le toucher rectal ou vaginal pratiquée dans une anesthésie profonde, avec le toucher pratiqué avec la moitié de la main, si deux doigts n'atteignent pas suffisamment haut, peut être nécessaire pour constater que l'utérus se trouve au-dessus de la tumeur, et donner des indications sur la nature de celle-ci et son lieu d'insertion.

Le diagnostic de cet état est naturellement nécessaire pour poser les indications vraies, bien que le traitement du cas particulier ne ressorte pas de l'élévation de la matrice, mais des souffrances qui en sont le résultat.

CHAPITRE II

ANTÉPOSITION DE L'UTÉRUS

Sommaire : Antéposition par stase alvine, tumeurs du rectum et du sacrum. — Antéposition par des tumeurs de l'espace de Douglas, hématocèle. — Antéposition par fixation antérieure de l'utérus. — Diagnostic de l'antéposition. — Marche. — Pronostic et indications.

L'antéposition est produite par des *tumeurs du rectum, du sacrum*, ou par des tumeurs siègeant dans le *cul-de-sac de Douglas* (grossesse extra-utérine, tumeurs de l'ovaire hématocèle), par des cicatrices qui fixent la matrice. Les tumeurs du cul-de-sac de Douglas donnent lieu à une confusion avec la rétroflexion.

ANTÉPOSITION PAR STASE ALVINE, TUMEURS DU RECTUM ET DU SACRUM

§ 69. La stagnation de masses alvines volumineuses peut presser l'utérus contre la paroi antérieure du pelvis ; il est dans la nature des choses que, dans ce cas, le déplacement de la matrice ne soit que passager ; toutefois j'ai observé quelques cas, où un rétrécissement cicatriciel des parties inférieures du rectum avait produit une stase persistante des matières alvines, qui n'a été levée que par l'éloignement artificiel des masses accumulées. Une antéposition analogue, mais très considérable et stable est causée par des tumeurs du rectum. Selon le lieu

d'insertion de la tumeur au rectum, la matrice pourra
être disloquée simultanément en haut et en avant; le
premier cas est le plus fréquent. La figure suivante représente un de ces cas. Mme Louise K. de G..., âgée de

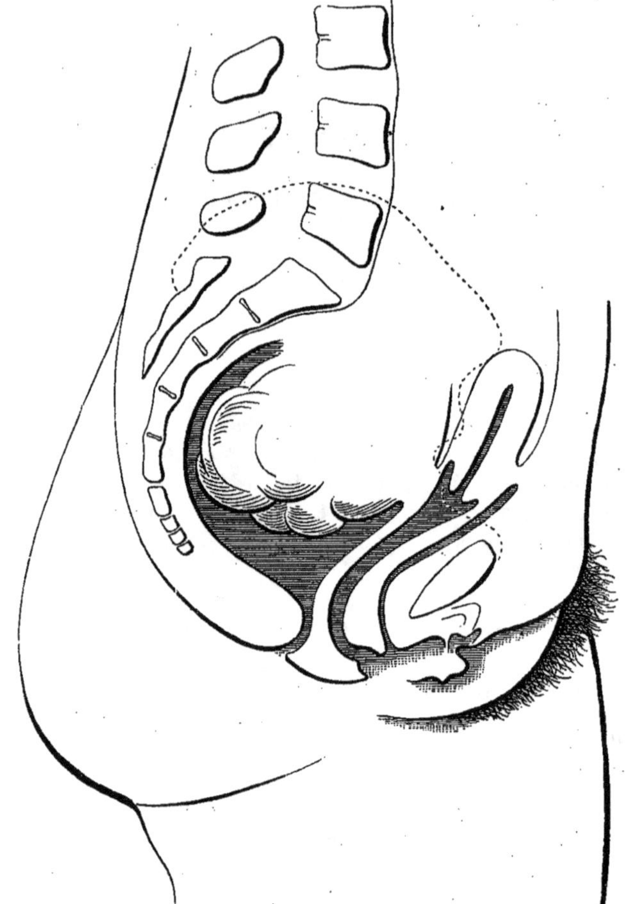

Fig. 23. — Antéposition par une tumeur du rectum.

cinquante-huit ans, nous consulta le 20 juillet 1877. Elle
portait une tumeur molle, facilement saignante, implantée

sur la paroi antérieure du rectum au niveau de l'espace de Douglas; elle avait produit une antéposition et une élévation de l'utérus. Nous ne savons rien sur le cours ultérieur de la maladie.

Des tumeurs situées derrière le rectum à la surface du sacrum, insérées sur cet os par une surface large et de consistance solide ont déplacé de la même manière l'utérus vers la paroi pelvienne antérieure et vers les parois abdominales, j'en ai vu des cas analogues. Une méningocèle sacrée antérieure déterminant une antéposition avec élévation de l'utérus, observée à la clinique de Spiegelberg, a été décrite par Kroner et Marchand [1].

ANTÉPOSITION PAR DES TUMEURS DE L'ESPACE DE DOUGLAS, HÉMATOCÈLE

§ 70. Plus fréquentes sont les tumeurs situées dans l'espace de Douglas qui déterminent l'antéposition de l'utérus. Un œuf extra-utérin qui se développe dans cet espace, un exsudat péritonéal enkysté, une tumeur ovarique qui y trouve momentanément encore assez d'espace, ou qui, retenue par des adhérences péritonéales, est bridée dans son ascension vers le grand bassin ; une tumeur née même à la surface postérieure de l'utérus, peuvent presser l'utérus vers la paroi antérieure du pelvis.

Breisky [2] donne la figure et la description d'un cas rare d'antéposition utérine produite par l'engagement de nombreuses anses d'intestin grêle dans le cul-de-sac de Douglas.

De toutes les tumeurs du cul-de-sac de Douglas qui

---

[1] *Arch. f. Gyn.* XVII, p. 444.

[2] *Die Krankheiten der Vagina* (Billrot's Handb. der Frauenkrankh. p. 71.

repoussent en avant la matrice, l'hématocèle retro-utérine est celle qu'on observe le plus souvent ; la figure 24 ci-dessous en montre un cas.

Femme K. de U..., vingt-cinq ans est accouchée

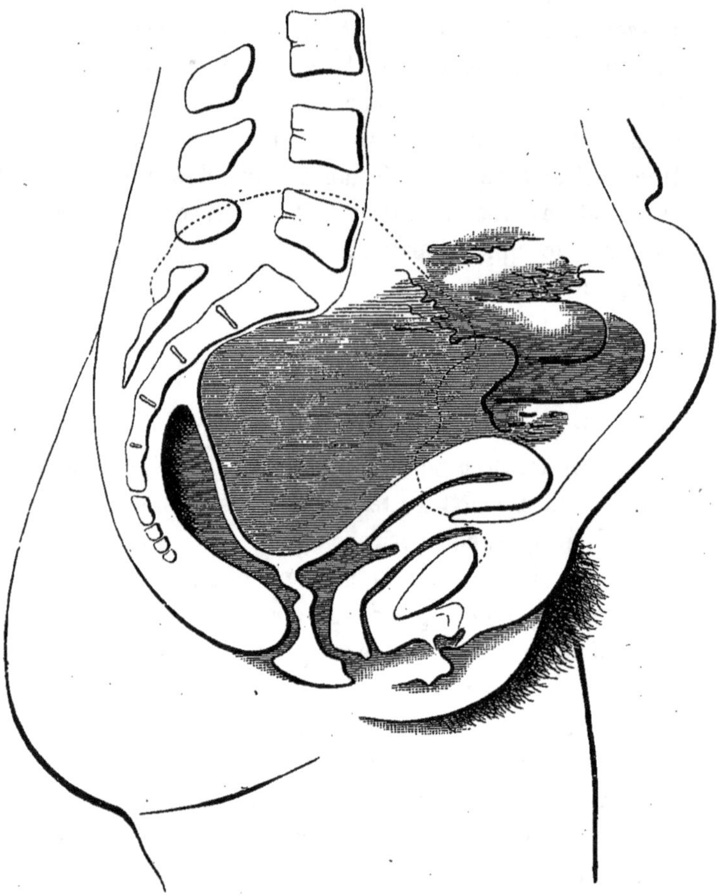

Fig. 24. — Antéposition par une hématocèle.

deux fois à terme, a avorté une fois entre les deux couches. Règles très souvent abondantes et durant longtemps, et revenant souvent à des intervalles irréguliers. Au commencement d'août, peu après l'époque menstruelle, elle eut une syncope, après s'être livrée à un travail pénible à la campagne. On dut porter la patiente à la maison, elle fut obligée de tenir le lit pendant trois semaines, pendant lesquelles, elle éprouva beaucoup de douleurs dans le ventre. Au milieu de septembre, ces phénomènes se renouvellèrent encore à la suite d'un travail pénible, elle éprouva encore une syncope et fut forcée de s'aliter de nouveau. Comme elle n'éprouva aucun soulagement, elle se fit admettre à la clinique. La figure retrace ce que l'exploration permit de constater le 20 octobre 1876.

ANTÉPOSITION PAR FIXATION ANTÉRIEURE DE L'UTÉRUS

§ 71. Dans d'autres cas, l'antéposition de l'utérus a lieu, non parce qu'il est poussé d'arrière en avant vers la paroi pelvienne, mais parce qu'il y est attiré par la rétraction cicatricielle du tissu qui entoure la matrice et la vessie. Nous voyons ces rétractions se produire à la suite de paramétrites antérieures qui sont relativement rares, de processus morbides qui s'étendaient par les côtés de la vessie jusque vers la paroi pelvienne antérieure; si le processus n'était qu'unilatéral, la traction n'a lieu que d'un côté et avec l'antéposition, il se produit un certain degré de torsion de l'organe.

Nous voyons une rétraction cicatricielle produire la traction de la matrice vers la paroi antérieure du pelvis à la suite de pertes de substances gangréneuses qui, pendant l'accouchement, sont le résultat de la contusion des parties, pertes de substance qui produisent des fistules vésico-utéro-vaginales.

Une tumeur qui agit sur la paroi postérieure de la

matrice la maintient en antéposition aussi longtemps qu'elle persiste, ou jusqu'au moment, où devenue libre, elle s'élève au-dessus du détroit supérieur. Si, au contraire, la fixation antérieure de la matrice est le résultat de la cicatrisation de paramétrites, l'organe change de forme. S'il est encore flexible et si le corps n'est pas fixé par des adhérences péritonéales, il se mettra bientôt en rétroflexion.

La cause prochaine de ce mouvement est à chercher dans les moyens de fixation restés normaux du fond de l'utérus, puis dans l'action de la pression abdominale qui, quand le col est fixé en avant d'une manière anormale, le fond normalement par le bord supérieur des ligaments larges un peu plus en arrière, s'exerce nécessairement sur la paroi originairement antérieure. Nous aurons à revenir là-dessus dans le chapitre VIII.

DIAGNOSTIC DE L'ANTÉPOSITION

§ 72. Si aucune affection ne vient compliquer l'antéposition, produite par la fixation antérieure, le diagnostic n'est pas difficile à poser moyennant le toucher et le palper combinés. Si l'utérus est poussé en avant par une tumeur, le diagnostic est moins simple, parce qu'avec le déplacement à constater, il faut reconnaître la nature de la tumeur, et que la palpation de l'une est gênée par celle de l'autre.

S'il y a des phénomènes d'étranglement, la plénitude de la vessie et du rectum empêche aussi l'exploration. S'il y a dans la cavité pelvienne quelque travail inflammatoire qui empêche une palpation complète, l'empêche ou l'interdit, on pourra bien par le toucher reconnaître l'antéposition, si la matrice n'a pas subi en même temps de l'élévation, mais la tumeur située derrière le col peut être prise pour le corps de l'utérus agrandi et rétrofléchi. On comprend combien une pareille erreur peut devenir fatale à cause de la différence des indications qui découlent des états morbides divers qui peuvent être confondus. La tentative de repousser un œuf se développant dans le cul-de-sac de Douglas, ou une hématocèle, dans la conviction qu'en agissant ainsi, on réduisait un utérus rétrofléchi a eu déjà plusieurs fois une suite fatale.

Après l'évacuation complète de la vessie, on parvient souvent, par la palpation pratiquée avec ménagements, à reconnaître le corps de l'utérus situé au-devant de la tumeur, comme dans la figure 24. Là où il n'y a pas présomption de grossesse, la sonde utérine pourra reconnaître la direc tion de la cavité de l'organe. Si l'antéposition de l'utérus est constatée, la nature de la tumeur en sera mieux éclairée, puisque des présomptions sur la nature de la tumeur seront fortifiées par la connaissance précise de la situation de la matrice. La forme, la consistance et parfois la mobilité de la tumeur qui remplit le cul-de sac-de Douglas, les anamnestiques et les symptômes éprouvés par la malade aideront au diagnostic. Dans un certain nombre de cas, les doutes subsisteront; mais l'observation attentive de la malade, peut-être la cessation de la péritonite qui compliquait le cas et qui causait les symptômes les plus pressants, pourront aider à jeter quelque lumière sur le diagnostic. Si important qu'il soit pour le médecin de pouvoir poser un diagnostic précis par la palpation des organes pelviens, il est plus important encore de savoir s'en abstenir dans certaines circonstances, quand elle est impuissante à fournir dans ce cas des indications précises.

MARCHE

§ 73. A l'antéposition qui résulte d'une hématocèle ou
d'un exsudat péritonéal succède d'une forte rétroposition à la suite de la résorption de l'exsudat et du
froncement de ce qui le contenait; très souvent elle est
suivie d'une antéflexion concomitante ou consécutive.
Si la résorption est complète, l'utérus peut plus tard reprendre sa mobilité normale. Quand c'étaient des tumeurs
ovariques qui avaient repoussé la matrice en avant, après
que des phénomènes de péritonite s'étaient manifestés
dans l'abdomen, et que la tumeur était montée dans la
cavité abdominale, j'ai vu l'utérus tomber en rétroversion, situation qu'il avait occupée antérieurement. L'antéposition que l'on trouve dans les fistules vésico-vaginales
est produite le plus souvent par du tissu cicatriciel tellement solide, que même après l'opération suivie de succès,
l'antéposition et la rétroflexion persistent naturellement.
L'antéposition causée par une paramétrite antérieure
aiguë disparaît souvent complètement quelque temps
après la cessation du processus inflammatoire aigu, si la
malade est prudente dans sa conduite ; quand elle est le
résultat d'un processus puerpéral, on observe que la fixation antérieure du col, bien qu'avec le temps elle se soit
allongée, constitue un des obstacles les plus opiniâtres
à la reposition de l'utérus qui reste en rétroflexion, et si
elle réussit, au maintien de l'utérus dans sa position
normale.

PRONOSTIC ET INDICATIONS

§ 74. Le pronostic des antépositions est contenu dans
ce qui vient d'être exposé, et au point de vue théra-

peutique, il n'y a qu'à rappeler que si ce sont des processus paramétriques ou des cicatrices qui en sont la
suite qui causent l'antéposition, le traitement devra tendre à obtenir autant que possible la résorption de tous les
exsudats.

Les cicatrices qui résultent de pertes de substance, ne
sont pas susceptibles d'être résorbées ou ramollies par
un traitement quelconque ; on ne pourra entreprendre
l'extension mécanique de ces cicatrices que dans des cas
extrêmement favorables. Le détachement des brides cicatricielles n'a pas été entrepris jusqu'ici dans le but de
corriger la situation anormale de la matrice, mais pour
mieux obtenir l'occlusion de la vessie. Si des tumeurs
sont situées derrière la matrice, c'est le traitement des
premières qui est indiqué.

CHAPITRE III

RETROPOSITION DE L'UTÉRUS

Sommaire : Rétroposition par des tumeurs, notamment par celles de l'ovaire. — Rétroposition par fixation postérieure. — Symptômes et indications.

La rétroposition est rarement le résultat d'une pression antérieure, plus souvent elle résulte de *fixations postérieures*. Celles-ci, par les récidives des para et périmétrites, causent des souffrances considérables par les tractions qu'elles exercent sur la vessie.

RÉTROPOSITION PAR DES TUMEURS, NOTAMMENT PAR CELLES DE L'OVAIRE

§ 75. Une forte réplétion de la vessie met l'utérus très sensiblement en rétroposition (voy. fig. 7 et 8); mais une rétroposition stable ne peut être produite que par des tumeurs qui repoussent l'utérus en arrière ou par des cicatrices ou des adhérences qui le fixent en arrière. Si l'antéposition est le plus souvent le résultat d'une pression agissant en arrière, la rétroposition est le plus souvent causée par des adhérences postérieures. Les conditions sont bien plus favorables en arrière qu'en avant pour le développement des tumeurs et des processus inflammatoires péritonéaux ou paramétriques.

Les tumeurs qui déplacent l'utérus en arrière ont pour origine la vessie, l'espace entre l'utérus et la vessie, la paroi pelvienne antérieure, elles sont toutes très rares. Les tumeurs ovariques sont situées pour la plupart en arrière, lieu de leur origine et de leur premier développement. Dans la partie générale, il a été dit que la coïncidence fréquente entre la rétroversion et les tumeurs ovariques ne résultait pas de la pression de l'utérus en arrière par la tumeur ovarique, mais de la préexistence de la rétroversion dans les tumeurs ovariques.

La situation du fond de l'utérus en arrière de la tumeur ovarique doit être caractérisée souvent, plutôt comme rétroposition que comme rétroversion, c'est pourquoi il en est question ici. La cause pour laquelle l'utérus est souvent placé en rétroposition au-dessous de grosses tumeurs ovariques plutôt qu'en rétroversion ou rétroflexion primitives réside d'abord dans le ligament ovarique qui, étant attaché près du fond de l'utérus, maintient celui-ci et l'empêche souvent de s'abaisser autant qu'il le faisait autrefois ; en second lieu dans l'obstacle qu'il met, au fond, à la vessie de s'élever au-dessus du bassin. Une réplétion modérée de la vessie, comme elle a lieu la plus grande partie de la journée, met alors l'utérus en rétroposition, comme cela ne se produit ordinairement que quand le vessie est fortement distendue. (Voy. fig. 8.)

La figure 25 montre ces rapports. Elle représente ce qui, le 25 janvier 1873, a été constaté chez la femme B. de B.; la tumeur de l'ovaire gauche fut extirpée le 7 février. Bien que, lors de sa sortie de l'hôpital, l'utérus fût en antéversion, cette circonstance n'a aucune importance sur la signification étiologique de la rétroposition préexistante, puisque le pédicule saisi dans le clamp avait contracté des adhérences avec la plaie abdominale. Lorsque le pédicule est abandonné à lui-même dans la

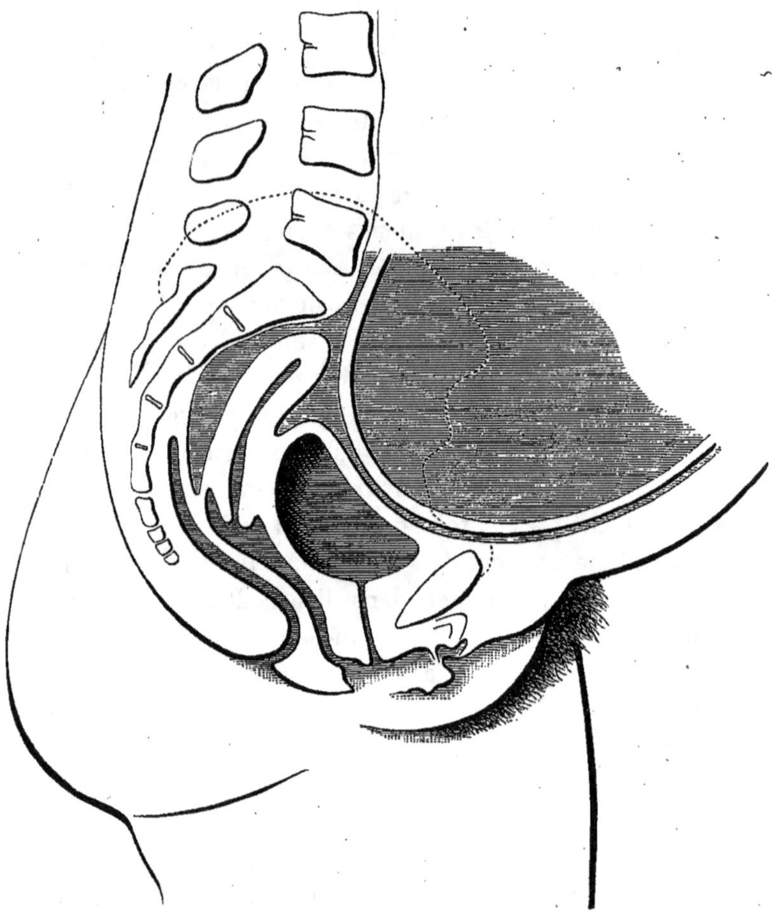

Fig. 25. — Rétroposition par une tumeur ovarique.

cavité abdominale, l'utérus, qui primitivement se trouvait au-dessous de la tumeur en rétroversion et rétroposition, reprend après l'extirpation de l'ovaire de nouveau son état de rétroversion ou de rétroflexion, c'est là ce que l'expérience m'a appris.

RÉTROPOSITION PAR FIXATION POSTÉRIEURE

§ 76. La rétroposition, produite par la rétraction des moyens de fixation postérieure de l'utérus, des plis de Douglas, n'influe que sur le col et produit une antéversion ou antéflexion, très rarement une rétroposition avec rétroversion ; les figures 40, 47 et 56 montrent ces cas.

Comme rétroposition, nous désignons simplement le déplacement en arrière de l'utérus vers la paroi postérieure du pelvis, parallèlement à l'axe de l'entrée pelvienne (fig. 17, *r.*) ; pour que l'utérus reste stable dans cette situation, il faut admettre une adhérence préalable de la paroi postérieure de l'organe. Cette rétroposition persiste ordinairement à la suite de péritonites de l'espace de Douglas, souvent aussi à la suite d'hématocèles rétro-utérines. La figure 26 montre un cas pareil.

Mme W... de St..., âgée de trente-trois ans, très grande et très forte, menstruée depuis l'âge de dix-neuf ans, accouche à l'âge de vingt-six et vingt-sept ans. A la suite de la première couche, elle fut affectée de paramétrite avec un exsudat abondant ; elle tomba malade à l'âge de trente-un ans à la suite de grandes fatigues corporelles. Dix jours après ses règles, elle eut des hémorrhagies abondantes par les parties génitales, elles furent suivies de douleurs abdominales très vives qui forcèrent la malade à rester couchée pendant huit semaines ; l'année suivante, nouvel état de souffrances avec hémorrhagie intense. Peu après, on constata chez la malade une hématocèle rétro-utérine, qui

se distingua de l'état habituel de cette affection en ce
que le cul-de-sac de Douglas ne fut pas déprimé en bas,

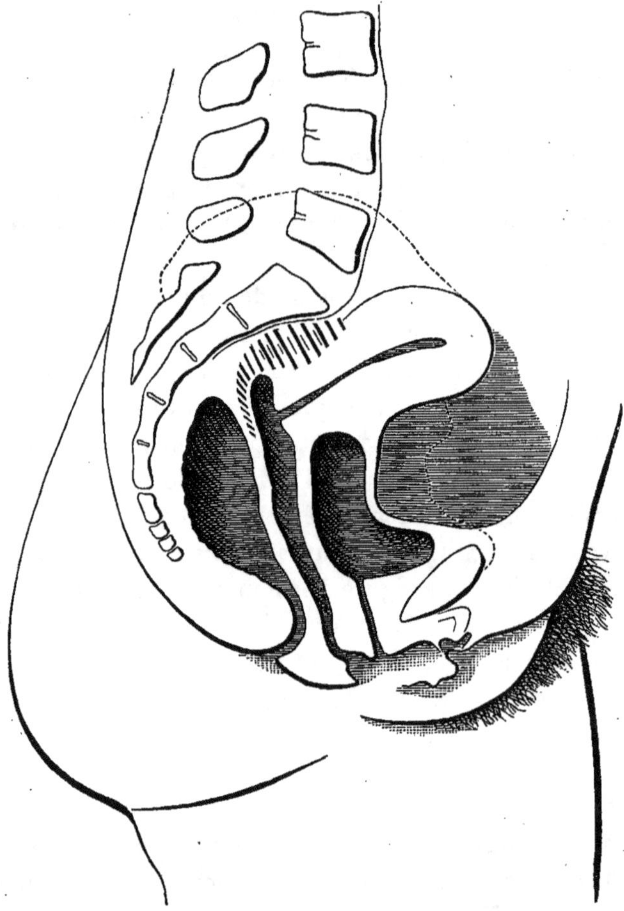

Fig. 26. — Rétroposition par fixation péritonéale.

comme dans la figure 24, mais se présentait sous la
forme d'adhérences entre le vagin et le rectum, comme
cela est représenté dans la figure 26. La marche de

l'hématocèle fut lente, et n'arriva à la guérison qu'après plusieurs rechutes. Bientôt il survint de nouvelles hémorrhagies, si bien qu'après trois mois la malade demanda de nouveau d'être admise. La figure 26 représente ce qui fut constaté le 27 février 1874. L'utérus était gros, à parois épaisses, pas flexible et fixé absolument à la paroi pelvienne postérieure. Entre la voûte vaginale postérieure et le rectum, on sentait dans le cul-de-sac de Douglas, le péritoine épaissi et adhérent. Les adhérences utérines s'étendent de chaqne côté de l'organe à côté du rectum dévié jusque vers le promontoire; L'ampoule rectale est toujours béante, quand bien même elle ne renferme pas de matières fécales, ce qui se constate toujours dans la fixation postérieure de l'utérus quand elle s'étend haut. L'état de la malade était encore sensiblement le même quatre années après, quand nous l'observâmes encore à l'occasion de nouvelles hémorrhagies utérines.

SYMPTÔMES ET INDICATIONS

§ 77. Les symptômes qui accompagnent la fixation de l'utérus en rétroposition sont souvent importants ; ils dépendent de la traction péritonéale, des para et périmétrites qui récidivent souvent, parfois des restes d'exsudats qui fixent l'utérus, et des rétrécissements du rectum qui en sont la conséquence. Les souffrances du côté de la vessie sont en partie de cause mécanique.

Comme les symptômes sont dépendants des résidus des péritonites éteintes, ceux-ci donnent lieu aux indications. En suivant un régime convenable, les résidus de péritonites terminées depuis peu ou d'hématocèles disparaissent ordinairement complètement, si bien que la situation normale de l'utérus se rétablit. Plus les résultats des processus aigus ont duré, moins il y a d'espoir de les voir disparaître complètement.

Il faut être très prudent dans les tentatives de rupture des adhérences péritonéales, surtout de celles qui succèdent à une hématocèle.

CHAPITRE IV

LATÉROPOSITION, DEXTRO ET SINISTROPOSITION DE L'UTÉRUS, SITUATION DE LA MATRICE EN DEHORS DU PLAN MÉDIAN

Sommaire : Étiologie. — Diagnostic. — Fréquence et signification des latéropositions.

Les latéropositions sont le résultat de *tumeurs dans le tissu paramétrique* ou de *son plissement* (deux effets de la paramétrite). Des latéropositions bien considérables qui résultent d'un froncement cicatriciel ont le plus souvent été accompagnées d'anté ou de rétro-flexions fixes.

ÉTIOLOGIE

§ 78. L'utérus confine au tissu cellulaire des ligaments larges avec son bord droit et son bord gauche, le fond de l'organe et la portion vaginale seuls sont exempts de ces connexions. Ces relations seules peuvent déjà occasionner une dislocation latérale de tout l'organe. Des tumeurs des ligaments larges poussent l'utérus dans la direction opposée, des froncements l'attirent du côté où ils existent. En dehors des tumeurs ovariques qui se développent entre les feuillets des ligaments larges, qui sont rares, et des myomes rares aussi, qui se développent latéralement, ce sont des tumeurs essentiellement de nature inflammatoire qui disloquent l'utérus latéralement. C'est surtout la paramétrite puerpérale, qui,

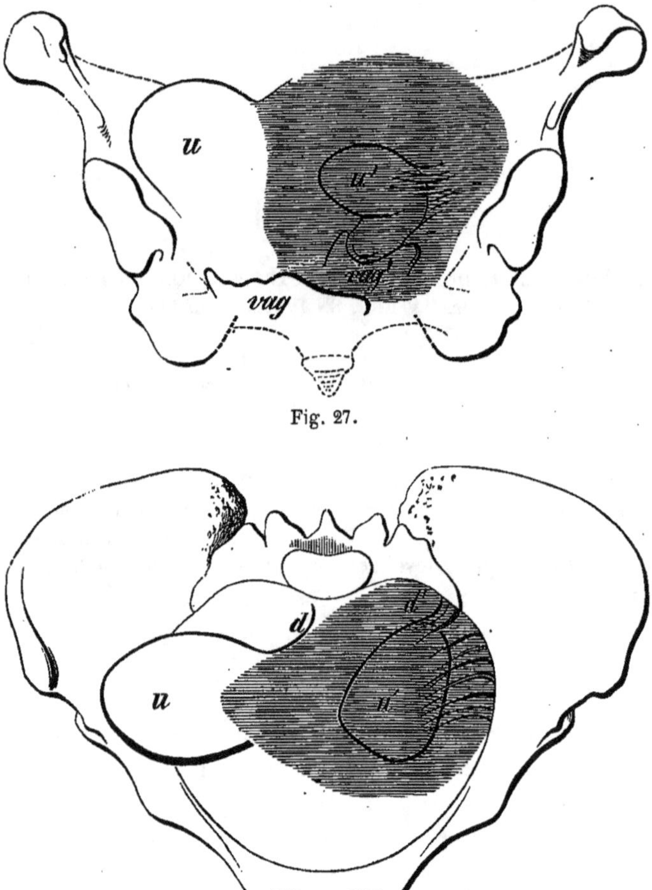

Fig. 27.

Fig. 28.

Latéroposition par un exsudat paramétrique et par raccourcissement
cicatriciel consécutif. Vue de face fig. 27, de haut en bas fig. 28.

dans la période d'exsudats pousse l'utérus dans la paroi
pelvienne opposée. Après le travail de résorption, il se

produit un froncement cicatriciel des tissus qui a pour résultat une latéroposition opposée à la première. Les figures 27 et 28 en donnent un schéma. *u*, figure 28, est l'utérus à l'état puerpéral qui est poussé à droite vers la paroi pelvienne droite par un volumineux exsudat gauche; l'exsudat dépasse le niveau supérieur de l'utérus, pousse en bas le fond vaginal gauche, déprime à droite le pli de Douglas gauche *d* au-delà de la ligne médiane. *u'* est le même utérus après le travail de régression puerpérale, après la résorption complète de l'exsudat, sa transformation en brides courtes et rétractiles qui maintiennent maintenant l'utérus est en position gauche, torsion droite, antéflexion, en arrière contre la paroi pelvienne gauche. La voûte du vagin et le pli de Douglas sont tirés à gauche avec l'utérus, le pli de Douglas droit *d'* a maintenant sa nouvelle insertion tout près de l'articulation sacro-iliaque gauche.

Les paramétrites aiguës ou chroniques qui ne sont pas rares en dehors de l'état puerpéral, ne produisent pas un exsudat notable, mais laissent des tissus rétractiles qui ont une durée plus longue et quelquefois permanente. Dans un certain nombre de cas, les processus paramétriques semblent, dès le début, avoir pour résultat l'atrophie des tissus qui ont été atteints. (Paramétrite atrophique de Freund.) En tout cas, on rencontre plus souvent la position latérale de l'utérus du côté malade que du côté opposé. La raison en est dans la durée de la période de cicatrisation, comparée à celle du gonflement inflammatoire, celle-ci ayant dans beaucoup de cas été assez insignifiante pour ne pas déplacer la matrice, peut-être a-t-elle manqué dans quelques cas.

Il est à remarquer que la portion vaginale du col se trouve normalement un peu à gauche et qu'une latéro-

position de l'utérus peut être le résultat d'un raccourcissement primitif du ligament large.

DIAGNOSTIC

§ 79. Les latéropositions d'un degré intense produites
par un exsudat notable, comme le représente la figure 27,
ne sont pas difficiles à constater. La dislocation
simple de la portion vaginale est très facile à constater
par le toucher vaginal. On apprécie moins sûrement
les dislocations, du col en arrière et en avant qui se
produisent en même temps que les rétropositions avec
antéflexion, qui ne laissent pas le col dans le plan médian du bassin. La main qui explore à l'extérieur pendant que le doigt touche dans la cavité vaginale, l'une
opposée à l'autre, reconnaît sans difficulté le fond de
l'utérus, même quand de grosses tumeurs paramétriques
l'ont fait dévier, et quand cela n'est pas possible ; le doigt
qui touche reconnaît la tumeur paramétrique et le lieu
qu'elle occupe, et laisse rarement subsister du doute ;
et là où il persiste, la sonde utérine donne une certitude
complète. Il faut répéter ici ce qui a été dit à propos
des antépositions : aussi longtemps que persiste l'état
aigu de l'inflammation dont le résultat a produit la dislocation utérine, c'est de lui que découlent les indications
et, parmi elles, peut se trouver celle de différer tout
examen précis de la dislocation utérine elle-même.

S'il s'agit de latéroposition produite par des tumeurs
non inflammatoires, le diagnostic peut devenir difficile,
notamment quand une élévation d'un degré notable complique la latéroposition, et que le volume de la tumeur
empêche la palpation. Quand, dans ces cas, l'influence de
la dislocation utérine sur la santé de la femme est peu

importante, en comparaison de la tumeur elle-même, il peut être très important pour le diagnostic de la tumeur elle-même, pour son pronostic et ses indications de déterminer son mode d'insertion. La dislocation latérale de tout l'utérus, sa pression hors de la cavité pelvienne est caractéristique pour des tumeurs ovariques à large base, qui se développent entre les feuillets péritonéaux du ligament large, et dont un grand segment est au-dessous du péritoine.

La latéroposition causée par la rétraction d'un des ligaments larges, pour peu qu'elle soit notable, échappe difficilement à l'exploration bimanuelle. S'il existe du doute sur la déviation, il est levé par la même exploration faite en changeant de main.

Outre la situation de l'utérus, il peut être très important de reconnaître la mobilité de l'organe, pour se renseigner sur la rigidité des fixations latérales.

Si les adhérences cicatricielles ne sont pas trop courtes, l'utérus pourra être poussé avec le doigt facilement vers le côté où il est fixé, mais le mouvement vers le milieu et le côté opposé sera arrêté, et s'il existe encore un état inflammatoire chronique, comme c'est souvent le cas, cet essai de mouvements sera douloureux.

FRÉQUENCE ET SIGNIFICATION DES LATÉROPOSITIONS

§ 80. Les latéropositions d'un faible degré accompagnent souvent les déviations causées par des processus paramétriques, et les latéropositions considérables, où l'utérus a complètement abandonné la situation médiane, ne la touchant plus quelquefois que par un de ses bords, sont le plus souvent accompagnées de rétroflexion ou d'antéflexion; de 11 dextropositions de ce degré qui sont notées dans le tableau, l'utérus, dans 5 cas, était également pathologiquement antéfléchi ; dans 2 cas rétrofléchi ; dans 22 cas de sinistroposition, il était 8 fois antéfléchi, 7 fois rétrofléchi.

Il est aussi utile, au point de vue pratique, de reconnaître les fixations latérales causées par des cicatrices paramétriques ; pour apprécier la marche ultérieure de l'affection, l'utilité de l'intervention thérapeutique, le diagnostic précis est indispensable, quand l'intervention d'une thérapeutique mécanique peut paraître utile pour déterminer la forme du pessaire qui peut être employé contre la rétroflexion concomitante ; dans ces cas, la détermination des fixations latérales est d'une grande importance.

Au reste, les indications fournies par les latéropositions sont celles de la paramétrite et des cicatrices paramétriques.

CHAPITRE V

LATÉROVERSION ET LATÉROFLEXION DE L'UTÉRUS

Sᴏᴍᴍᴀɪʀᴇ : Latéroversion et latéroposition par paramétrite. — Latéroversion et latéroposition par péritonite. — Latéroversion et latéroposition par une tumeur ovarique. — Diagnostic, Pronostic et Indications.

Les latéroversions et latéroflexions sont le résultat de. causes inflammatoires et *d'adhérences avec une tumeur ovarique.*

LATÉROVERSION ET LATÉROPOSITION PAR PARAMÉTRITE

§ 81. La rétraction cicatricielle qui suit une paramétrite aiguë n'est pas de même intensité dans toute la hauteur du ligament large. Les paramétrites chroniques n'occupent même pas, le plus souvent, toute la hauteur du ligament ; la rétraction produite ainsi dans une partie seulement du ligament large, a pour effet, quand elle s'exerce horizontalement, de produire une latéroversion de l'organe.

Les raccourcissements du tissu paramétrique ont lieu le plus souvent à la hauteur du col. Si le col est attiré à gauche, l'utérus est renversé à droite et *vice versa.*

Si le raccourcissement a lieu dans la partie supérieure

du ligament large, il est incliné de ce côté, mais ce raccourcissement est rare.

Par la combinaison de divers raccourcissements dans

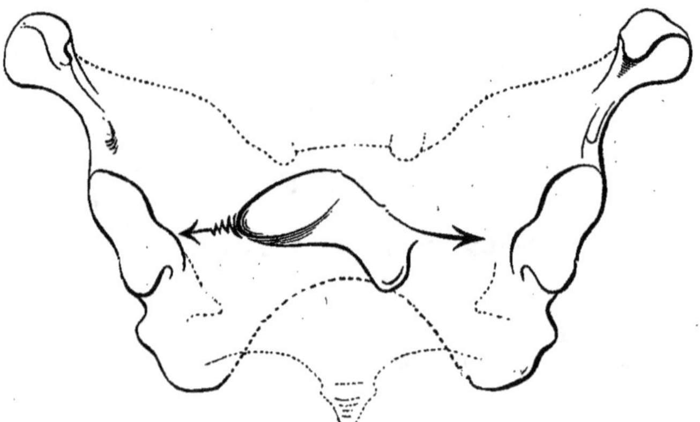

Fig. 29.—Latéroversion par cicatrices paramétriques rétractées (schéma).

le tissu paramétrique, par exemple du raccourcissement du
segment supérieur à droite, et dans le segment inférieur
gauche, comme la figure 29 en donne le schéma, il se
produit les latéroversions la plus notables.

Des paramétrites successives avec cicatrisation, des inflammations ayant déplacé l'utérus, des abcès dans diverses parties du tissu paramétrique et les parois utérines,
des pertes de substance guéries par du tissu cicatriciel,
peuvent, dans quelques cas rares, avoir pour résultat une
situation complètement transversale de l'organe, le col
d'un côté, le fond dans l'autre.

Ce sont ces paramétrites compliquées et métrites par-
tielles qui peuvent produire les obliquités utérines, les
latéroflexions, flexions sur un des bords de l'organe.

Il est bon de noter que la latéroversion et la latéroflexion de l'utérus peuvent résulter d'un vice de conformation primitif.

LATÉROVERSION ET LATÉROPOSITION PAR PÉRITONITE

§ 82. Il convient de dire expressément que les combinaisons entre les versions latérales et flexions avec d'autres
déviations ne sont pas rares à la suite de la puerpéralité.
Les paramétrites puerpérales aiguës s'accompagnent souvent de péritonites locales, dont les exsudats rétractiles
soudent l'utérus à un des os iliaques, de telle facon qu'a-
près la cessation du travail inflammatoire, il reste souvent
une latéroversion et en même temps une latéroposition,
élevation et torsion de l'organe.

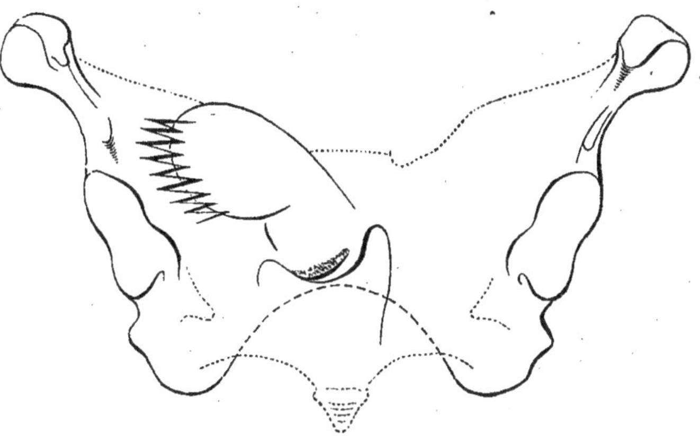

Fig. 30. — Latéroversion avec élévation et torsion par adhérences
péritonéales puerpérales.

Femme K.., de J.., trente-huit ans, a été atteinte de
péritonite aiguë et de péritonite subaiguë à la suite d'avortements successifs, à la suite desquels l'utérus, dont l'involution a été défectueuse, a été fixé dans la situation que
donne la figure 30. Torsion rare de l'utérus par fixation
péritonéale du corps de l'organe, tel que le donnait l'examen fait le 2 août 1872. Une grossesse survenue en 1874

arriva à terme. Ce n'est pas sans grandes souffrances
que furent détruites ces adhérences par le développement
graduel de l'utérus. Puerpéralité normale, puis retour de
l'utérus à sa situation normale.

LATÉROVERSION ET LATÉROPOSITION PAR UNE TUMEUR OVARIQUE

§ 83. Parmi les causes fréquentes des latéroversions
acquises d'un haut degré, il faut citer les tumeurs ovariques. Si l'utérus est normalement situé, libre et mobile
lors du développement d'une tumeur ovarique, celle-ci
s'élève sans entraves au-dessus du bassin, son développement est symétrique et le pédicule de la tumeur primitivement située dans un des côtés du bassin est placé peu à

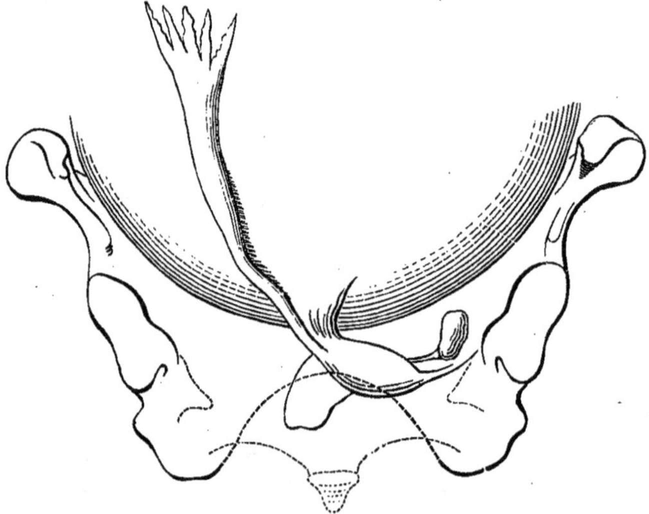

Fig. 31. — Latéroversion par une tumeur ovarique.

peu au milieu de celui-ci sous l'influence de la tension
qu'il éprouve. La latéroversion de l'utérus, par suite de la
traction de la tumeur sur le ligament ovarique du côté

malade, est la seule modification dans la situation de l'organe, modification qui cessera quand la tumeur aura été enlevée.

La figure 31 montre le changement de situation de l'organe souvent observée dans les cas de tumeurs non compliquées. Elle a été tracée après la palpation le 29 octobre 1879 sur Laura B. de W. La trompe a été ajoutée après la paratomie, telle qu'elle avait existé auparavant.

DIAGNOSTIC, PRONOSTIC ET INDICATIONS

§ 84. Après ce qui a été dit dans les chapitres précédents, il est à peine nécessaire d'ajouter quelque chose sur le diagnostic des latéroversions et flexions. C'est par la palpation bimanuelle exacte que le diagnostic est établi.

Si les latéroflexions sont notées par certains auteurs comme plus fréquentes que par nous dans le chapitre II de la partie générale, c'est moins le résultat de la différence dans le diagnostic que de celle de notre définition de la lésion; je renvoie à ce chapitre et au chapitre suivant.

Le pronostic, les indications et la thérapeutique des latéroversions et flexions sont subordonnés à ce qui a été dit de la nature des tumeurs; dans d'autres cas, ils se confondent avec le pronostic et le traitement de la paramétrite ou avec celui des cicatrices paramétriques ou péritonéales.

CHAPITRE VI

TORSIONS DE L'UTÉRUS

Sommaire : Définition et fréquence. — Étiologie. — Diagnostic.

Un léger degré de torsion à droite est un état normal, le *raccourcissement* de la partie postérieure du *ligament latéral* gauche l'augmente. Le plissement dans la partie postérieure du ligament latéral droit produit une torsion gauche. Dans les deux cas, l'antéflexion de l'utérus est sensiblement augmentée et plus stable. Quand la torsion utérine est considérable, presque diagonale, elle est prise facilement pour une latéroflexion. Un examen précis montre que la flexion a lieu primitivement à la surface antérieure de l'utérus.

Dans la rétroflexion utérine il y a souvent un certain degré de torsion de l'organe causée par un relâchement variable des plis de Douglas, ou par une fixation paramétrique unilatérale du col. Des adhérences péritonéales du fond peuvent aussi produire la torsion.

DÉFINITION ET FRÉQUENCE

§ 85. Dans le premier chapitre de la partie générale, nous avons dit, qu'à l'état normal, l'utérus n'était pas exactement au milieu du bassin, que la surface antérieure, dirigée vers la vessie, n'était pas rigoureusement dirigée en avant, mais en avant et à droite ; que, quand la vessie est vide, la partie vaginale du col était dirigée un peu plus vers la gauche, le fond un peu à droite. La figure 11 représente cette déviation de l'utérus du plan médian. Dans cette déviation, il y a des différences dans l'étendue de la normalité qui ne sont pas insignifiantes; dans l'état morbide, il y en a de plus grandes encore. Comme cette déviation est considérée comme un mouvement exécuté par les militaires dans le commandement à « droite », à «gauche», et comme les expressions de version, flexion, appliquées à la détermination des positions de l'utérus représentent des mouvements qui ont une signification déterminée, il est plus convenable de les désigner comme des torsions de l'organe, dextrotorsion, si la surface antérieure regarde à droite, sinistrotorsion si elle regarde à gauche. Je trouve cette dénomination employée dans le même sens par Klob[1] et par G. Veit[2].

La déviation de l'utérus du plan médian qui accompagne souvent l'antéflexion et la rétroflexion n'a rien de commun avec ce que nous appelons dextro ou sinistroversion, dextro ou sinistroflexion, elle n'exprime pas l'inclinaison ou la flexion de l'utérus sur son bord latéral gauche ou droit, mais la torsion subie par tout l'organe en même temps que s'est produite la version ou la flexion sur sa surface antérieure ou postérieure.

Dans ce qui vient d'être exposé, il est dit expressément que la torsion ne survient pas comme déviation isolée, qu'elle n'est qu'une complication fréquente d'autres déviations, surtout des anté et rétroversions et flexions. Pour l'intelligence des formes les plus fréquentes de l'anté-

---

[1] *Pathol. Anat. der weiblichen Sexual-organe.* Wien, 1864, p. 86.

[2] Handb. der spec. Pathol. û Therap. von Virchow, Krankh. der Weibl. Geschl-org. II Aufl. Erlangen, 1867, p. 312.

flexion, pour l'appréciation exacte des obstacles les plus
considérables à la reposition de mainte rétroflexion, il est
nécessaire de consacrer un examen spécial aux torsions.

ÉTIOLOGIE

§ 86. Une couche de tissu conjonctif très riche entoure l'utérus à la hauteur de la partie susvaginale du col,
interrompue en arrière par l'espace de Douglas, elle entoure en avant la vessie et s'étend jusqu'à la paroi pelvienne antérieure. C'est dans le tissu cellulaire situé
entre la partie supérieure du col et le pelvis que se
passent les processus inflammatoires paramétriques aigus et chroniques, et la rétraction des tissus qui les accompagne ou qui les suit, qui attirent l'utérus, et particulièrement le segment supérieur du col vers la paroi pelvienne
du côté qui a été le plus considérablement atteint.

Il n'existe pas de cicatrice paramétrique qui attache
l'utérus à la paroi pelvienne exactement en avant ou en
arrière, parce que, dans cette dernière direction, il y a
une interruption dans la continuité de la couche de tissu
cellulaire. Chaque fixation paramétrique de l'utérus, si
par hasard elle n'est pas le résultat d'un raccourcissement
symétrique qui a son attache à la paroi pelvienne gauche
et droite, déplace nécessairement l'utérus en exerçant
une traction sur lui en avant ou en arrière qui l'éloigne
de sa situation médiane.

Si c'est un des ligaments larges qui, dans toute son
étendue a été atteint d'inflammation et de raccourcissement consécutif, il en résultera une dislocation de l'utérus en entier dans le sens horizontal, une latéroposition.
Si, comme c'est plus souvent le cas, la rétraction atteint
particulièrement ou exclusivement les couches de tissu

cellulaire qui entourent l'utérus à la hauteur de l'orifice interne, la partie supérieure des ligaments larges, qui n'a pas été atteinte par le raccourcissement, maintiendra le fond de l'utérus comme auparavant dans la situation médiane antérieure. Une traction exclusivement transversale par un raccourcissement partiel du tissu paramétrique, est chose très rare, ce qui est démontré par la rareté des latéroversions et latéroflexions pures. Le plus souvent, la traction se fait dans une direction diagonale, et le plus souvent latéralement en arrière ou latéralement en avant. Le raccourcissement est ordinairement le plus nettement accusé sur le bord libre du ligament large près du pli de Douglas. Le raccourcissement d'un des plis de Douglas rapproche leurs deux points d'insertion ; comme un de ceux-ci se trouve sur le bassin dans la région de l'articulation sacroiliaque, à la hauteur de la deuxième vertèbre sacrée, l'autre à la surface postérieure de l'utérus un peu au-dessus du niveau de l'orifice interne, cette portion (la seule mobile) est attirée vers le point ci-dessus décrit du bassin. Le segment supérieur de la portion cervicale est tiré en arrière, en haut et de côté ; ce dernier facteur de la dislocation cervicale est celui qui produit la torsion de tout l'organe, et cela parce que le fond de l'utérus, reste maintenu dans la situation médiane, par les fixations péritonéales, celle du col par ses moyens de fixation au vagin. La torsion pathologique ainsi produite diminue la possibilité normale de torsion que possède l'utérus sain, en raison de la fixation de l'utérus dans sa torsion pathologique. L'antéflexion qui se produit en même temps résulte de ce que le col est attiré plus haut dans la cavité pelvienne, pendant que le fond conserve ses moyens de fixation normaux et de ce que la matrice devra se plier

sur sa surface antérieure. La situation du corps de l'utérus qui se rapproche de la diagonale est essentiellement
l'effet de la torsion, ce n'est pas une latéroflexion, comme
cela pourrait paraître.

ÉTIOLOGIE (SUITE)

§ 87. La figure 32 montre le schéma des directions

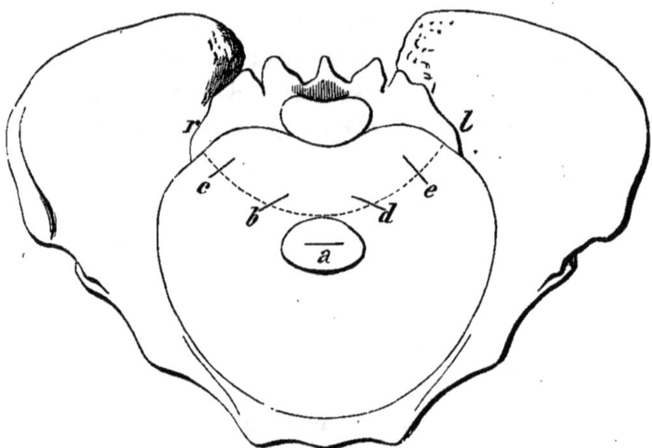

Fig. 32. — Schéma des torsions.

suivant lesquelles l'utérus suit le raccourcissement pro-
gressif du pli de Douglas et comment augmente la torsion avec la rétroposition unilatérale : a est l'axe transversale de l'utérus à la hauteur des plis de Douglas, r, l,
sont les points d'insertion au bassin de ces plis à droite
et à gauche. Un raccourcissement modéré du pli droit
fait dévier l'utérus de a en b, suivant la direction transversale indiquée par un trait, un raccourcissement plus
considérable le porte en c, avec une torsion plus considérable; d et e montrent le même effet sur le côté
gauche. Le bord libre du pli de Douglas et son insertion
au bassin varient d'une manière qui n'est pas insensible,

au point de vue de l'éloignement du plan médian; les exsudats paramétriques portent fortement en dedans le bord du pli de Douglas. Plus la fixation de l'utérus a lieu en dehors, le raccourcissement étant égal, plus la torsion de l'utérus est forte; il paraît y avoir peu d'exceptions à cette règle.

Elle s'applique aux cas nombreux où il n'y a point d'action sur l'utérus autre que celle qui résulte de la paramétrite postérieure unilatérale.

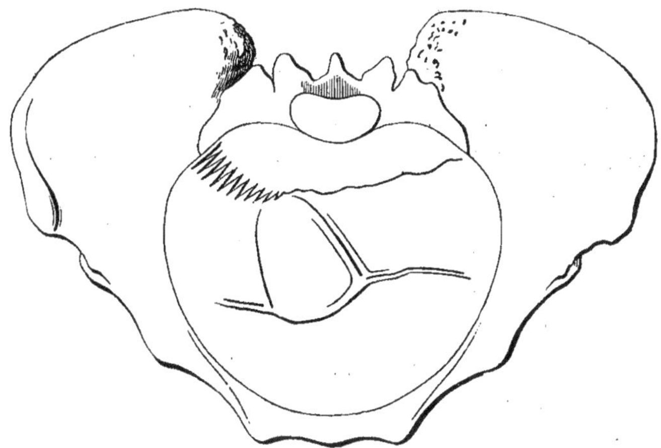

Fig. 33. — Sinistrotorsion par fixation postérieure droite.

La figure 33 représente une sinistrotorsion produite par une paramétrite postérieure droite, vue dans une direction perpendiculaire à l'entrée pelvienne.

Si la paramétrite s'est étendue notablement en avant dans le ligament large, le raccourcissement qui en est la suite portera le côté de l'utérus vers le côté du bassin et au lieu d'une torsion, on aura une latéroposition.

Il peut se faire qu'une paramétrite affectant le ligament large dans sa partie supérieure d'un côté, augmente l'effet de la paramétrite postérieure de l'autre côté.

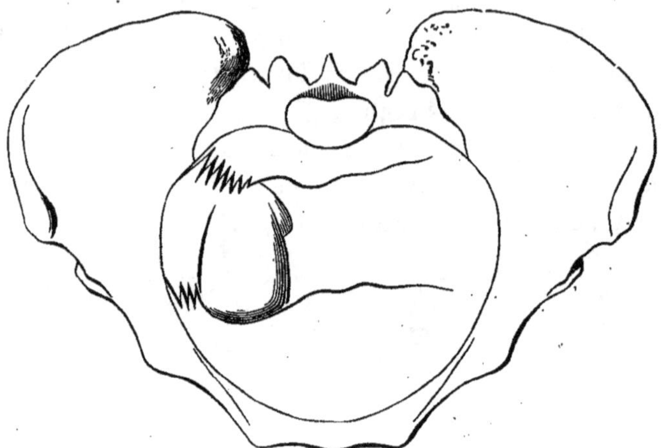

Fig. 34. — Dextroposition par cicatrices paramétriques droites.

Un raccourcissement du pli de Douglas également

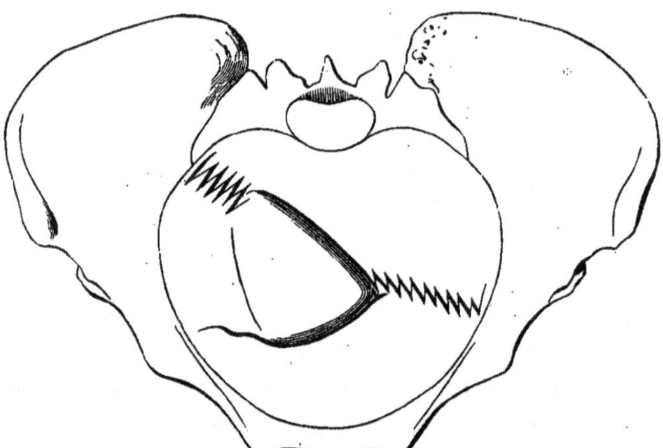

Fig. 35. — Sinistrotorsion par fixation postérieure droite et fixation antérieure gauche.

intense des deux côtés, fixera l'utérus en rétroposition médiane.

Ce sont là quelques types parmi les mille déviations diverses qui peuvent être occasionnées par la variété des complications de cicatrices paramétriques. L'étude de la

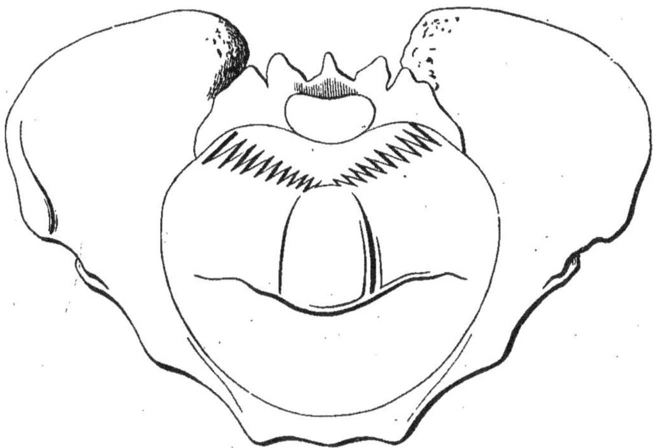

Fig. 36. — Rétroposition par raccourcissement des plis de Douglas égal des deux côtés.

torsion en elle-même et celle des causes qui la produisent aident à comprendre les cas les plus compliqués.

ÉTIOLOGIE (SUITE)

§ 88. Il a été dit qu'une fixation antérieure peut produire une torsion de la même manière qu'une fixation postérieure, mais plus rarement puisque les paramétrites antérieures sont plus rares. Nous représenterons plus loin (fig. 54 et 55) une antéposition extra-médiane de l'utérus causée par une paramétrite puerpérale qui produisit à la fois une rétroflexion et une torsion utérine.

L'utérus, dont le col se porte en avant, par suite du relâchement des ligaments de Douglas, et qui se met en rétroflexion, est ordinairement dans un état de torsion.

Dans une torsion de l'utérus, on ne trouve pas rarement un relâchement plus ou moins considérable des plis de Douglas. Quand une rétroflexion n'existe pas depuis longtemps, on peut démontrer quelquefois ce relâchement. Le fond de l'utérus tombe vers le côté où le relâchement est le plus grand. Quand la torsion de l'utérus rétrofléchi est assez considérable pour que son axe soit diagonalement situé dans le bassin, le pli de Douglas du côté dans lequel se trouve le fond de l'utérus est sensiblement plus long, les points d'attache sont plus éloignés.

Comme le pli du côté dans lequel se trouve le fond de l'utérus est le plus long, et est ordinairement le plus relâché, on ne s'explique pas bien que ce pli soit le plus long, car la torsion qui éloigne leurs points d'attache devrait avoir pour effet de tendre ce pli.

Au point de vue du succès à obtenir lorsqu'on constate un relâchement inégal, il est bon de savoir qu'avec un relâchement des plis de Douglas, on ne constate pas rarement l'existence de quelques fibres cicatricielles dans les ligaments larges.

Quand des péritonites secondaires soudent le corps de l'utérus rétrofléchi et en état de torsion, ce sont ces péritonites qui déterminent le mode et l'étendue de la torsion.

Le plus souvent la déviation latérale du corps de l'utérus en rétroflexion est sous la dépendance de la situation et de l'état de réplétion du rectum. On peut aussi présumer que l'utérus rétrofléchi, dont la mobilité est anormale, subira plus facilement que l'utérus normal l'influence du poids des organes. Dans les rétroflexions non compliquées, le degré d'intensité et la direction de la torsion ne sont absolument pas constantes. L'utérus, dont le fond sera trouvé en arrière et à gauche, s'il est replacé aujourd'hui, sera peut-être trouvé demain en arrière et à droite.

DIAGNOSTIC

§ 89. Le diagnostic de la torsion s'obtient par la palpation bimanuelle et par le spéculum. Le raccourcissement et l'épaissement des plis de Douglas ou les fibres cicatricielles qui se trouvent à leur place sont constatés plus facilement par l'introduction de deux doigts dans le rectum que par le toucher vaginal. Pour constater une fixation postérieure et la torsion, il est recommandé de toucher en même temps, par le vagin et le rectum pendant que l'autre main pratique la palpation abdominale. L'index et le médius sont introduits dans le rectum, le pouce dans le vagin, pendant que les extrémités des doigts de l'autre main reconnaissent par les parois abdominales le corps de la matrice, sa situation, sa forme et ses moyens de fixation; ce mode d'exploration donne les résultats les plus précis. On a exprimé la crainte de voir ce mode de palpation déplacer tellement l'utérus, que la situation constatée ne serait pas celle que l'utérus occuperait de lui-même, mais celles que les doigts explorateurs lui auraient donnée. Il est incontestable qu'il faut une grande habitude d'exploration et des précautions dans l'exploration, quand il s'agit d'un utérus qui a sa mobilité normale ou une mobilité plus grande qu'à l'état normal, qui prend et garde chaque position qu'on lui donne. Ce danger est bien moindre quand il s'agit d'une mobilité diminuée de [l'organe ou de fixations pathologiques. La résistance que l'utérus oppose à la force qui le pousse dans diverses directions, la force avec laquelle il revient dans sa situation première, après avoir été poussé dans certaines directions, sont des éléments importants pour reconnaître les modes de fixation et leur condition. Distinguer la torsion de la latéroflexion avec laquelle elle a été confondue n'est possible que par une palpation circulaire autour de l'utérus. La sonde ne peut indiquer que la déviation du canal utérin et celle-ci est la même dans la latéroflexion |aussi bien que dans la torsion. Quand par la palpation manuelle nous avons constaté une torsion utérine, la sonde indiquera le degré de cette torsion par la courbure que nous aurons dû lui donner. Pour contrôler le résultat de la palpation, il est très instructif de mettre la femme sur les coudes et les genoux, d'examiner la situation du col moyennant un spéculum univalve, la déviation de celui-ci ne lui permet souvent pas d'être vu à cause de sa situation latérale. Quand on examine ainsi, un petit crochet aigu fixera le col en l'attirant pour permettre à la sonde d'examiner la direction du canal utérin.

DIAGNOSTIC (SUITE)

§ 90. Pour rendre ce diagnostic plus clair, je donne plus bas le dessin d'un cas de torsion que j'extrais de mon journal.

La figure 37 montre la coupe en profil d'un bassin dans lequel l'utérus était fixé très court, à gauche en arrière antéfléchi et très fortement incliné à droite. La figure 38 montre le même utérus vu dans une direction perpendiculaire à l'ouverture pelvienne et la figure 39 montre le même utérus vu au spéculum.

La figure de l'utérus en état de torsion vu au spéculum plein est particulièrement caractéristique, et comme beaucoup de collègues sont plus exercés à l'examen par le spéculum plein qu'à la palpation bimanuelle, il n'est

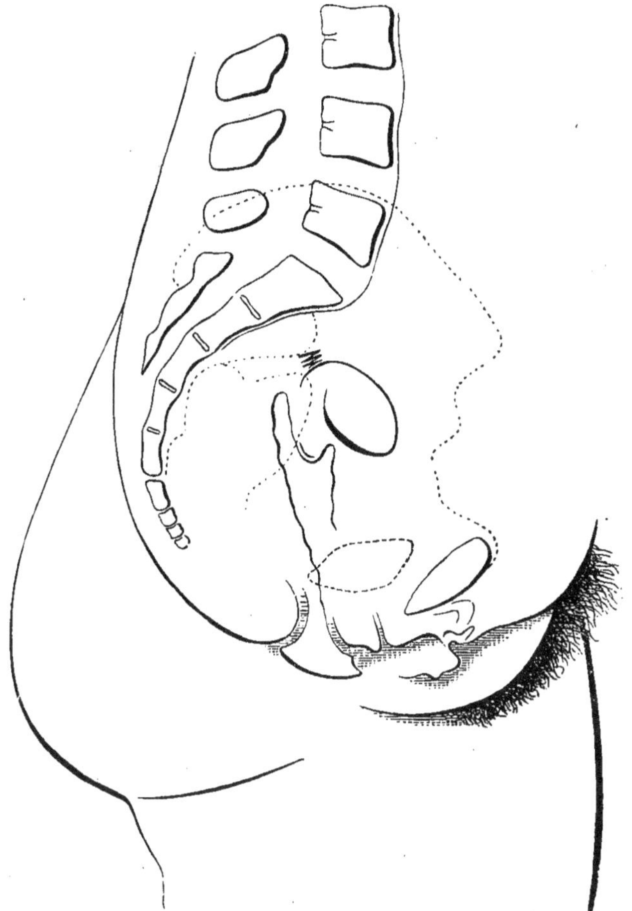

Fig. 37. — Fixation en arrière, courte à gauche de l'utérus fortement antéfléchi et en torsion à droite.

pas sans importance de montrer que l'exploration par ce spéculum est très appropriée à la constatation des tor-

sions utérines et des divers degrés d'intensité qu'elles
peuvent avoir, des modifications qui sont le résultat de

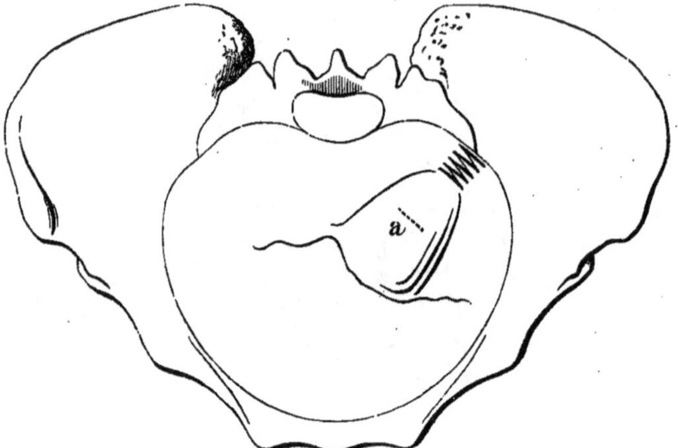

Fig. 38. — Même cas vu dans une autre direction.

la rigidité et du raccourcissement de fixations postérieures
unilatérales. Si on se sert de spéculums dont le bout

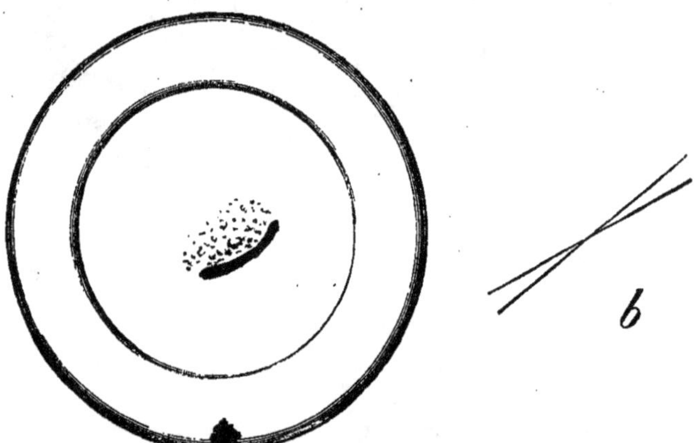

Fig. 39 (gr. nat.) — Même cas vu au spéculum.

est coupé en biseau, il faut marquer le point médian inférieur de l'ouverture extérieure, comme cela est indi-

qué à la figure 39, afin de pouvoir contrôler toujours la position droite de l'instrument. Je note dans mon journal à côté de la torsion actuelle la faculté qu'a le col d'être tordu encore (c'est-à-dire sa mobilité en ce sens), moyennant deux traits (fig. 39 *b*), afin d'avoir un point de repère pour déduire de ces modifications de la torsion, de la faculté d'augmenter ce mouvement, une conclusion sur l'existence de processus paramétriques, car la modification dans la torsion et dans la faculté de se mouvoir dans ce sens sont l'expression assez exacte de l'allongement ou du raccourcissement des fixations paramétriques. Un exemple en fournira la preuve : La femme D.., de F.., vint en janvier 1875, pour se faire traiter d'une antéflexion symétrique avec une fixation postérieure courte de deux côtés, à peu près comme le représente la figure 36. Le col est transversal vu au spéculum, il ne se laisse pas tordre, chaque essai est douloureux. La malade était accouchée en 1866, fut très malade pendant la puerpéralité, avorta l'année suivante, ne devint plus enceinte, mais resta depuis ce temps très souffrante ; elle a visité tous les établissements balnéaires ; selon toute apparence, elle fut atteinte de paramétrite postérieure dont on voyait les résultats et dont l'origine remonte à une des deux couches. Un jour, en changeant le tampon à l'iodure de potassium qu'on lui plaçait régulièrement, je fus frappé de la torsion à gauche du col, j'explore par le toucher dans la pensée de trouver le raccourcissement droit augmenté, au lieu de cela, je trouve que le pli de Douglas gauche est devenu parfaitement libre. Quelques semaines après, il en fut de même du pli droit, le col avait repris sa situation transversale et recouvré sa faculté de se tordre. Le col fut porté plus en avant, l'antéflexion fut sensiblement diminuée ; (c'est ce cas que j'ai publié dans le t. VIII, p. 159 des *Arch. f. Gyn.*). Quand le catarrhe utérin fut guéri, la femme devint enceinte de nouveau, accoucha à terme et eut des couches normales.

Ce cas, choisi entre un grand nombre de cas analogues, démontre qu'au point de vue des indications et du pronostic, il est important d'observer les torsions, notamment celles qui résultent d'une paramétrite postérieure.

Le pronostic et le traitement des torsions se confondent avec ceux des processus paramétriques dont elles sont l'effet. C'est dans la connaissance de l'étiologie et du diagnostic que réside la signification des torsions.

CHAPITRE VII

ANTÉVERSION ET ANTÉFLEXION

L'*antéversion* est cette position de l'utérus dans laquelle l'organe plus droit qu'à l'état normal, est stable dans la situation où le fond est dirigé en avant. La raideur de l'utérus dans la situation étendue est le résultat de la métrite ; l'état stable dans la situation du fond en avant dépend de plusieurs causes : le plus souvent *d'une fixation étroite du col en arrière.* Les souffrances qui accompagnent cet état retentissent dans la vessie, elles sont causées par la situation même de la matrice, et un catarrhe vésical concomitant. La stérilité est une suite de la métrite.

La thérapeutique doit être dirigée contre l'état inflammatoire et ses résultats. Les pessaires vaginaux et utérins sont nuisibles dans une antéversion stable. Les plus rationnels ont été construits par Graily Hewitt ; l'opération de Marion Sims (raccourcissement de la paroi vaginale antérieure) peut être utile dans certains cas.

L'antéflexion pathologique est cet état de l'utérus où le fond de l'organe est stable en avant avec une flexion durable de l'organe sur la surface antérieure. *La cause* la plus fréquente de l'antéflexion pathologique *est un plissement cicatriciel dans le segment postérieur de l'un ou des deux ligaments larges*, avec conservation de la flexibilité normale du col. L'antéflexion puérile, faussement appelée antéflexion congénitale, résulte essentiellement du raccourcissement de la paroi vaginale antérieure, de la forme enfantile de la portion vaginale du col, et de sa flexibilité exgérée. La paramétrite postérieure chez l'utérus de l'enfant, qui ne s'y combine pas rarement, donne lieu à une très forte antéflexion.

Les symptômes principaux de la paramétrite sont des embarras du gros intestin. La dysménorrhée et la stérilité, qui existent si souvent dans l'utérus antéfléchi, sont des symptômes de la métrite et de l'endométrite qui l'accompagnent.

Le traitement de l'antéflexion pathologique moyennant des pessaires intra-utérins est irrationnel, et le plus souvent nuisible. Le seul traitement mécanique qui produise souvent un soulagement immédiat, consiste à soutenir l'utérus moyennant des tampons ou par des pessaires qui augmentent la rétroposition du col, et opèrent une détente dans les replis de Douglas malades (pessaires en **8**).

Les efforts *essentiels du traitement des antéflexions pathologiques doivent, dans la plupart des cas, être dirigés contre le paramétrite postérieure;* l'emploi méthodique de la chaleur, des bains de soude, etc., sont la chose principale. La dysménorrhée et la stérilité réclament le plus souvent le traitement local de l'endométrite.

DÉFINITION

§ 91. Comme l'antéversion avec antéflexion est la situation normale de l'utérus, la définition de l'antéversion et de l'antéflexion pathologiques exige beaucoup de soins; et il est évident que, bien que la définition théorique soit donnée d'une manière rigoureusement exacte, le diagnostic de chaque cas individuel pourra être regardé comme n'étant pas exempt de signification subjective, puisque la différence objective entre l'antéversion normale et l'antéversion pathologique peut souvent n'être pas très considérable, et qu'il doit nécessairement se trouver des cas douteux existant sur la limite des deux. Plus sont considérables les difficultés du diagnostic qui résultent de ces circonstances, plus est impérieux notre devoir de bien définir ce qui doit être diagnostiqué avant que nous entreprenions de poser le diagnostic. Les difficultés de la définition et du diagnostic sont notablement augmentées par les changements considérables dans l'inclinaison et la flexion que subit le même organe dans les divers états de plénitude de la vessie, environ 45° lors de l'évacuation de la vessie moyennement remplie (§ 5 et 8), et par le degré de flexion qui se produit lors de l'évacuation de la vessie qui varie considérablement dans l'état normal.

Il résulte de là que, de toutes les définitions des déviations pathologiques de l'utérus, celle de l'antéversion et de l'antéflexion pathologiques est la plus importante. La nature pathologique de toutes les autres déviations de l'utérus est claire ; ici il s'agit de définir les anomalies dans la normalité. Etablir la différence entre la torsion et la latéroflexion, comme nous l'avons fait dans les chapitres précédents, est certainement chose importante ; la signification étiologique et pronostique du cas sera clairement établie à la suite d'un diagnostic précis, et les indications en seront facilement déduites pour chaque cas. Tout autres sont les conséquences pratiques des idées diverses qu'on se fera de la même antéflexion. Une femme consultera pour des embarras vésicaux ou la stérilité ; l'utérus étant en antéversion, un des médecins regardera cette situation de la matrice comme normale, et cherchera, dans d'autres modifications pathologiques la cause de ces troubles fonctionnels, la trouvera peut-être et posera les indications exactes. Un autre pensera que cette situation de l'utérus est un état pathologique, qu'elle est la cause des souffrances que la femme éprouve, et opposera des moyens énergiques à cette situation normale de la matrice.

Il y a donc un grand intérêt pratique à posséder une définition exacte de l'antéversion et de l'antéflexion pathologiques.

En partant de l'idée qui régnait, qui attribuait à l'utérus à l'état normal une situation dans le milieu du bassin, ou un peu en arrière de ce point, qui n'accordait que de légères modifications à cette situation (§ 3 et § 14), la définition de l'antéversion et de l'antéflexion était fort simple, puisqu'elle n'admettait pas, qu'à l'état normal, le fond de l'utérus pût être situé en avant. E. Martin pouvait s'exprimer encore ainsi (Neigungen und Beugungen der Gebärmutter, 1870, p. 2 (*Inclinaisons et fléxions utérines*) : « Une inclinaison en arrière ou en avant, ou une flexion ne peuvent être considerées comme demontrées au point de vue clinique, que quand le corps de l'utérus est trouvé par le doigt explorateur en avant ou en arrière du col, ou être demontré comme tel, moyennant la sonde ». Aujourd'hui nous savons qu'à l'état de vacuité de la vessie, le corps de l'utérus situé *normalement* peut être démontré en avant du col, moyennant le doigt et moyennant la sonde.

Confondre la définition avec le diagnostic, est d'un usage fréquent, mais ce n'est pas un procedé exact ni exempt de dangers .

J'ai déjà fait remarquer ce qui du reste se comprend de soi-même, que là surtout où se trouvent des difficultés, il faut avec le plus grand soin tenir entièrement distincts la définition et le diagnostic, et que la définition doit être établie avant qu'on ne procède au diagnostic. Si, par contre, nous faisons dépendre la définition de la possibilité du diagnostic, la première perd toute objectivité. On ne rencontre plus alors de difficultés pour poser le diagnostic, et il n'y a plus de diagnostics faux. Beigel définit ainsi l'antéflexion pathologique dans son livre : (Krankheiten des Weiblichen Geschlechts, II. 1875, p. 207.) Il dit : « Notre expérience, qui repose sur 280 cas de flexions utérines, nous a appris que la flexion légère que présente la matrice à l'état normal n'est trouvée objectivement avec le doigt que d'une manière obscure et dans des circonstances favorables; si on peut constater avec le doigt distinctement une flexion, nous ne pourrons plus la regarder comme un état normal ».

Plus il fut reconnu que l'antéflexion était un état normal, plus dut paraître insuffisante l'ancienne définition, car ce n'était que la définition de l'antéflexion.

Il m'a semblé que la *stabilité* de la flexion comparée à la flexibilité considérable de l'état normal, était le signe caractéristique de l'antéflexion pathologique. Schröder (Handbuch, 1874) accorde aux symptômes, stérilité et dysménorrhée, la plus grande importance pour définir et diagnostiquer l'antéflexion pathologique et la différencier de la flexion normale. Schröder a repoussé avec vivacité les objections que j'avais faites à sa définition. (Voy. *A. f. G.* VIII, p. 134 ; IX, p. 68, 453.) Dans la dernière édition de son livre (1879), il ne les a plus reproduites, il a même abandonné les symptômes, dysménorrhée et stérilité, pour caractériser l'antéflexion acquise. (Pour l'antéflexion congénitale, voy. § 101.)

Comme c'est chose grave d'utiliser pour le diagnostic, des symptômes dont la dépendance d'une anomalie déterminée n'est pas certaine, nous serons conduits à ne pas admettre ces symptômes dans la définition de l'anomalie en question, car on se trouverait alors dans un cercle vicieux.

Un caractère anatomiqne peut seul servir de base au diagnostic de l'antéflexion pathologique, à ceux qui connaissent la mobilité de la flexion normale, qui ne regardent pas comme suffisant pour la caractériser l'angle de flexion, et qui, par conséquent, cherchent un autre signe caractéristique. Comme nous ne regarderions pas comme suffisamment définies les autres déviations utérines, si nous ne pouvions pas les baser sur un *état anatomique* défini, nous en indiquerons aussi un pour les antéversions et antéflexions pathologiques.

Dans la partie générale de ce livre, j'ai donné comme signe caractéristique des déviations pathologiques une certaine stabilité de l'organe dans sa situation, opposée à la mobilité qu'il possède à l'état normal. Nous avons donc donné ainsi le caractère des déviations pathologiques en avant ; *les antéversions et antéflexions sont un état pathologique, quand elles deviennent stables, quand les mouvements normaux de l'utérus dans cette situation sont entravés. L'antéversion pathologique* est cette position de l'utérus dans laquelle il est en *situation étendue*, plus stable qu'à l'état normal avec le fond de l'organe dirigé en avant. *L'antéflexion pathologique* est cette position dans laquelle le fond de l'utérus est dirigé en avant d'une manière plus stable qu'à l'état normal avec une flexion durable sur sa surface antérieure.

Les caractères communs de ces deux déviations sont la situation stable en avant du fond de l'utérus et une altération dans la flexibilité normale de l'organe. Dans l'antéversion *manquent la flexion et la flexibilité de l'organe* qui à l'état normal, se trouvent, au niveau de l'orifice interne du col. Dans l'antéflexion pathologique existe une *flexion permanente* dont l'angle peut être variable. La rigidité des fibres comme dans les antéversions,

n'est que dans les cas les plus rares la cause de la stabilité de la flexion ; quand la flexibilité existe encore dans
l'organe, la stabilité de la flexion est causée par l'action
de la vessie qui, quand elle se remplit repousse l'organe en arrière au lieu de le redresser.

Il n'est pas certain qu'une *grande flexibilité anormale*
qui permet à l'utérus de se redresser quand la vessie se
remplit, de se mettre en antéflexion à angle aigu, quand
elle se vide, doive être légitimement caractérisée comme
une flexion pathologique. En tout cas, cet état, qui dépend d'une grande flexibilité anormale qui a pour cause
un arrêt de développement post-fœtal, est voisin de
l'antéflexion pathologique. Il en sera question plus loin
dans ce chapitre.

La connaissance de la situation normale de l'utérus
devant nécessairement faire disparaître la vieille définition de l'antéflexion pathologique, puisqu'elle n'était que celle de l'antéflexion elle-même ; la position de l'utérus causée par une traction en arrière
(Rückzugposition), regardée comme une antéflexion,
pathologique, puisqu'on pouvait la toucher, ne l'était
ni au point de vue théorique ni au point de vue pratique,
puisqu'on touche l'utérus dans l'antéflexion normale ;
les symptômes qu'on regardait comme caractéristiques de l'antéflexion n'étant caractéristiques ni de
l'antéflexion ni de la métrite ni de la paramétrite, dont
ils dépendent ; enfin la constatation de ces faits ayant
eu pour effet de faire abandonner comme inutile et nuisible le traitement mécanique de l'antéflexion qui a été
en honneur pendant si longtemps, on voit que nous ne
sommes pas loin de voir surgir cette question : Y a-t-il
encore en général une antéflexion pathologique ?

A mon avis, on doit répondre affirmativement à cette

question. On peut avec plus de raison douter que l'antéflexion pathologique soit une maladie de l'utérus. Cet
organe se trouve à peu près dans les mêmes conditions que le cœur déplacé par un épanchement pleurétique. Si on compte les déplacements du cœur, on verra
que ceux causés par des épanchements pleurétiques occupent par leur nombre un rang prépondérant; mais si
on établit un système d'après les processus morbides, on
verra que la dislocation du cœur par pleurésie sera rangée dans les maladies de la plèvre et non dans celles du
cœur.

L'antéflexion pathologique ne se conduit essentiellement pas autrement que ne le montre cette comparaison.

L'antéposition, la rétroposition, la dextro et sinistroposition, les latéroversions, les torsions, la rétroflexion
et le prolapsus de la matrice sont le plus souvent des
effets causés par des processus morbides dont le siège se
trouve en dehors de l'utérus ; et l'antéversion est cependant, au point de vue anatomique, diagnostique et pronostique, une des déviations les plus importantes, puisqu'elle est une des plus fréquentes, puisqu'elle résulte
de processus morbides qui ont pour effet un trouble profond de la santé.

ANTÉVERSION. ÉTIOLOGIE

§ 92. La fixité de l'utérus dans la forme allongée, la
perte de sa flexion et de sa flexibilité normales résultent
de métrites aiguës ou chroniques, d'une régression défectueuse de l'utérus pendant la puerpéralité, de négligences à la suite d'avortements, de formations de tissu
conjonctif succédant à toutes autres causes irritantes.

En dehors de sa roideur, l'utérus en antéversion se montre plus large, plus épais et plus long qu'à l'état nor-

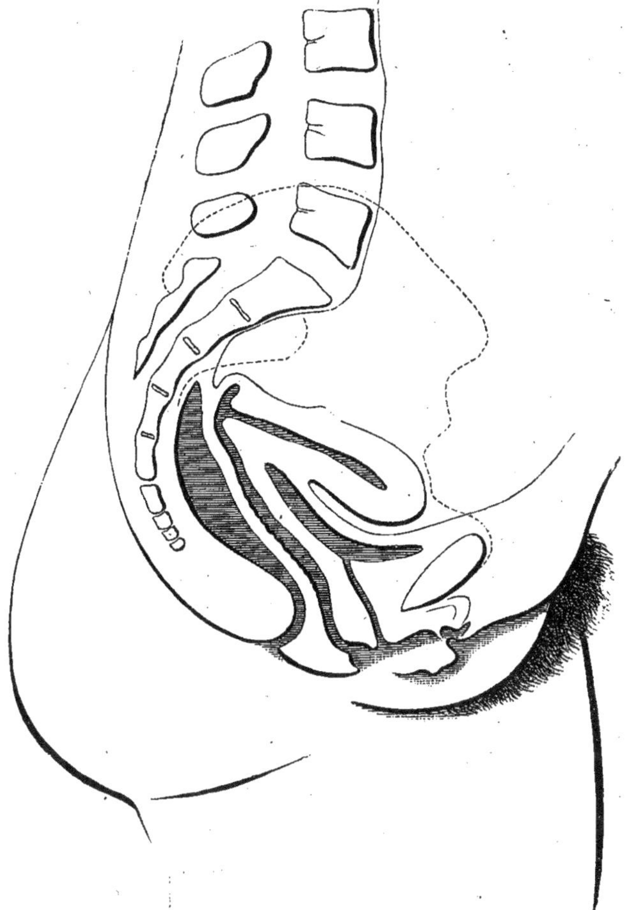

Fig. 40. — Antéversion de l'utérus grossi par une métrite.

mal. Déjà la surface plus large qu'il oppose à la pression abdominale peut avoir pour effet de rendre plus stable son inclinaison en avant, surtout chez des femmes qui ont accouché souvent, chez lesquelles la flaccidité des parois vaginales élargies n'opposent aucun obstacle à ce que l'utérus, dans sa situation étendue, soit par la pression porté en arrière avec la partie cervicale, ou chez lesquelles une irritation inflammatoire produit une excitation de la vessie et du ténesme qui empêchent ce réservoir de se remplir.

Souvent il y a tout d'abord congestion ou état inflammatoire de la matrice, qui a pour effet d'étendre l'organe (le redresser), il survient en même temps une paramétrite postérieure; ou elle se produit plus tard, cause la roideur, le raccourcissement des plis de Douglas, qui augmentent l'antéversion et la rendent plus stable. Le col, par suite, est élevé dans le bassin; la pression abdominale s'exerce plus activement et d'une façon plus durable sur la surface utérine supérieure, autrefois postérieure, et l'utérus est empêché d'abandonner, même temporairement, sa situation antévertie. Des paramétrites arrivent d'une façon intercurrente et peuvent ainsi fixer l'organe. Des adhérences du corps de l'utérus en avant sont du reste rares. La figure 40 ci-contre montre une antéversion à un degré considérable causée par une métrite chronique et une paramétrite postérieure.

La femme B..., de G..., âgée de trente ans, est accouchée quatre fois; la dernière fois il y a trois ans. Elle se plaint surtout de douleurs en allant à la selle, d'embarras du côté de la vessie, et de douleurs d'estomac; depuis quelques années, il y a des dysménorrhées très pénibles. Les souffrances se sont accrues lentement depuis sa première couche, à la suite de laquelle il y eut une déchirure du périnée. L'utérus est plus volumineux, le col très élevé fixé en arrière par les ligaments de Douglas, qui sont raides et tendus, ce qui est constaté par le toucher rectal pratiqué très haut. L'utérus qui est droit et raide, dont le fond est plus bas, forme, avec la ligne horizontale, un angle ouvert en arrière d'environ 30°.

Cet état ne subit presque pas de modifications pendant le temps qu'elle resta en observation. Après une cure à Franzensbad (bains de boue), pendant l'été de 1876, l'utérus était devenu sensiblement moins rigide ; il était un peu fléchi et flexible, et mobile dans sa totalité ; la dysménorrhée et les souffrances vésicales étaient moindres. Cette amélioration ne fut que de courte durée à cause d'écarts de conduite. La métrite et la paramétrite subirent une exacerbation, et bientôt le col se redressa en arrière et en haut. Le dessin montre l'état de la femme le 26 novembre, 1876.

ANTÉVERSION. SYMPTÔMES

§ 93. Bien rares sont les cas d'antéversion aiguë accompagnés de phénomènes d'étranglement. Un cas observé par Edwards survint à la suite de vomissements opiniâtres produits par le mal de mer. Si l'antéversion est causée par une métrite aiguë ou une paramétrite, les phénomènes inflammatoires sont prédominants. Dans la majorité des cas, l'antéversion est un état chronique qui remonte, le plus souvent, à quelques années, puisque la métrite chronique et ce qui l'accompagne, et les paramétrites postérieures ont cette marche et cette durée.

Par le fait même de l'antéversion, de la situation stable du fond de l'utérus en avant, il peut survenir des embarras de la vessie, des douleurs lors d'une réplétion moyenne de ce réservoir, du ténesme vésical et des douleurs en urinant ; toutefois cela ne se produit pas toujours. Très souvent les douleurs vésicales qui accompagnent l'anté-

version sont moins un effet mécanique résultant de la
pression sur la vessie, que celui de la part que prend la
vessie à l'état d'hypérémie veineuse de l'utérus et du catarrhe vésical qui l'accompagnent ; les succès d'une thérapeutique convenable le prouvent ; par ce motif, il ne faut
jamais négliger de faire l'examen des urines. Les autres
symptômes qui accompagnent l'antéversion sont ceux de
la métrite chronique et de la paramétrite, la stérilité, qui
est un symptôme de la métrite. Les symptômes de la paramétrite postérieure qui ont des rapports étroits avec
l'antéversion et de l'antéflexion seront exposés quand
nous nous occuperons de l'antéflexion.

ANTÉVERSION. DIAGNOSTIC

§ 94. Le diagnostic de l'antéversion s'établit par la
constatation de la forme droite de l'utérus et la situation
stable du fond de l'organe en avant. La partie vaginale,
le plus souvent un peu plus volumineuse, regarde en arrière, même en arrière et en haut, dirigée vers le sacrum.
Le fond pèse sur la paroi vaginale antérieure. Le soulèvement du corps de l'utérus par le doigt introduit dans
le vagin, la pression en arrière moyennant l'autre main
appliquée sur les parois abdominales, font reconnaître
que la mobilité de l'organe est moindre qu'à l'état normal, et qu'il reprend avec une certaine force sa situation
première antévertie. Le doigt qui explore par le vagin
constate que, pendant chaque mouvement imprimé par
la main externe, l'utérus se meut en entier et est accompagné de mouvements considérables de la portion vaginale du col, si bien qu'il est évident que le corps et le
col forment un tout continu rigide, avec disparition ou du
moins avec diminution sensible de la flexibilité de l'organe.

Il doit être mentionné expressément que la rigidité de l'utérus étendu ne doit pas être confondue avec l'antéversion ; l'utérus droit et rigide peut tomber en rétroversion, il est donc naturel qu'à un moment donné il ait été mobile, et que cet état de mobilité anormale puisse durer longtemps et être accompagné de symptômes très pénibles.

ANTÉVERSION. TRAITEMENT

§ 95. Dans les cas très rares d'antéversion aiguë avec symptômes d'étranglement, la reposition est le seul traitement applicable.

Dans l'antéversion chronique stable, le traitement rationnel est dirigé contre ses causes : la métrite et la paramétrite postérieure. Avec la cessation de l'infiltration causée par la métrite, la flexion normale de l'utérus se reproduit, et par la disparition de la fixation paramétrique, l'utérus recouvre sa mobilité normale ; le col ne descend même pas rarement plus bas dans le bassin, pour reprendre sa situation normale primitive.

Pendant bien longtemps, on a eu la pensée de traiter mécaniquement l'antéversion chronique. Le redressement méthodique du fond de l'utérus fréquemment pratiqué par la paroi vaginale antérieure, moyennant le doigt ou par la cavité utérine, moyennant la sonde, ont été autrefois très recommandés et sont encore pratiqués parfois ; mais ces manœuvres restent sans succès puisque la pression intra-abdominale normale remet l'utérus immédiatement en antéversion, aussi longtemps que les conditions de sa durée n'ont pas été anéanties. On a opposé à l'antéversion des pessaires vaginaux avec des appareils de soutien intra-utérins, on a proposé des opérations.

Un soutien mécanique du corps de l'utérus en antéversion par la voie vaginale, appuie tout d'abord sur la
vessie, qui doit être exonérée de la pression que l'utérus
exerce sur elle. La définition que nous avons donnée de
l'antéversion pathologique, montre qu'il y a un rapport
erroné entre le soulagement que des malades, ayant
l'utérus grossi et rendu rigide par une métrite chronique, mais conservant encore une *mobilité plus que
normale*, pourront éprouver à la suite de l'emploi d'un
pessaire vaginal qui ne gêne pas, d'un simple anneau
de gomme ou d'un tampon.

Le pessaire le plus souvent recommandé contre l'antéversion, et dont la construction est la plus rationnelle,
est le pessaire en berceau (Wiegenpessar) *de Graily
Hewitt*; j'en donne la figure d'a-
près les propres dessins de Hewitt.
(Voy. fig. 41 et 42.)

Il consiste en un anneau en fil
de cuivre recouvert de caoutchouc, comme je les recommande,
qui a la dimension voulue. Le
pessaire forme deux saillies,
dont l'une *e b c a* (fig. 41) trouve
de l'appui sur la paroi antérieure
du vagin, dont l'autre *c d e* embrasse en arrière la partie vaginale

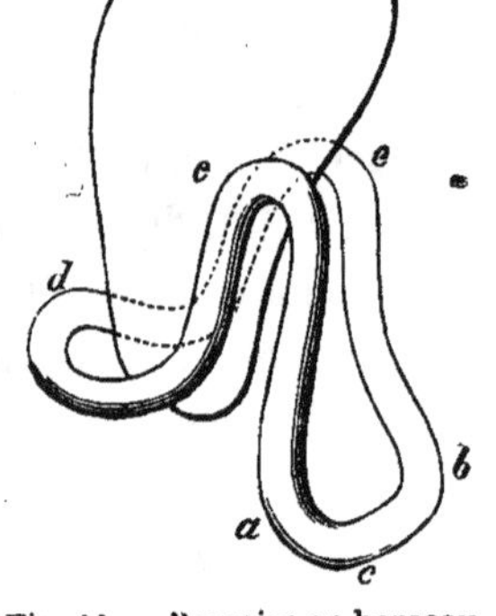

Fig. 41.—Pessaire en berceau
de Hewitt.

du col, et l'empêche de se por-
ter fortement en arrière. Le corps de l'organe repose
sur la partie fléchie qui se trouve entre la portion
antérieure et la portion postérieure du pessaire *e e* qui
l'empêche de tomber en avant. La figure 42 montre le
pessaire de Hewitt en place.

Il résulte de cette description que la construction

du pessaire répond au but qu'on s'est proposé; toutefois, je crains que dans les formes stables de l'antéversion, qui sont de beaucoup les plus nombreuses, il ne rende que peu de services. Pour que ce pessaire produise son effet, il faudrait que le col ne fut pas fixé en arrière au bassin, ce qui est la cause essentielle de l'antéversion, il faudrait encore que la paroi vaginale antérieure fut large et flasque, ce qui n'est pas le cas dans

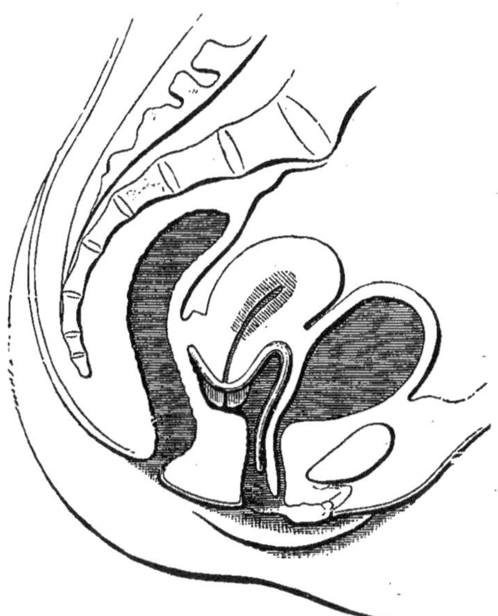

l'antéversion. Je crains en outre que le pessaire de Hewitt, là où il produit le changement de situation de l'utérus qui est désiré, n'occasionne une traction des ligaments de Douglas, ou n'empêche leur action et ne produise ainsi un relâchement de ces ligaments, en réveillant une ancienne

Fig. 42. — Pessaire de Hewitt vu en place.

paramétrite assoupie, et n'ait ainsi comme résultat consécutif une rétroversion.

Les pessaires intra-utérins aussi ne peuvent que diminuer l'antéversion, s'ils ont pour effet de ramener le col plus en avant dans le milieu du bassin; ce dernier résultat ne peut être atteint avec certitude que par le moyen d'une tige intra-utérine fixée à un bandage attaché à

l'extérieur. Il existe des appareils anciens et nouveaux, mais on est unanime à admettre que leurs
inconvénients et leurs dangers sont bien plus considérables que les avantages qu'ils peuvent procurer.

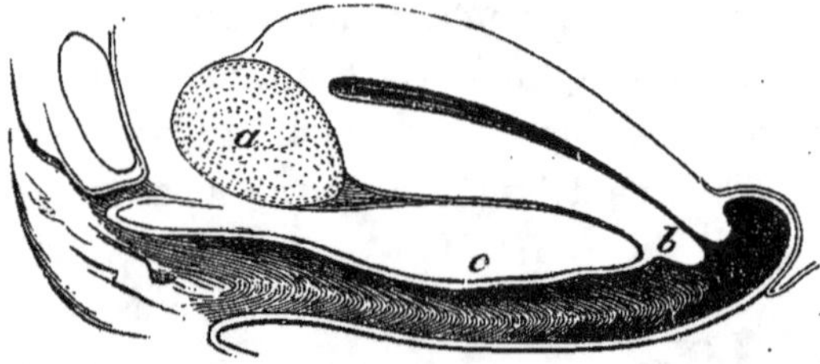

Fig. 43. — Antéversion causée par un myome situé au fond de l'utérus,
d'après Marion Sims.

Marion Sims a proposé un procédé opératoire contre
l'antéversion. Chez une femme affectée de catarrhe du

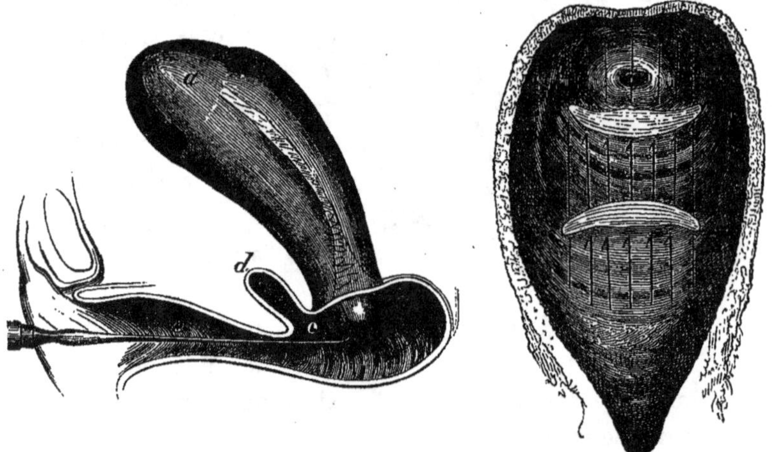

Fig. 44 et 45. — Opération de l'antéversion de Marion Sims.

col de la matrice et de la vessie, chez laquelle l'utérus, au
fond duquel existait un fibrome, était droit, allongé et
en antéversion, situé parallèlement à la paroi vaginale,

il avait remarqué qu'en attirant la partie vaginale du col vers la paroi pelvienne antérieure, l'utérus se redressait et que la paroi vaginale antérieure faisait un pli transversal *c d* dans la figure 44. Il conçut le plan de raccourcir la paroi vaginale antérieure pour maintenir la matrice dans la situation redressée. Il enleva de la paroi vaginale antérieure deux surfaces demi-lunaires larges chacune d'un demi-pouce, l'une immédiatement devant le col, l'autre un pouce et demi plus bas, et les réunit moyennant des fils d'argent.

La femme devint enceinte bientôt après, accoucha normalement et fut aussi débarrassée dans la suite des incommodités qu'elle avait éprouvées. Sims opéra de même dans deux autres cas; dans l'un des deux, il y avait également un fibrome au fond de l'utérus. (Voy. fig. 43.)

Simon a opéré de la même façon, seulement il réunit la lèvre antérieure du col avivée au vagin avivé plus bas que dans le procédé de Sims.

Il existe des cas rares d'antéversion qui font toujours naître dans l'esprit l'idée d'employer de nouveau des moyens mécaniques pour la combattre. Dans beaucoup de cas, où une ancienne métrite a eu pour effet de rendre l'utérus rigide et droit, l'organe ne recouvrira jamais sa flexibilité. Une paramétrite postérieure qui a duré pendant de longues années a souvent pour effet de laisser après l'extinction de toute inflammation, un raccourcissement et une raideur des plis de Douglas, qui peuvent cependant conserver encore quelqu'extensibilité; l'utérus dans ces cas continue à rester en antéversion. Un fibrome développé dans le fond de l'utérus peut aussi sans paramétrite mettre l'utérus en antéversion stable.

Dans ces cas, c'est-à-dire en l'absence de tout effet inflammatoire de l'utérus ou de ses annexes ou après avoir combattu avec succès cet état, si des souffrances que nous pouvons rapporter à l'antéversion persistent, l'opération de Sims pourrait donner à l'utérus une position moyenne, car le raccourcissement de la paroi vaginale antérieure pourrait avoir une action antagoniste à la traction des plis de Douglas.

Comme les pessaires vaginaux et intra-utérins n'ont aucune action contre l'antéversion, ou du moins causent des accidents qui surpassent de beaucoup les avantages qu'ils peuvent avoir, mon avis est que, dans les cas cités plus haut, où une action mécanique est indiquée, on peut songer à l'opération proposée par Sims.

ANTÉFLEXION. ANATOMIE ET ÉTIOLOGIE

§ 96. Les circonstances qui rendent stable la flexion de l'utérus dépendent de l'utérus lui-même ou sont dues à des actions extérieures. Les premières restreignant sa flexibilité normale ou la supprimant, ont pour effet une flexion angulaire fixe. Quand une métrite, qui a pour effet de rendre l'utérus droit et rigide dans cette forme, atteint l'utérus en antéflexion, elle peut avoir pour effet de rendre l'organe rigide dans cette situation; des rétractions ou des augmentations de volume de l'une ou de l'autre des parois de l'organe ont pour effet une inclinaison sur la paroi raccourcie, ou une flexion angulaire. L'atrophie des tissus, qui n'est pas rare à l'angle de flexion, est le plus souvent un effet secondaire, le résultat d'une flexion aiguë prolongée. Mais les flexions rares qui arrivent dans la région du corps de l'utérus ou du col peuvent, dans quelques cas, être le résultat d'une rétraction partielle de la paroi utérine. Je ne connais pas personnellement des préparations anatomiques de ces cas.

Une antéflexion fixe par augmentation de volume de la paroi postérieure, par suite d'une régression défectueuse de la portion de la matrice où était implanté le placenta, a été observée par E. Martin. De la même façon, des tumeurs de la paroi postérieure (myomes adénomes à base large) peuvent produire une antéflexion rigide. A cette occasion, je dois dire que la vieille théorie du balancement, suivant laquelle les tumeurs de la paroi postérieure tiraient l'organe en arrière, les tumeurs de la paroi antérieure en avant, a été reprise avec ardeur dans ces derniers temps par Marion Sims et Beigel[1], cette fois pourtant avec une connaissance plus exacte des conditions de la situation normale et anormale de la matrice.

Mais bien plus souvent ce sont des causes situées en dehors de l'utérus qui le forcent à être en antéflexion fixe. Des tumeurs de l'ovaire qui pressent l'utérus de haut en bas, même quand il est à l'état normal et encore flexible, l'empêchent d'ouvrir son angle de flexion, quand la vessie se distend fortement. Des adhérences péritonéales antérieures, la rétraction des ligaments ronds peuvent aussi empêcher le corps de l'utérus de se redresser normalement, quand la vessie se remplit.

ANTÉFLEXION. PARAMÉTRITE POSTÉRIEURE

§ 97. La cause de l'antéflexion pathologique, qui est de beaucoup la plus fréquente, est la paramétrite postérieure, et le raccourcissement des plis de Douglas qu'elle occa-

---

[1] Marion Sims, Gebärmutterchirurgie. Deut. V. Beigel 3 Aufl., 1873, p. 194 et suiv., fig. 95, 96, 97.

sionne. Déjà Sommer (*Dissert. de Giessen*, 1850. Présid.
J. Vogel) fait ressortir l'importance de la péritonite qui
a produit des exsudats rétractiles (sous le revêtement
péritonéal, nommé aujourd'hui paramétrite) pour la
production des infarctus et des flexions de la matrice.
Il cite Velpeau comme le représentant de l'idée qui attribue *à la fixation du col* l'empêchement de l'utérus de
prendre part aux mouvements variés de la pression abdominale, et de conduire nécessairement à la flexion de la
matrice. Le fait anatomique que, dans l'antéflexion pathologique, le col est toujours situé plus haut dans la cavité
pelvienne, que le vagin s'allonge par suite de cette déviation du col, a été expressément mis en relief par Klob.
(*Pathologische Anatomie der weibl. Sexual organe*. Wien,
1864, p. 59 et 61. *Anatomie pathologique des organes
génitaux de la femme*.) Le mérite d'avoir démontré cli-
niquement que le raccourcissement des ligaments sacro-
utérins est une des causes les plus fréquentes de l'antéflexion appartient à E. Martin. (Neigungeu und Beugungen, 1866 et 1870.) Bien que E. Martin prétende que, dans
l'antéflexion causée par une fixation postérieure, le col
ne se trouve pas rarement plus bas, seulement exceptionnellement plus haut, ce qui n'est pas exact, on ne peut,
d'après la description qu'il donne de cet état, pas douter
que c'est de la paramétrite postérieure dont il parle.
L'hématocèle à la période de résorption, et le processus
inflammatoire péritonéal dans le cul-de-sac de Douglas,
qui ont aussi pour effet la rétroposition du col et l'antéflexion, étaient connus de Martin.

§ 98. *Suite.* — Les figures ci-jointes montrent le schéma
de l'antéflexion produit par le raccourcissement des plis
de Douglas.

Le figure 46 montre l'utérus dans sa *situation normale* dans l'état de vacuité de la vessie, comme le montrent

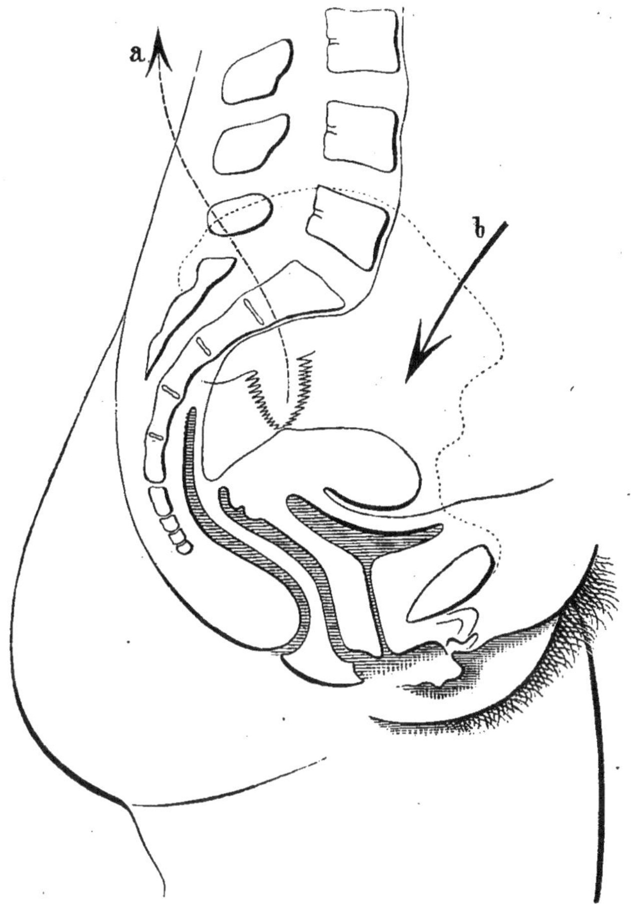

Fig. 46. — Représentation de l'action normale des plis de Douglas.

les figures 5 et 6. L'utérus n'est pas représenté coupé par le milieu, les plis de Douglas ne se recouvrent pas, le pli gauche s'insère dans la région de l'articulation sacro-iliaque; le droit avance vers le lecteur, fait saillie en de-

hors de la figure. La flèche *a* indique la direction suivant
laquelle les plis de Douglas fixent l'utérus et l'attirent
vers le sacrum après chaque évacuation du rectum. La

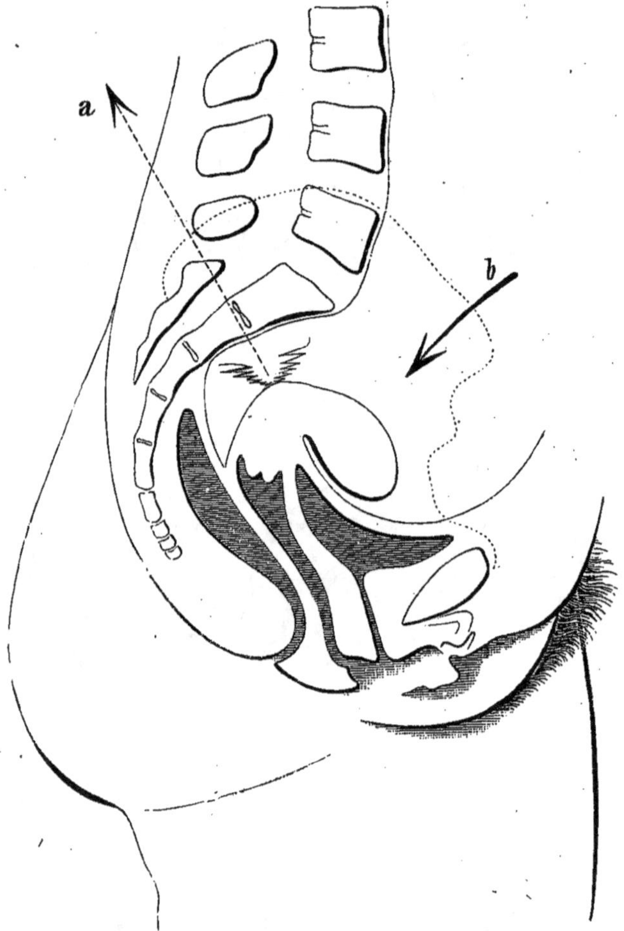

Fig. 47. — Raccourcissement des plis de Douglas et antéflexion.

flèche *b* indique le sens de la pression du diaphragme et
des parois abdominales, dont l'effet est tel, que ce n'est
pas seulement le col qui est attaché à la paroi postérieure

de la vessie, mais encore le corps de l'utérus, dont la surface antérieure et la surface postérieure sont revêtues par le péritoine, qui suivent l'affaisement de la paroi supérieure de la vessie, quand l'urine est évacuée.

La figure 47 montre également l'utérus (dans la même condition) lorsque les plis de Douglas sont raccourcis. Les différences entre ces deux figures sont la consé- quence de ce raccourcissement. L'élévation du col dans la direction a a produit l'élongation du vagin. Le col et le vagin qui faisaient un angle de 90° (la vessie étant vide) ont maintenant une direction qui se rapproche plus du parallélisme. L'orifice interne de l'utérus a été éloigné de l'entrée du vagin de 1 à 2 centimètres, par suite du rac- courcissement des plis de Douglas. La différence dans la situation relative de ces deux points du canal génital est la conséquence nécessaire de cette extension. Pour le rectum, elle a pour résultat de rendre plus ample l'am- poule rectale; l'effet caractéristique de la fixation élevée de l'utérus, par le raccourcissement des plis de Douglas, est de diminuer l'espace pour l'ampliation de la partie supérieure du rectum. Le rapprochement du corps de l'u- térus de la surface du sacrum a naturellement pour effet de l'éloigner de la paroi antérieure du bassin et de l'abdomen. Les fixations antérieures du corps de l'utérus sont assez extensibles pour supporter sans tiraillement un pareil déplacement; mais leur action est en antagonisme avec une fixation postérieure, de telle façon que, si la flexibilité normale persiste encore, le flexion de l'organe sera notablement augmentée au niveau de l'orifice interne du col lorsque la vessie est vide, et la pression abdomi- nale b maintient la paroi antérieure de l'utérus en con- tact avec le fond de la vessie, quand il s'affaise à la suite de l'évacuation de l'urine, aussi complètement que le per-

met la flexibilité de la matrice. L'extension de la matrice
par l'ampliation de la vessie sera diminuée ; même un
litre de liquide ne serait pas en état de redresser l'utérus
rétroposé, comme le représente la figure 47, d'où il
résulte que la stabilité dans l'antéflexion est la conséquence du raccourcissement des plis de Douglas.

Le processus de la rétroposition et de l'antéflexion
n'est en général ni si simple ni si symétrique que le
représente la figure schématique. Le plus souvent la
paramétrite postérieure n'existe que d'un côté, ou est plus
considérable d'un côté que de l'autre, si bien qu'il survient également une torsion de l'organe. (Voy. chap. VI.)
Le plus grand raccourcissement n'atteint pas toujours le
bord libre postérieur du ligament large, les plis de Douglas ; notamment quand la paramétrite a eu pour effet
un exsudat volumineux, comme dans les états puerpé-
raux aigus, où la rétraction cicatricielle est plus considérable d'un côté que de l'autre. A l'antéflexion et à la
torsion s'ajoute alors une latéroposition de l'utérus plus
ou moins exprimée. (Voy. fig. 27.)

CAUSES DE LA PARAMÉTRITE POSTÉRIEURE

§ 99. Quant aux causes de la paramétrite postérieure,
on peut dire qu'assez souvent elle succède à un état puerpéral, mais bien plus souvent à un état non puerpéral. La
paramétrite postérieure puerpérale arrive souvent à la
suite de déchirures du périnée, ou d'autres lésions insignifiantes de la paroi vaginale postérieure ; vraisemblablement l'infection en est la cause. L'exsudat n'est pas
notable pendant longtemps, la période aiguë est souvent
fort courte, et les souffrances locales peu intenses. Le
mouvement fébrile chez les femmes accouchées appelé

autrefois febricula, correspond très souvent à une paramétrite postérieure. La paramétrite postérieure qui survient chez les femmes qui n'ont jamais accouché ou qui sont vierges, a une marche subaiguë ou chronique à ses débuts. Des actions mécaniques, des tiraillements fréquents des plis de Douglas, causés par le passage de masses fécales volmineuuses et dures, suite de constipations habituelles, peut être des infections par la voie rectale, par rhagades se prolongeant par continuité inflammatoire dans les tissus péri-utérins, notamment la stagnation de produits de sécrétions d'inflammation catarrhale, paraissent, dans cette dernière catégorie d'individus, être les causes essentielles de paramétrites à marche chronique, tandis que les paramétrites aiguës non d'origine puerpérale ont, pour la plupart, leur cause dans un traumatisme ou une infection, pas rarement dans une infection gonorrhéique.

Cette paramétrite chronique dès le début est-elle identique avec la paramétrite chronique atrophique de *Freund*, c'est ce que je ne saurais dire, les recherches anatomiques me manquent. J'ai indiqué la voie qui, avec l'observation clinique, peut avoir pour résultat des recherches anatomiques sur les processus qui peuvent raccourcir les plis de Douglas[1], et j'ai lieu d'espérer que nous n'attendrons plus longtemps ces observations anatomiques désirées.

DOCUMENTS STATISTIQUES POUR L'ANTÉFLEXION CAUSÉE PAR LE RACCOURCISSEMENT DES LIGAMENTS DE DOUGLAS

§ 100. L'antéflexion pathologique est une des maladies des femmes les plus fréquentes, et de beaucoup la plus fréquente est celle causée par paramétrite postérieure

[1] Zwei gynäk. Preisaufgaben. Wiener med. Bl., 1880, nos 41, 42.

acquise. Les chiffres suivants peuvent donner une idée
de sa fréquence. E. Martin, sur 217 malades traitées par lui personnellement en 1869, pour déviations,
trouva 37 antéflexions par suite de rétractions des ligaments sacro-utérins, de plus 18 rétropositions, par suite
de la même cause. Sur 250 malades traitées par moi
en 1874, j'ai trouvé 72 antéflexions, par suite de fixation
postérieure; deux fois la fixation était manifestement
péritonéale, une fois par adhérences péritonéales et raccourcissement paramétrique; dans les 69 autres cas, le
raccourcissement des plis de Douglas était la seule cause
de la déviation.

De 75 malades avec antéflexion par rétraction des ligaments sacro-utérins que Martin a observés, 23 avaient eu
des enfants; de 52 autres, 27 étaient mariées sans avoir
jamais conçu; sur 70 malades observées par moi,
37 avaient conçu, 33 avaient accouché à terme une ou
plusieurs fois, 11 étaient mariées et restées stériles
jusqu'alors; 22 se sont présentées avec l'hymen intact.

ANTÉFLEXION « CONGÉNITALE »

§ 101. L'*antéflexion* qu'on appelle *congénitale* joue un
grand rôle dans la littérature. Sous ce nom, les auteurs
entendent des états différents; ce qu'on comprend ainsi
est vague et variable. Dans aucun de ces états, que chez
la femme on désigne sous ce nom, on ne peut démontrer
qu'il remonte à une anomalie congénitale.

L'utérus de l'enfant se compose, comme chacun le sait,
d'un col relativement volumineux, dont la direction ne
s'éloigne que peu de celle du vagin, et d'un corps moins
volumineux, qui est relié au col d'une manière flexible, et
qui, sur les cadavres de nouveau-nés, est le plus sou-

vent en antéflexion, rarement en rétroflexion. La forme infantile de l'utérus se maintient souvent pendant longtemps, même jusqu'à l'âge de la puberté, et reste persistante quelquefois chez des filles dont la santé a été troublée pendant la puberté. On trouve cette modification de la forme, cette persistance dans la période infantile, accompagnée de petitesse de l'organe et avec d'autres arrêts de développement dans les organes génitaux. Dans d'autres cas, le développement du corps de l'utérus n'est pas resté en arrière, mais la forme du col et celle de la portion vaginale sont restées sensiblement à l'état infantile et le vagin est resté court, surtout sa partie antérieure.

La portion vaginale de l'utérus virginal présente aussi diverses formes, en dehors de toute maladie des tissus. La plupart de ces variétés sont un état de transition de

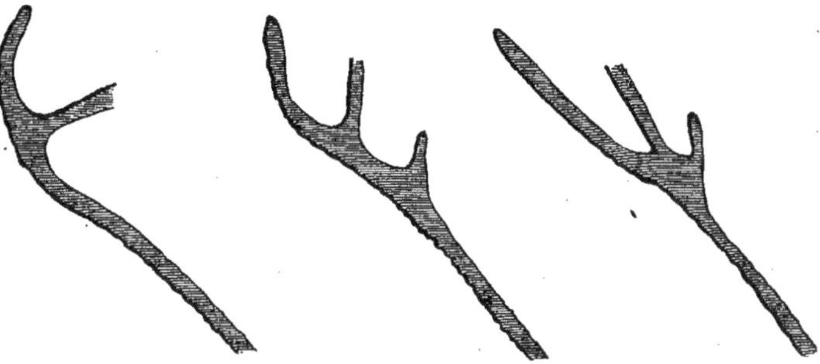

Fig. 48.   Fig. 49.   Fig. 50.

Diverses formes du col et leur influence sur la situation de l'utérus. Gr. nat.

l'état infantile à l'état de maturité ou des arrêts de développement dans les divers degrés de ce développement. Les figures 48, 49 et 50 montrent ces variétés.

La figure 48 montre une portion vaginale normale du col d'un utérus arrivé au développement génital complet avec les culs-de-sac normaux. La figure 49 montre la

forme qu'on rencontre souvent chez des jeunes filles,
c'est un état voisin de l'état infantile, la direction du
canal cervical dévie peu de celle du vagin, il correspond
à une flexion utérine plus forte. La figure 50 montre la
forme dite infantile et le mode d'insertion du vagin à
l'utérus. La particularité de cette insertion du col dans le
vagin, consiste essentiellement en ce que la paroi postérieure du col a un développement plus grand que la
paroi antérieure, que la portion intermédiaire est plus
longue qu'à l'état normal. Un utérus fixé au vagin de
cette manière, ne peut se trouver avec le col autrement
que dans l'axe du vagin ; s'il est suffisamment flexible,
lors de l'état de vacuité de la vessie, il n'est peut-être qu'en
antéflexion aiguë ; quand la vessie est pleine, et quand
le vagin est court, il devra se trouver en rétroversion.
Le raccourcissement de la paroi vaginale antérieure
joue là le rôle principal. Quand le bassin est normal et
largement développé, les plis de Douglas insérés normalement, le peu de longueur du vagin ne fournit pas
l'étoffe nécessaire pour laisser le canal génital faire en
arrière la flexion, pour que la portion vaginale et le cul-
de-sac vaginal postérieur puissent faire l'angle normal ;
le vagin, le col et les ligaments de Douglas sont dans
leur ensemble juste assez longs pour que, dans leur situation tendue, ils s'étendent de la vulve à la hauteur de la
2ᵉ vertèbre sacrée, comparez la figure 51 à la figure 46.

La figure 51 montre, dans sa situation normale dans
le bassin, un utérus dont l'antéflexion aiguë est causée
par la persistance de la forme puérile. Le caractère de
la persistance de l'état infantile consiste dans le peu de
longueur du vagin, notamment de sa paroi antérieure ;
la portion vaginale grêle et pointue avec une portion
intermédiaire sensiblement longue, qui, par cette situa-

tion, semble être dans la continuation de l'axe du vagin ;
la flexibilité considérable qui existe dans la partie entre
le col et le corps est la cause de la flexion à l'angle aigu

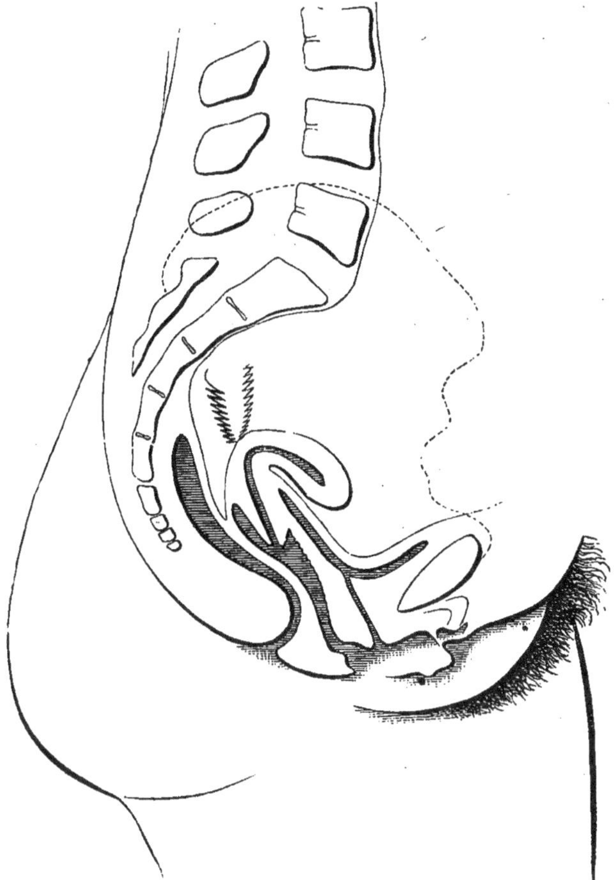

Fig. 51. — Antéflexion puérile.

de l'organe quand la vessie est vide. Le corps de l'utérus
a, comme le représente la figure, et comme c'est aussi le
plus souvent le cas, acquis son développement normal.

Cette *antéflexion puérile* si bien caractérisée montre une déviation de l'état normal qui est nette, bien exprimée et qui n'est certes pas rare. Il existe des états intermédiaires entre le développement infantile et l'état virginal, au point de vue de la grosseur de l'organe; sa figure peut être modifiée encore par la survenance de métrites, paramétrites, qui peuvent en compliquer la forme; toutefois le raccourcissement du vagin et la forme du col seront des signes qui permettront de distinguer une antéflexion primitive d'une antéflexion acquise. Si un utérus, comme le représente la figure 51, est tiré en arrière et en haut dans la partie cervicale supérieure par une paramétrite postérieure, l'antéflexion deviendra extrêmement aiguë. Si, à la suite d'une métrite intercurrente, l'utérus perd sa flexibilité et son état de flexion, il ne pourra se mettre en antéversion droite puisque la portion vaginale n'est pas en état de se mettre en angle aigu avec le vagin, puisqu'en raison de la longueur de la portion vaginale et de son insertion dans le vagin, il est obligé de rester dans l'axe de ce canal. Le corps de l'utérus qui a perdu sa flexibilité ne pourra se fléchir sur le col, sera obligé de s'accommoder à la direction de celui-ci et de se mettre forcément en rétroversion stable. (Voy. fig. 53.) Sans qu'il existe une métrite, la réplétion habituelle de la vessie produira ce changement avec d'autant plus de facilité que la paroi vaginale antérieure sera plus courte.

§ 102. Les symptômes de l'antéflexion pathologique sont ceux des maladies qui l'ont occasionnée, essentiellement ceux de la paramétrite postérieure. La physionomie de la maladie est le plus souvent compliquée par des symptômes de métrite et d'endométrite catarrhale. Cette dernière a une grande opiniâtreté dans les flexions aiguës en raison de la stagnation des produits de sécrétion, puisque ceux-ci ont une influence sur les exacerbations des paramétrites postérieures; les résultats avantageux sur la marche des paramétrites qu'on obtient par des injections répétées le prouvent. Il n'est pas utile, en parlant des symptômes, de s'étendre davantage sur ces complications qui s'observent souvent sans antéflexion. Mais la paramétrite postérieure est un état essentiellement caractéristique de la symptomatologie de l'antéflexion pathologique.

Lorsque, dans l'état puerpéral, il survient une paramétrite postérieure, la fièvre est le plus souvent le seul symptôme qui la dénote (en dehors de l'exploration directe). Souvent on n'a constaté que quelques élévations de température qui ont été regardées comme « la fièvre de lait » et qui n'ont pas donné lieu à une intervention médicale. La douleur et les troubles fonctionnels manquent ordinairement s'il ne survient pas de péritonite. Des exsudats même volumineux peuvent se produire ; au début, ils paraissent durs et les fonctions du rectum n'en sont pas troublées. Les plis de Douglas deviennent sensiblement larges et élevés, mais leurs bords libres ne se rapprocheront pas nécessairement l'un de l'autre; le rectum est largement béant, même à l'état de vacuité, parce que les exsudats dont il est entouré ne permettent pas le rapprochement de ses parois. Ce n'est qu'à la période de cicatrisation que les plis se rétractent, que leurs points d'attache se rapprochent, et que l'utérus est attiré vers le sacrum. Le rétrécissement de l'espace peut devenir si considérable pour le rectum, que le

passage des matières en est sérieusement gêné. Le passage
des masses fécales cause des exacerbations de l'inflammation et l'augmente encore. J'ai vu le rétrécissement
atteindre un degré si considérable, que la colotomie a
été nécessaire pour empêcher un ileus de conduire à
une issue fatale. Plus tard, le passage est de nouveau
redevenu libre, la femme accoucha de nouveau et a eu
une couche heureuse. Plus le processus est aigu, quand
bien même l'exsudat est volumineux, et que la rétraction
est considérable à la période de résorption, plus est rapide
aussi le retour à l'état normal; dans des cas où l'exsudat
a été peu considérable, j'ai, par contre, vu des cicatrices
fermes et persistantes avec une dislocation permanente
de la matrice. Bien souvent une convalescence non
suffisamment soignée à l'état aigu, est suivie d'un état
chronique qui se prolonge pendant des années.

SYMPTÔMES. SOUFFRANCES DU CÔTÉ DU RECTUM ET DE LA VESSIE

§ 103. Les embarras du gros intestin sont dès le
début les symptômes les plus constants dans la période
chronique des paramétrites postérieures. La douleur
précède immédiatement la défécation; dans les cas légers, elle n'arrive que lors du passage de grosses masses;
dans des cas où existe un rétrécissemeut plus considérable, ou un état de sensibilité plus grande des ligaments
de Douglas, la douleur accompagne chaque défécation;
dans un certain nombre de cas, la douleur ne devient
vive qu'après; chez d'autres malades, la douleur a moins
d'intensité, mais il existe un sentiment de malaise très
considérable dans le bassin, qui après la défécation,
peut aller jusqu'à produire une syncope. Si le rétrécissement est considérable, les masses fécales trouvent un

obstacle permanent jusqu'à ce qu'elles aient été ramollies par des lavements, et les selles demi-molles portent nettement l'empreinte d'un rétrécissement. Des diarrhées rebelles qui ne pouvaient être attribuées à une maladie intestinale et le syndrome compliqué indiqué par Laube sous le nom de « dyspepsie nerveuse », ont été constatés par moi dans certains cas de paramétrite postérieure ; le traitement de celle-ci a prouvé qu'ils dépendaient d'elle.

RAPPORTS ENTRE L'ANTÉFLEXION ET LA CHLOROSE, LA DYSMÉNORRHÉE
ET LA STÉRILITÉ

§ 104. Il ressort de la petite statistique de Martin et de de mes observations (§ 100) que, parmi les malades souffrant de paramétrite postérieure, il se trouvait un nombre considérable de filles vierges et de femmes mariées stériles. Les jeunes filles consultaient souvent pour des accidents graves de chlorose, quelquefois avec aménorrhée, le plus souvent avec dysménorrhée ; les femmes stériles pour leur stérilité. La chlorose, la dysménorrhée et la stérilité accompagnent l'antéflexion utérine qui résulte de la paramétrite postérieure. Il est important de se demander si ces symptômes dépendent de ces modifications anatomiques et comment elles peuvent en dépendre. Bien que pour répondre à ces questions, je puisse, renvoyer le lecteur à ce qui a été dit dans la partie générale, je veux donner ici mon avis sur les rapports qui existent entre ces trois symptômes de l'antéflexion pathologique, et esquisser au moins ce sujet si vaste.

Il est reconnu que la chlorose peut survenir à la suite d'états maladifs des organes génitaux.

Dans beaucoup de cas, la chlorose est directement dépendante d'une paramétrite postérieure. Elle survient

avec celle-ci, suit ses exacerbations et disparaît avec elle.
Dans la plupart des cas de chlorose rebelle, j'ai trouvé
les résidus de paramétrites postérieures chroniques qui
avaient duré des années ; un raccourcissement très net
d'un ou de deux ligaments de Douglas, avec rétroposition à un haut degré, flexion aiguë et parfois torsion de
l'utérus.

La dysménorrhée se montre en même temps que se
produit la paramétrite postérieure, après que la jeune
fille aura, pendant un temps plus ou moins long, été
menstruée sans douleur. La métrite et l'endométrite qui
précèdent souvent la paramétrite, contribuent à produire
et à entretenir la dysménorrhée, elles peuvent à elles
seules produire la dysménorrhée sans paramétrite et persister après elle. Le changement de forme que subit l'u-
térus antéfléchi ne cause pas la dysménorrhée et tout
particulièrement il est faux que la dysménorrhée, qui accompagne l'antéflexion, soit le résultat d'une rétention
menstruelle de cause mécanique. Je renvoie à cet égard
à ce qui a été dit dans les paragraphes 33 et 34, et à mes
précédents travaux dans *A. f. G, IV et VIII.*

Le reproche de stérilité adressé à l'antéflexion de l'u-
térus date de l'époque encore peu éloignée ou chaque
antéflexion reconnue était regardée comme anormale. La
stérilité qui accompagne si souvent l'antéflexion est le
résultat des processus inflammatoires qui l'accompagnent.
Les endométrites, oophorites et les péritonites locales,
empêchent la conception aussi longtemps qu'elles persistent. Si ces affections inflammatoires ont été combattues et si elles n'ont pas laissé des résidus durables, les
cicatrices paramétriques et l'antéflexion pathologique,
qui persistent souvent, n'empêchent pas la conception.
Cela est démontré par le résultat des traitements des

femmes stériles, la constatation fréquente de raccourcissements paramétriques postérieurs chez des femmes enceintes et chez des femmes nouvellement accouchées.

SYMPTÔMES DE L'ANTÉFLEXION PUÉRILE DITE CONGÉNITALE

§ 105. Il y a encore quelques mots à dire sur les symptômes de l'antéflexion puérile ou appelée congénitale. L'antéflexion décrite dans le paragraphe 101 et représentée dans la figure 51 qui est puérile, qui est causée par une grande flexibilité de l'utérus et un raccourcissement du vagin, n'est, à ma connaissance, accompagnée d'aucun symptôme morbide. Si les organes génitaux ont acquis un développement normal, et si aucune affection inflammatoire ne vient s'ajouter à cette anomalie de formation, la menstruation et la faculté de concevoir restent normales.

Cette antéflexion puérile est, d'après ma manière de voir, ce qu'on a souvent décrit comme un état congénital et on s'est regardé comme autorisé à la désigner ainsi, attendu que c'est un état qui dépend d'une anomalie de développement bien qu'il ne représente rien de fœtal.

Schröder[1] décrit, comme antéflexion pathologique congénitale, une forme qui serait caractérisée par l'angle que le corps et le col forment entre eux, angle qui serait constant et qui ne pourrait être changé qu'en employant une certaine force. Cette antéflexion, caractérisée par Schröder comme congénitale, occasionnerait la dysménorrhée et la stérilité. Par contre, l'antéflexion acquise se caractériserait par un état de flaccidité (Welkheit) et d'atrophie de l'utérus avec un angle de flexion non cons-

---

[1] Haubd, 4ᵘ éd. Leipz., 1879, p. 147 et 148.

tant et n'occasionnerait point de symptômes morbides.

Je regarde au contraire la stabilité de l'antéflexion, la raideur de l'angle de flexion comme un état acquis, et cela par une métrite et une paramétrite. Je regarde la dysménorrhée et la stérilité qui se rencontrent souvent dans cette antéflexion comme causées par ces métrites. A côté d'autres preuves nous avons celles fournies par la thérapeutique. Ce qu'on peut dire des causes de la dysménorrhée qui accompagne cette antéflexion stable, qui prouve qu'elle n'est pas congénitale, qu'elle peut survenir dans l'état de puberté, c'est que dans la grande majorité des cas, la dysménorrhée n'est pas survenue avec la première menstruation, mais seulement plus tard, après que la menstruation avait existé sans avoir été accompagnée de douleurs.

DIAGNOSTIC DE L'ANTÉFLEXION PATHOLOGIQUE

§ 106. Le diagnostic de l'antéflexion pathologique s'établit par la constatation de l'antéflexion et par celle de sa stabilité.

La constatation de l'antéflexion se fait par la palpation, bimanuelle et, au besoin, par la sonde. Je dis au besoin, car là où la situation et la forme de l'utérus ne peuvent être déterminées par la palpation digitale, la sonde n'est en effet qu'un expédient qui ne fournit au diagnostic que des renseignements imparfaits. Ce n'est pas que je pense qu'une main maladroite, poussant grossièrement la sonde dans la direction où l'on s'attend à trouver la cavité de l'organe, puisse occasionner des lésions graves, car l'utérus flexible s'étend, se redresse sur la sonde dans la direction suivant laquelle celle-ci est introduite ; c'est justement par ce motif que la situation vraie qu'avait la matrice avant l'exploration peut n'avoir pas été constatée par ce mode d'exploration, tandis qu'elle n'échappe pas à l'exploration digitale.

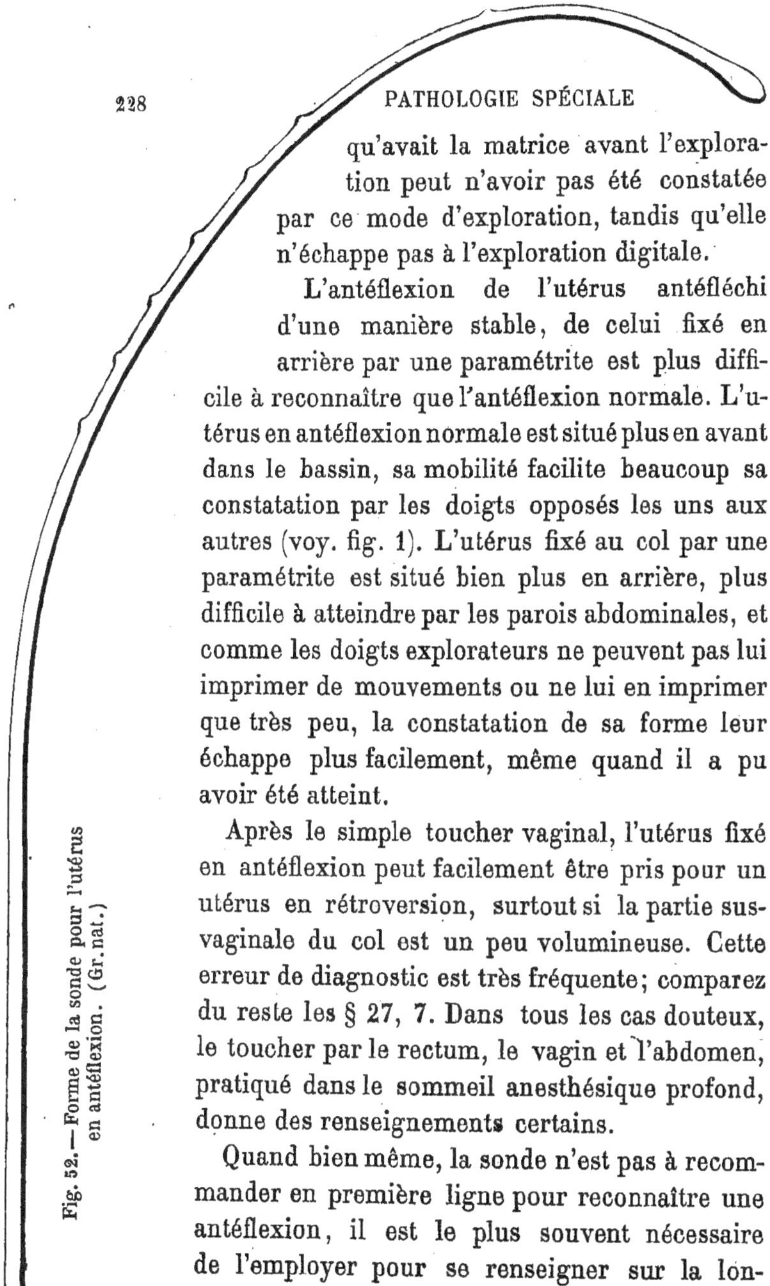

L'antéflexion de l'utérus antéfléchi d'une manière stable, de celui fixé en arrière par une paramétrite est plus difficile à reconnaître que l'antéflexion normale. L'utérus en antéflexion normale est situé plus en avant dans le bassin, sa mobilité facilite beaucoup sa constatation par les doigts opposés les uns aux autres (voy. fig. 1). L'utérus fixé au col par une paramétrite est situé bien plus en arrière, plus difficile à atteindre par les parois abdominales, et comme les doigts explorateurs ne peuvent pas lui imprimer de mouvements ou ne lui en imprimer que très peu, la constatation de sa forme leur échappe plus facilement, même quand il a pu avoir été atteint.

Après le simple toucher vaginal, l'utérus fixé en antéflexion peut facilement être pris pour un utérus en rétroversion, surtout si la partie sus-vaginale du col est un peu volumineuse. Cette erreur de diagnostic est très fréquente; comparez du reste les § 27, 7. Dans tous les cas douteux, le toucher par le rectum, le vagin et l'abdomen, pratiqué dans le sommeil anesthésique profond, donne des renseignements certains.

Quand bien même, la sonde n'est pas à recommander en première ligne pour reconnaître une antéflexion, il est le plus souvent nécessaire de l'employer pour se renseigner sur la longueur et la largeur de la cavité utérine, après

Fig. 52. — Forme de la sonde pour l'utérus en antéflexion. (Gr. nat.)

qu'on a reconnu la situation de l'organe, quand il existe une métrite chronique et une paramétrite et qu'on est consulté pour la stérilité, ce qui arrive souvent. C'est dans les antéflexions stables. qui ont pour origine des paramétrites chroniques souvent excitées de nouveau, que le canal cervical est fortement fléchi quelquefois à angle aigu. La torsion simultanée de l'organe, peut-être des adhérences péritonéales du fond, modifient la directionn du canal utérin d'une manière si inattendue qu'elles empêchent le canal utérin de s'adapter à la sonde.

Les sondes de forme invariable comme celle de Simpson ou de Kiwisch trouvent avec infiniment plus de difficultés leur chemin qu'une sonde molle en cuivre ou en argent recuit, à laquelle on donne préalablement la courbure la meilleure pour chaque cas, correspondant au résultat de la palpation. Si on n'agit pas ainsi, si on persiste avec une sonde toujours la même, à mesurer le canal de l'utérus diversement courbé, il arrive facilement qu'on prend pour un rétrécissement le premier obtacle causé par la déviation du canal.

Je donne ci-contre la forme de la sonde qui m'a le mieux réussi à mesurer l'utérus même fortement antéfléchi avec col fixé en arrière.

Il convient de dire ici expressément que les symptômes ne peuvent pas servir à reconnaître le caractère pathologique de l'antéflexion, ni à en donner la définition ; même celui qui est encore attaché aux anciennes manières de voir, qui admet que la stérilité et la dysménorrhée sont les conséquences immédiates de la déviation, ne peut baser sur eux le diagnostic. Personne ne conteste que la dysmémorrhée et la stérilité ne puissent aussi résulter d'autres causes. La situation anormale de l'utérus accompagnée de la stérilité résultant d'autres causes, conduiraient au diagnostic « antéflexion pathologique », dont la conséquence serait de traiter la situation normale de l'utérus, et de persister dans l'ignorance de la cause de la stérilité.

Le caractère de l'antéflexion pathologique comme de toutes les déviations utérines est sa stabilité ; reconnaître celle-ci, c'est établir le diagnostic. Sur l'utérus normal et normalement mobile, l'antéflexion est bien exprimée, mais seulement quand la vessie est vide ou à peu près vide. Aussi cet utérus qui, lors de l'évacuation de la vessie, est fléchi à angle droit ou à angle aigu, se redresse-t-il plus ou moins complètement quand la vessie se remplit, si ses mouvements naturels ne sont pas entravés. Nous pouvons par l'observation directe, constater que sur tel ou tel utérus le redressement normal ne se fait pas quand la vessie se remplit. C'est ainsi que l'antéflexion pathologique est constatée. Dans quelques cas peu favorables, il y a des difficultés à sentir par les parois abdominales le fond de l'utérus par dessus la vessie pleine. Il est donc important, au point de vue du diagnostic de l'antéflexion pathologique, que nous puissions, quand la vessie est vide, constater les conditions qui rendent l'antéflexion stable ; raideur de l'angle de flexion ou superposition à l'utérus fléchi d'une tumeur qui empêche son extension, ou fixation du col en arrière, comme cela a été dit ; tels sont les états anormaux qui rendent stable l'antéflexion. La constatation de ces états fait reconnaître que la flexion antérieure de l'utérus est un état pathologique.

La raideur de l'angle de flexion est constatée par la même manipulation que celle qui est employée pour reconnaître le degré de flexibilité de l'organe (§ 6). La fixation antérieure du fond, d'ailleurs très rare, est

constatée par la palpation bimanuelle par le vagin et les
parois abdominales; quand le doigt qui touche cherche à
soulever le fond, la main externe reconnaît la bride qui
gêne ce mouvement.

La fixation postérieure du col par raccourcissement
d'un ou des deux plis de Douglas est reconnue par la
situation élevée, parfois latérale de la portion vaginale
du col, qui est dirigée en avant et par la diminution ou
l'anéantissement de la mobilité de l'organe. L'exploration
vaginale et abdominale combinées qui établit l'antéflexion
suffit pour constater la fixation postérieure et les autres
circonstances qui caractérisent l'antéflexion pathologique. Quand l'utérus est très élevé, que le vagin est en
même temps allongé, ou quand le bassin est très haut,
que le panicule graisseux est épais, ainsi que les parties
génitales externes, il est quelquefois nécessaire de toucher
par le rectum pendant l'anesthésie, pour reconnaître la
cause de la fixation de la matrice, l'existense d'un exsudat
qui persiste encore, et celle des tissus cicatriciels.
(Voy. § 41.)

TRAITEMENT DE LA PARAMÉTRITE POSTÉRIEURE

§ 107. En dehors des cas rares où une métrite a rendu
l'utérus fixe dans la forme fléchie, où une tumeur située au-
dessus de la matrice en empêche le redressement, ou là où
une ancienne péritonite s'est terminée par des adhérences
qui maintiennent le fond en avant, le traitement de l'antéflexion pathologique est essentiellement celui de la paramétrite postérieure ou de celui de ses résultats.

Quand la paramétrite postérieure persiste encore, la
première condition de guérison consiste à ménager les
plis de Douglas. Des selles volumineuses, de la diarrhée

avec ténesme, toute pression abdominale active, enfin le coït, sont les circonstances qui passivement et activement peuvent exercer des tensions sur ces ligaments ; il faut les éviter avec soin. La régularisation des selles est une tâche particulièrement importante. Je n'ai pas à m'étendre sur ces moyens, je dois dire seulement que les plus simples m'ont donné les meilleurs résultats. Une infusion de rhubarbe de 5 à 10 grammes avec sulfate de soude, chlorure de sodium, ou du sel de Karlsbad, de l'eau de Hunyadi Janos manquent rarement leur effet, même dans un emploi prolongé. Il ne faut pas se passer des lavements, ne les prescrire que chauds, le lavement évacuant devra être précédé de deux heures environ d'un petit lavement avec de l'huile chaude, ou du lait chaud ou d'une émulsion de graines de pavots.

Quan à l'approche des règles, avec les douleurs dys-ménorrhéiques survient aussi la sensibilité plus grande de l'utérus, il faut éviter tout mouvement de l'organe, car la sensibilité des plis de Douglas s'augmente, et em-ployer une émission sanguine locale dont j'ai constaté les heureux résultats. Aux scarifications profondes du col, je préfère l'application de 2 à 3 très petites sangsues en favorisant abondamment l'écoulement sanguin. La con-gestion menstruelle est sensiblement diminuée, quelque-fois comme coupée ; la menstruation s'établit alors plus tard sans douleurs ; l'effet de ce traitement sur les proces-sus inflammatoires des plis de Douglas est positif, plus avantageux et plus durable que celui qu'on obtient par des scarifications répétées et profondes. Une situation horizontale pendant plusieurs jours est indispensable.

Quand, pendant la marche, la différence dans la pression abdominale, qui est inévitable, cause à certaines femmes des douleurs, si le vagin lui-même n'est pas sensible à la pression, on peut soutenir la matrice moyennant un tampon ou un pessaire qui produisent quelquefois un grand soulagement. Ce pessaire agit dans le même sens que les ligaments de Douglas déjà raccourcis, augmente un peu l'antéflexion plus que normale, mais diminue la pression qui agit sur les plis de Douglas, les préserve des tractions et met les processus inflammatoires dans les meilleures conditions de résolution.

TRAITEMENTS RÉSOLUTIFS. CURES THERMALES

§ 108. A cela il faut ajouter un traitement résolutif. L'iodure de potassium appliqué localement m'a paru très utile. Iodure de potassium 50, « en solution dans 150 » de glycérine, dont 10 à 15 grammes sur un tampon de coton appliqué journellement sur le col. S'il y a des douleurs, on y ajoute chaque fois 30 à 50 gouttes de teinture d'opium simple. S'il se présente des symptômes jodiques, on mettra des tampons de coton avec de la glycérine ; éventuellement avec de la teinture d'opium, on fera pendant quelques semaines des irrigations vaginales chaudes ; avec cela des bains chauds, des bains de siège ; pendant la nuit, des applications de linges trempés dans l'eau froide (Priessnitz), ou mieux, trempés dans de l'eau salée. Les mêmes indications sont remplies par des cures balnéaires, à Franzensbad, Kissingen, Marienbad et dans d'autres stations moins importantes. C'est essentiellement l'application de la chaleur, soit sous forme d'eau simple, d'eau alcaline, de bains de boue ou de sable, avec la précaution de procurer des selles molles par le moyen desquels [on obtient la résolution de tous les résidus de la paramétrite aiguë ou chronique.

Les bains de sable, moyennant lesquels on peut faire

agir pendant des heures entières une température élevée jusqu'à 45° R. sont très bien installés à Köstritz près Gera. J'ai vu là, à la suite de cures, d'excellents résultats pour la résorption d'anciens exsudats paramétriques et l'extension d'anciens raccourcissements paramétriques.

Ces bains renommés et beaucoup d'autres qui remplissent ces indications justifient leur action contre la chlorose, la dysménorrhée et la stérilité, surtout quand ces affections sont causées par l'antéflexion utérine. L'ancienne explication de cette action est celle-ci : la dysménorrhée et la stérilité sont les suites de l'antéflexion. L'antéflexion est la suite de la flaccidité de l'utérus. C'est au fer que renferment ces eaux, à son action tonique sur l'utérus qu'est attribuée la guérison de l'antéflexion. Comme avec l'antéflexion disparaissait aussi la dysménorrhée et la stérilité, on n'avait pas besoin d'une autre explication, puisque la théorie s'adaptait au résultat obtenu ; quand la dysménorrhée et la stérilité étaient guéries, on supposait naturellement que l'antéflexion ne persistait plus. Non seulement la guérison de ces symptômes, mais aussi la guérison de l'antéflexion a été constatée souvent à la suite de cures thermales ; mais l'enchaînement étiologique est tout autre.

Ce n'est pas la flaccidité de l'utérus qui est la cause des flexions qui sont accompagnées de chlorose, de dysménorrhée et de stérilité, mais c'est la paramétrite postérieure qui a rendu stable l'antéflexion ; la paramétrite postérieure qui, le plus souvent, est accompagnée de métrite et d'endométrite a causé la chlorose, la dysménorrhée et la stérilité. Ces affections inflammatoires sont favorablement modifiées par des cures thermales et ainsi diminuent l'antéflexion pathologique, non par ce

que l'utérus devient plus rigide, mais parce qu'avec
la disparition de l'inflammation, les plis de Douglas
recouvrent leur extensibilité normale. Par la connaissance de ce mode d'action sur les lésions locales, les indications pour l'emploi des moyens curatifs gagnent
dans beaucoup de cas de la précision, et font entrevoir
un résultat curatif plus favorable.

CATARRHE UTÉRIN ; SON IMPORTANCE ET CELLE DE SON TRAITEMENT
DANS L'ANTÉFLEXION PATHOLOGIQUE

§ 109. Ce qui entretient essentiellement la paramétrite, c'est le catarrhe utérin qui l'accompagne si souvent[1].
Je crois qu'en dehors des cas d'infection gonorrhéique,
la relation de cause à effet est claire ; le catarrhe a souvent
existé d'abord, et la paramétrite ne s'est développée que
plus tard sous l'influence de la stagnation des produits
de secrétion. Eclatant est le résultat favorable obtenu
par des injections méthodiques dans l'utérus atteint de
catarrhe, moyennant une solution d'acide phénique,
pour obtenir la résorption des produits anciens de la paramétrite postérieure ; on élargit d'abord le canal cervical
avec du laminaria introduit tous les trois jours, puis
on produit la dilatation jusqu'au delà de l'orifice interne
moyennant des dilatateurs en acier, puis on fait d'abondantes injections avec une solution d'acide phénique à
2 0/0. Le canal cervical reste ouvert, le produit de la
sécrétion peut s'écouler librement et on prévient ainsi le
mieux la paramétrite postérieure, lors des récidives du
catarrhe utérin.

[1] Voyez là-dessus mon écrit : Der Probetampon, ein Mittel zur
Erkennung der chronischen Endometritis, Centralbl. f. y Gn., 1880,
n° 47, (le tampon d'essai pour reconnaître l'endométrite chronique).

RÉSULTAT DU TRAITEMENT

§ 110. Si la paramétrite postérieure n'a pas duré long-temps, environ un an ou deux, le traitement qui a pour effet d'obtenir la cessation de l'inflammation rend à l'utérus sa situation et sa mobilité normales. Si la paramétrite a duré plusieurs années, le raccourcissement des plis de Douglas reste, mais ceux-ci deviennent extensibles et insensibles. Des selles volumineuses passent sans difficulté, et quand, pour faire des injections intra-utérines on saisit l'organe fermement avec une pince, on peut, sans occasionner de douleurs, sans employer de force et sans préjudice aucun, placer l'organe dans la situation médiane; le rapprocher de la vulve de la moitié de la longueur du vagin. Dans la situation de repos, on trouve par la palpation bimanuelle l'utérus en haut et en arrière dans le bassin, le col antéfléchi, en état de torsion, mais mobile. Il n'y a point d'indication de changer encore cette situation, car cet état n'entraîne point de symptômes morbides, les femmes sont menstruées normalement, et elles deviennent enceintes malgré cette situation déviée de l'utérus. Si la stérilité persiste, on en cherchera ailleurs la cause, et si on n'en trouve pas, toutes les conditions pour la fécondation n'étant pas accessibles à l'exploration, on dilatera l'utérus, pour maintenir la fécondabilité, c'est-à-dire l'accès du sperme dans la cavité utérine aussi normal que possible, peut-être obtiendra-t-on ainsi des conditions meilleures.

VALEUR DU TRAITEMENT PAR LES TIGES UTÉRINES

§ 111. Dans ces derniers cas, où, après l'éloignement de toute complication inflammatoire, l'antéflexion per-

siste, les tiges intra-utérines pourraient être appliquées ;
mais l'utérus ne cause plus alors aucun embarras. Avec
une tige bien appliquée, on redresserait immanquable-
ment l'utérus ; autrefois cette forme passait pour être le
forme normale. Mais comme les moyens de fixation de
l'utérus en arrière sont plus courts qu'à l'état normal, on
le replacerait malgré la tige en rétroposition ou en rétroversion et chacune de ces situations est encore plus éloignée de la normale que l'antéflexion fixée en arrière qu'on
prétendrait corriger.

Si on voulait s'entêter à n'abandonner le traitement
de l'utérus que quand il aurait repris sa situation normale, il serait bien plus rationnel de tenter d'allonger
les plis de Douglas raccourcis, en exerçant sur le col des
tractions méthodiques plutôt que de chercher à redresser
mécaniquement l'utérus[1]. Qu'on se garde de réveiller de
nouvelles paramétrites postérieures, la tendance aux récidives est si facile, c'est là la seule chose rationnelle.
Quand ce résultat a été atteint il faut s'abstenir de tout
traitement mécanique et s'occuper de préférence de l'état
général si gravement atteint par ces souffrances, et apporter les plus grands soins à la convalescence.

[1] Chroback a fait une proposition analogue. Wiener, med.
Presse, 1881.

CHAPITRE VIII

RÉTROVERSION ET RÉTROFLEXION

pessaire et de celle de l'utérus'.—Remplacement du pessaire par un autre en caoutchouc durci, en argent ou en aluminium. — Placement du pessaire par la malade elle-même. — Anneau en caoutchouc de Meyer, anneau de Hodge. Leur action comparée à celle du pessaire en 8. — Effet de la reposition sur les symptômes morbides, spécialement sur la tuméfaction, le catarrhe de l'utérus et sur la menstruation. — Effet de la reposition sur les ovaires. — Effet de la reposition sur la fécondabilité; grossesse et pessaire. — Avantages de l'état puerpéral pour obtenir une repositiou durable. — Effet de la reposition sur les symptômes nerveux. — Effet sur le catarrhe utérin. Faut-il commencer par la réduction ou par le traitement du catarrhe. — Quand peut-on espérer une guérison définitive ? — Traitement consécutif. Cures thermales. — Appréciation des rétroversions irréductibles. Indications. — Traitement des rétroversions irréductibles. — Opérations proposées pour le traitement des rétroversions et des rétroflexions.

La *rétroversion* est caractèrisée par la situation stable en arrière, du fond de l'utérus, l'organe étant étendu, ou ne conservant qu'un léger degré de flexion antérieure ; la *rétroflexion* par la même situation de l'utérus, avcc une flexion de l'organe sur sa surface postérieure.

En dehors des rétroversions ou rétroflexions occasionnées par des tumeurs, il faut en distinguer cinq espèces différentes au point de vue étiologique et anatomique :

1° Rétroversion causée par un vice de développement, ou la régression sénile vicieuse;

2° Rétroflexion, suite de la fixation du col en avant ;

3° Rétroversion par fixation du col en arrière et en haut, l'utérus étant devenu roide par suite de métrite ;

4° Rétroflexion, suite d'allongement de la paroi postérieure de de l'utérus ;

5° Rétroversion et rétroflexion, suite de relâchement des plis de Douglas.

Environ 90 p. 100 de rétroflexions sont le résultat de cette dernière cause.

La réplétion habituelle de la vessie et du rectum, la régression puerpérale défectueuse, une paramétrite postérieure aiguë ou subaiguë, puerpuérale ou non, sont les causes éloignées les plus nombréuses de la rétroflexion, les rétroflexions les plus profondes arrivent dans les cas où antérieurement il y avait eu un prolapsus.

Une menstruation profuse et trop abondante, une métrite chronique et l'avortement habituel sont les suites de la rétroflexion; la rétroflexion avec la rétroposition simultanée des ovaires est la source de beaucoup de souffrances et de complications inflammatoires de la rétroflexion de l'utérus; une périfonite consécutive fixe souvent le corps de l'utérus rétrofléchi.

L'action thérapeutique mécanique et directe est applicable dans la cinquième espèce. Les résultats sont tellement certains, que quand une patiente affectée de métrite chronique vient consulter, et que l'examen démontre l'existence d'une rétroflexion, les chances de guérison s'élèvent à 50 p. 100.

La *thérapeutique consiste dans la reposition bimanuelle et la contention de l'utérus dans la situation normale moyennant un pessaire vaginal.* Il faut, avant tout, chercher à reconnaître les obstacles à la reposition (souvent l'anesthésie et l'élévation de l'utérus par le rectum avec deux doigts sont nécessaires) et alors on sait si les obstacles peuvent êtres mécaniquement enlevés. Les adhérences péritonéales du fond sont détruites avec la main. Les adhérences péritonéales des ovaires, les brides cicatricielles paramétriques ne peuvent pas être détruites par la force; une adhérence plate au rectum, quand elle est ancienne, constitue un obstacle durable à la reposition dans la situation normale.

Quelques obstacles sont levés par la reposition intra-utérine, *moyennant le doigt introduit dans l'utérus dilaté.*

Pour maintenir la reposition d'une manière durable, *il est nécessaire d'empêcher le col de revenir en avant;* à l'état normal, ce ré-sultat étant obtenu par les ligaments de Douglas, leur action devra être remplacée par le pessaire agissant de même dans la cavité vaginale. Les pessaires en 8 en fil de cuivre recouvert de gomme ou en étain, disposés pour chaque cas, atteignent le mieux ce but. Dans quelques cas rares, dont quelques-uns seront indiqués, il sera nécessaire d'ajouter à ce pessaire en 8 une tige en ivoire, celle-ci ne devra pas avoir de connexion avec le pessaire.

Si le plancher du bassin est flasque, des pessaires en traîneau pourront quelquefois agir là où le pessaire en 8 n'avait pas donné un appui suffisant. Dans d'autres cas, il faudra donner par une opération la résistance suffisante pour que le pessaire puisse être porté.

Une erreur très répandue est que l'utérus peut, moyennant un pessaire, être ramené de sa situation anormale à la situation normale. Le pessaire de Hodge fut présenté avec ces promesses. *Il n'y a point de pessaire qui puisse produire cet effet.* LA SITUATION NORMALE DEVRA ÊTRE RÉTABLIE PAR LA MANŒUVRE BIMANUELLE, ALORS SEULEMENT LE PESSAIRE POURRA LA FIXER.

La simple introduction d'un pessaire de Hodge ou de l'anneau de Meyer peuvent quelquefois amener des soulagements et diminuer un peu la rétroflexion. Ces pessaires et d'autres analogues resteront en usage, car celui qui est obligé de se contenter de soulager un peu, alors qu'on pourrait amener une guérison durable, emploiera toujours ces pessaires, dont l'utilité est limitée au soutien de l'utérus rétrofléchi, et à empêcher sa mobilité qui est la cause des douleurs.

Très souvent l'application d'un pessaire sous une matrice rétrofléchie non réduite cause des souffrances et des complications inflammatoires.

Les avantages de la reposition sont éclatants, les douleurs causées dans le bassin par la pression de l'utérus cessent. Le gonflement de la matrice, l'*infarctus*, diminue d'une manière sensible. Les hémorrhagies cessent, les intervalles menstruels deviennent normaux. Tous les symptômes de la métrite chronique et de l'endométrite diminuent; les ovaires se dégonflent et cessent d'être douloureux. Les symptômes nerveux variés disparaissent, les grossesses arrivent à leur terme. (Au quatrième mois le pessaire devra être enlevé).

DÉFINITION

§ 112. La *rétroversion* est la situation stable en arrière du fond de l'utérus ayant une forme étendue ou parfois encore un peu fléchie en avant. La *rétroflexion* est la situation stable du fond de l'utérus en arrière avec une flexion sur sa surface postérieure.

Voyez la figure 18 et les § 21, 27, 7 pour les combinaisons de la rétroversion avec l'antéflexion, de l'antéversion avec la rétroflexion, et l'inexactitude de la dénomination de l'antéflexion à angle aigu comme une rétroversion du col.

Il y aurait peu d'intérêt pratique à indiquer un angle au delà duquel l'utérus serait à caractériser comme étant en rétroversion, puisqu'il est très rare que le fond de l'utérus en rétroversion devienne stable avant qu'il n'ait atteint la paroi postérieure du bassin comme c'est le plus souvent le cas; de sorte qu'il n'y a pas de doute sur la situation de l'utérus en rétroversion. Si un angle quelconque doit être indiqué, je dirai qu'un utérus doit être regardé en rétroversion quand l'angle stable que forme son axe avec celui de l'entrée pelvienne (la vessie étant vide) est ouvert derrière lui et en haut.

Définir les divers degrés de rétroversion et de rétroflexion aurait de l'intérêt pour l'intelligence rapide des cas individuels, si tous les auteurs avaient donné une même définition; mais comme il n'en est pas ainsi, cette définition perd de sa valeur, et pour l'intelligence des cas il est plus sûr de désigner la vertèbre à laquelle correspond le fond de l'organe. Le fond de l'utérus en rétroversion peut correspondre au niveau de la dernière vertèbre lombaire, à celui de chaque vertèbre sacrée et à celle du coccyx. L'utérus dont l'axe est horizontal, la femme étant debout, est en rétroversion ou rétroflexion profonde, et cependant on trouve dit très souvent dans les auteurs que le fond de l'utérus se trouve plus bas que la portion vaginale du col; il est vraisemblable qu'une autre ligne est prise pour la ligne horizontale que celle qui, dans le langage anatomique, est la ligne horizontale la femme étant debout.

ANATOMIE ET ÉTIOLOGIE. RÉTROVERSION AIGUE ET CHRONIQUE

§ 113. Il y a une rétroversion et une rétroflexion *aiguë* de l'utérus non gravide, mais elle rare, et elle se produit vraisemblablement sans anomalie préalable des parties. La cause en est la pression abdominale subitement augmentée par des vomissements violents, le soulèvement d'un lourd fardeau, un coup ou une pression violente sur le ventre, une chute du corps sur la région sacrée. Pour que l'utérus, dans ces circonstances, se mette en rétroversion ou en rétroflexion, il faut que la vessie se trouve remplie ; dans ces cas seulement l'augmentation de la pression abdominale peut s'exercer sur la surface antérieure de l'utérus; quand le réservoir est vide, ces causes ne peuvent qu'augmenter l'antéversion normale. On peut présumer cependant qu'une chute sur le sacrum puisse occasionner une rétroversion, même quand la vessie est vide.

Le plus souvent, la rétroversion et la rétroflexion se font *chroniquement* et sont préparées par des modifications pathologiques des parties.

En dehors des tumeurs de l'utérus ou de la vessie, il en est appartenant à d'autres organes, qui peuvent mettre l'utérus en rétroversion, ou augmenter celle qui existe déjà, et la rendre irréductible ; il y a cinq conditions anatomiques qui peuvent produire la rétroversion ou la favoriser ; il en résulte cinq formes essentiellement différentes de rétroversions ou de rétroflexions.

RÉTROVERSION PAR ARRÊT DE DÉVELOPPEMENT INFANTILE OU PAR RÉGRESSION SÉNILE

§ 114. 1. Des arrêts de développement dans l'état infantile, décrits au § 101, peuvent parfois produire la rétroversion. Le raccourcissement congénital de la paroi vaginale antérieure rend inévitable la rétroversion de l'utérus quand la vessie se remplit, alors qu'à l'état normal elle ne repousse l'utérus qu'en arrière. Si un utérus ainsi conformé est atteint de métrite, la rétroversion reste stable, même quand la vessie est vide. Déjà l'état de plénitude habituel de la vessie peut, dans ces conditions anatomiques, produire la stabilité de la rétroversion ou de la rétroflexion plus facilement que dans les conditions normales. La raideur du vagin, la lon-

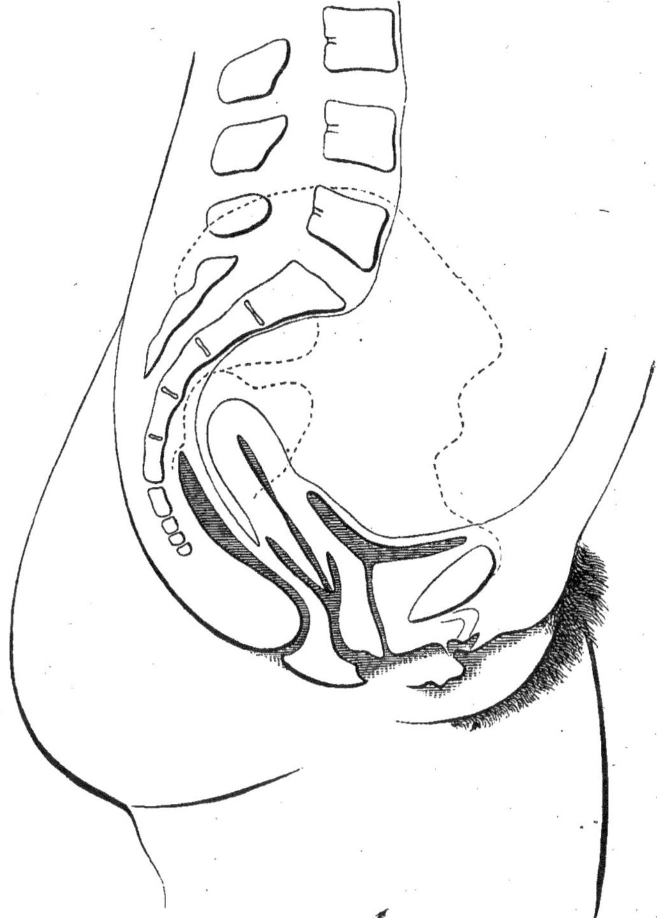

Fig. 53. — Rétroversion par arrêt de développement, forme infantile de l'utérus.

gueur du col, ces conditions qui accompagnent souvent cet état, favorisent la stabilité de la rétroversion.

La figure 53 donne un exemple de cette espèce de rétroversion qui n'est pas rare. C'est celui d'une femme vierge de quarante-six ans, qui fut admise le 13 juillet 1878. La plus petite partie des souffrances qu'elle éprouvait était causée par la rétroversion, elle souffrait d'un rétrécissement mitral.

Avec ce raccourcissement originaire du vagin, on trouve relativement souvent la combinaison de la rétroversion dont nous avons parlé avec un reste d'antéflexion.

Comme la régression sénile des parties génitales est souvent accompagnée de raccourcissement du vagin, il en résulte que la capacité invariable de la vessie produit la rétroversion souvent dans ces cas. On ne trouve que rarement, et par hasard chez des vieilles femmes une rétroversion qu'aucun anamnestique n'avait fait soupçonner, ce qui ne permet pas de dire si elle s'était produite dans la période de l'activité génitale ou non.

RÉTROFLEXION PAR ANTÉPOSITION DU COL

§ 115. 2. Dans le § 72, il a été question de la fixation du col à la paroi pelvienne antérieure, de l'antéposition du col par le raccourcissement des brides cicatricielles formées dans le tissu connectif entre l'utérus, la vessie et la paroi pelvienne, à la suite de paramétrite antérieure ou de pertes de substance par suite de gangrène, qui, dans ce cas, produit une fistule vésico-utéro-vaginale. L'adhérence normale du fond de l'utérus situé plus en arrière, et les variations de la pression abdominale ont, à la suite de la fixation en avant du col, produit une rétroflexion. Parmi un grand nombre de rétroflexions, il n'est pas rare d'en trouver qui résultent d'une fixation antérieure, quelquefois d'une état puerpéral aigu,

quelquefois d'un état d'inflammation chronique non
puerpéral. Le cas représenté dans les figures 54 et 55

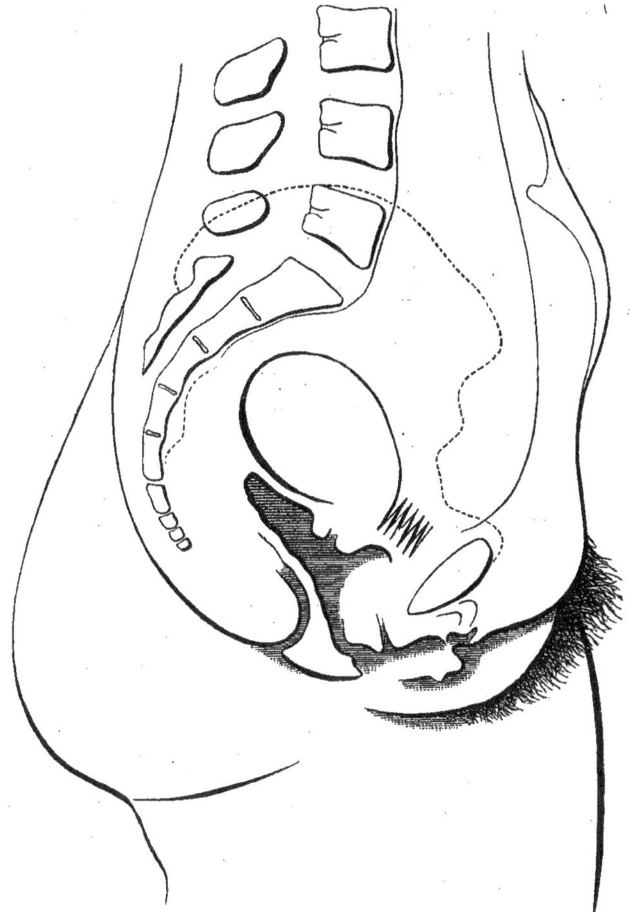

Fig. 54. — Rétroflexion par suite de fixation antérieure du col.

était surtout instructif, en ce sens que la formation et
la disparition de la rétroflexion ont pu être observées en
même temps que la fixation antérieure et sa disparition.

La femme H..., à J..., avorta fin d'avril 1876, au

troisième mois d'une grossesse de mole hydalidique. L'utérus était en antéflexion normale. Il survint une paramétrite antérieure gauche avec un exsudat facile à constater au palper. Le 29 mai, celui-ci est réduit à une courte bride solide qui relie le col à la paroi pelvienne. Le fond de l'utérus est en rétroflexion à droite. La figure 55 montre le résultat de l'exploration vu perpen-

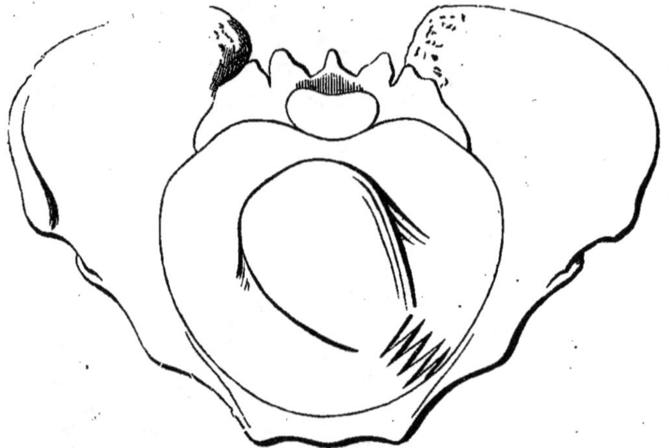

Fig. 55. — Le même cas vu d'un autre point.

diculairement à l'entrée pelvienne, la figure 54 ; le montre de profil (en coupe). Le 15 juin, la résorption de l'exsudat est presqu'achevée, la portion vaginale est retrouvée en arrière dans le bassin, l'utérus en antéflexion normale, sa mobilité passive est encore un peu restreinte à gauche.

RÉTROVERSION PAR FIXATION POSTÉRIEURE ÉLEVÉE, PAR MÉTRITE

§ 116. 3. Parmi les 134 rétroversions notées dans le tableau (chap. II de la partie générale) se trouvaient huit cas de fixation du col en haut en arrière, avec notable raccourcissement d'un des ligaments de Douglas et rétroversion concomitante de l'utérus rigide. Ces cas ont entr'eux une ressemblance si frappante, dévient si

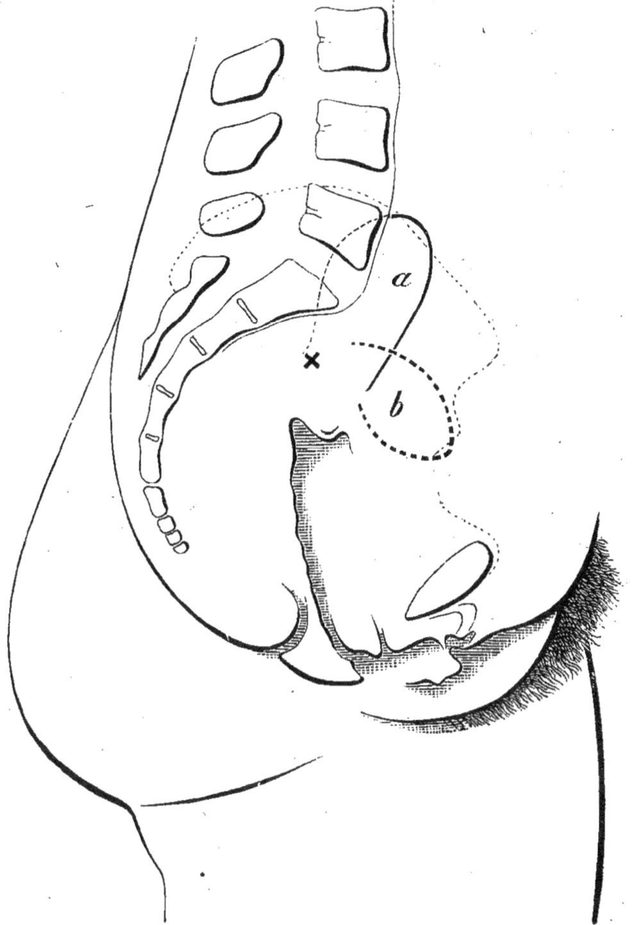

Fig. 56. — Rétroversion par suite de métrite et de fixation en arrière et en haut.

notablement des rétroversions ordinaires, qu'elles méritent un court examen. La chose caractéristique est la fixation du col et la situation qui en résulte pour l'utérus, dont le fond dépasse de beaucoup le niveau du petit bassin. La figure 56 montre une vue de profil de cet état.

La femme K..., à J..., âgée de trente-cinq ans, mariée depuis huit ans sans être devenue enceinte, affectée alternativement de dysménorrhée et de chlorose. Portion vaginale du col très élevée déviée à gauche, par suite d'un raccourcissement absolu du pli de Douglas qui la fixe à l'articulation sacro-iliaque. Corps de l'utérus *a*, à côté du promontoire appliqué contre la paroi pelvienne postérieure, non flexible, cavité utérine longue de 75 millimètres. Sous l'influence d'un traitement résolutif, la métrite chronique diminue, l'utérus devient flexible, le corps se met en antéflexion aiguë (fig. 53. *b*), la fixation postérieure à l'articulation sacro-iliaque ne change pas.

Dans d'autres cas, la fixation postérieure s'est relâchée un peu pendant l'observation de la malade; l'utérus resté rigide tomba en antéversion. La situation particulière de la matrice est le résultat de la fixation postérieure du col combinée avec l'état rigide de l'utérus. La rigidité de l'utérus empêche l'antéflexion, et le peu de longueur du ligament qui fixe l'organe empêche l'antéversion. La longueur de la portion vaginale du col, qui était considérable dans tous ces cas, empêche particulièrement l'antéversion lorsque la fixation en arrière est très courte.

RÉTROFLEXION PAR EXCÈS DE LONGUEUR DE LA PAROI ANTÉRIEURE DE L'UTÉRUS

§ 117. 4. Une quatrième catégorie de causes anatomiques de la rétroversion (exclusion de la flexion, à angle aigu fixe) est la différence entre la nutrition dans la paroi

antérieure et la paroi postérieure de l'organe. Comparez
à ce sujet § 51. Un raccourcissement de la paroi postérieure ou un allongement de la paroi antérieure produisent nécessairement une flexion légère ou une flexion
aiguë sur la surface postérieure.

Bell Jos avait déjà appelé l'attention sur cette cause
de la flexion. E. Martin lui attribua un rôle bien plus
considérable ; il attribuait surtout à la régression défectueuse de la partie de l'utérus où le placenta avait été
implanté, la cause de la rétroflexion et de la rétroversion.
Sur les 338 cas de rétroversions d'utérus non gravide
qu'il a notés, il attribue cette cause à 230 cas.

On ne comprend pas trop bien comment l'augmentation de volume de la paroi antérieure de l'utérus puisse
causer la *rétroversion*, on peut attribuer la *rétroflexion* à
cette cause dans quelques cas. Dans le cas suivant, une
tumeur développée dans la paroi antérieure de l'organe a
causé la rétroflexion ; cette cause est si bien établie que,
peu de jours après l'enlèvement de la tumeur, l'utérus reprit son antéflexion.

La femme W..., de J..., était atteinte de métrorrhagies
profuses, l'exploration constata une rétroflexion de l'u-
térus augmenté de volume. Après la dilatation du col,
on reconnut l'existence d'une tumeur de forme irrégulière
qui est représentée dans la figure 57, qui avait son point
d'origine à la paroi antérieure du col et du corps de la
matrice. Après l'enlèvement, moyennant la cuillère tranchante et une pince, de cette tumeur qui était un adénome
myxomateux, la paroi antérieure de l'utérus se raccourcit et, dans peu de jours, il reprit sa forme primitive antéfléchie. La figure 57 a été tracée après l'examen fait le
2 janvier 1879 ; la tumeur fut enlevée le jour suivant et la

figure 58 a été tracée après l'examen fait le 29 du même mois.

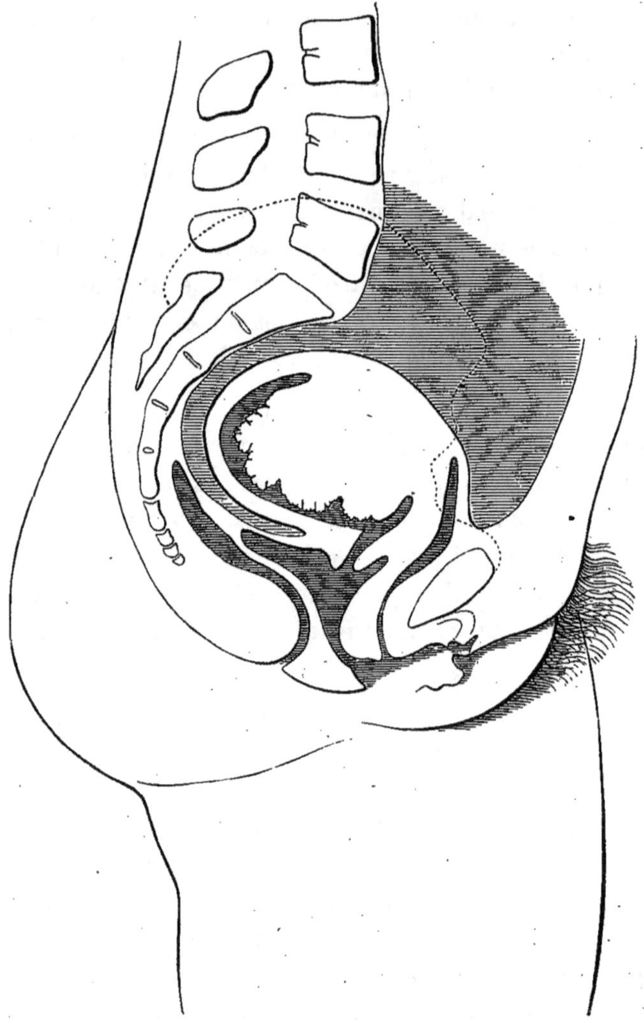

Fig. 57. — Rétroflexion par augmentation de volume de la paroi antérieure de l'utérus.

La tumeur récidiva sous forme de carcinome, l'utérus

fut enlevé par la laparotomie, suivant la méthode de Freund et la femme succomba.

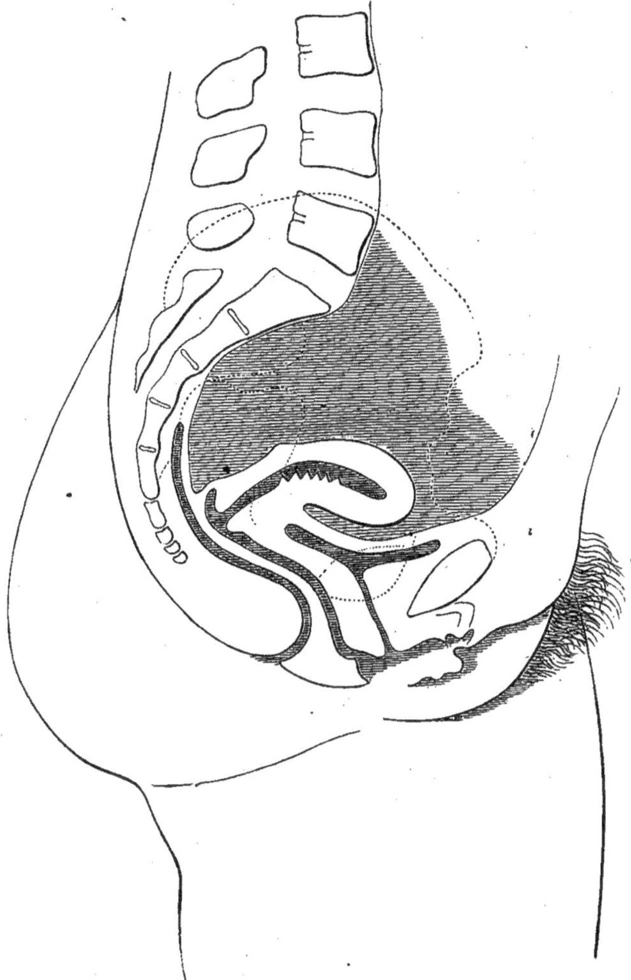

Fig. 58. — Le même cas après l'ablation de la tumeur.

RÉTROVERSION ET RÉTROFLEXION PAR RELACHEMENT DES PLIS DE DOUGLAS

§ 118. 5. La cause anatomique de la rétroversion et de la rétroflexion de beaucoup la plus fréquente est le relâchement des moyens de fixation de l'utérus. De tous les moyens d'union de l'utérus, celui qui contribue le plus à rendre à l'utérus la situation antéfléchie, après chaque évacuation du rectum et de la vessie, c'est sa fixation du col en arrière par les plis de Douglas, après eux vient peut-être l'action de ligaments ronds. (Voy. le chap. I de la partie générale.) La perte de la fixation postérieure a particulièrement pour effet de porter en arrière le fond de l'utérus. Si, après l'évacuation d'une selle volumineuse l'action des muscles rétractiles et du tissu élastique des ligaments de Douglas n'entre pas en jeu, la portion vaginale du col reste située en avant. Chaque nouvelle réplétion du rectum et de la vessie ajoute son action à la précédente, il en résulte qu'après plusieurs évacuations de la vessie et du rectum, la matrice prend une position dans laquelle la pression intra-abdominale et celle des organes de la cavité agissent plus sur la surface antérieure de l'organe que sur sa surface postérieure. Le fond de l'utérus est poussé vers la concavité du sacrum (fig. 59).

Si l'utérus est encore flexible, le col ne suivra qu'en partie le mouvement du corps de l'utérus ; au lieu de l'antéflexion, qui persistait aussi longtemps que la pression intra-abdominale agissait essentiellement sur la surface postérieure de l'organe, il surviendra une rétroflexion aussitôt que cette pression agira davantage sur sa surface antérieure. Mais si l'utérus a été rendu rigide et droit à la suite d'une métrite, le col de l'utérus sera obligé de suivre les mouvements du corps de l'organe, il surviendra alors une rétroversion.

La figure schématique 59 explique la chose comme la

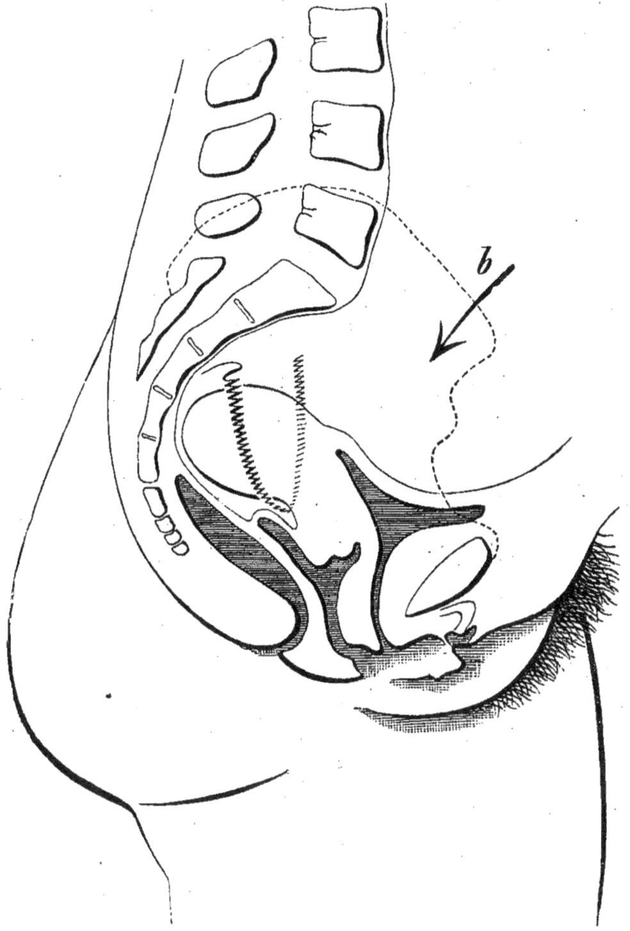

Fig. 59. — Rétroflexion par relâchement des plis de Douglas.

figure 47 avait expliqué comment se produit l'antéflexion. Les lignes en zigzag représentent les ligaments de Dou-

glas, *b* la direction suivant laquelle la pression intra-abdominale agit sur l'utérus. Le reste se comprend de soi.
Le relâchement inévitable de la paroi vaginale antérieure
n'est pas représenté dans la figure.

STADE DE LA MOBILITÉ ANORMALE DE L'UTÉRUS

§ 119. La situation rétroversée ou rétrofléchie ne
reste pas toujours également stable quand elle s'est produite. Une accumulation de feces au-dessous du fond de
l'utérus soulève de nouveau celui-ci ; l'utérus, dont les
liens sont relâchés, est bien plus impressionné dans ses
mouvements que celui dont les moyens d'union ont conservé la solidité normale. Quand, dans certaines situations du corps, la pression abdominale cesse d'agir, l'utérus, dont la mobilité est anormalement augmentée, peut
se remettre en antéflexion normale. Ce changement de
situation peut fréquemment varier pendant des semaines
et des mois, jusqu'a ce qu'enfin l'utérus reste en rétroflexion.

RÉTROFLEXION CONSIDÉRABLE A LA SUITE D'UN PROLAPSUS UTÉRIN

§ 120. La rétroflexion peut arriver à un degré plus
considérable que le représente la figure 59, il est rare
que la flexion soit aiguë ou rectangulaire sur la surface
postérieure. Le corps de l'utérus, qui aura été poussé en
arrière et en bas par la pression abdominale, peut bien
élargir et rendre plus ample et plus profond le cul-de-
sac de Douglas. Les plus hauts degrés de rétroversion et
de rétroflexion sont observés quand, par suite du prolapsus, le cul-de-sac de Douglas et le vagin auront subi
un allongement et un relâchement anormaux. C'est la

situation que prend la matrice quand, lors d'un prolapsus utérin, elle est replacée par une main inexpérimentée, et qu'un pessaire est placé dans le vagin, c'est

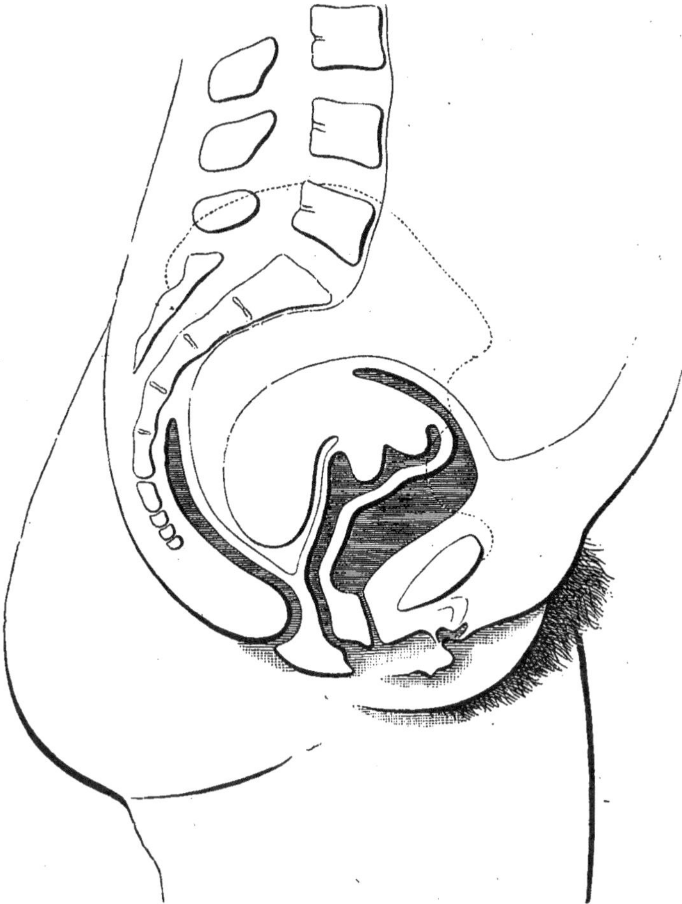

Fig. 60. — Rétroversion profonde. Espace de Douglas rendu plus profond
à la suite d'un prolapsus antérieur.

une rétroflexion au plus haut degré. La figure 60 en
représente un de cette espèce.

La femme **H..**, de **S..**, âgée de quarante-deux ans est accouchée plusieurs fois. Depuis sa première couche, il s'est produit un prolapsus utérin, qui a été replacé par une main inexpérimentée et maintenu depuis par un pessaire en forme de couronne. Elle eut pendant de longues années une menstruation profuse causée par la rétroflexion et le catarrhe utérin. Ce sont ces derniers accidents qui la décidèrent à nous consulter.

Il a été observé des cas (Rokitansky, Schott et autres) dans lesquels la paroi vaginale postérieure placée au-devant du fond de l'utérus profondément rétrofléchi est tombée en gangrène et a laissé passer à nu la surface péritonéale du fond de l'utérus.

INFLUENCE DES CAUSES MORBIDES DANS LA PRODUCTION DE LA RÉTRO-
VERSION ET DE LA RÉTROFLEXION

§ 121. Les cinq causes anatomiques du déplacement en arrière du fond de l'organe, se comportent différemment quant à la fréquence suivant laquelle il se produit une rétroversion ou une rétroflexion. La première de ces causes, forme puérile de l'utérus avec vagin court, ou régression sénile, produit la rétroversion, très souvent la conséquence plus éloignée sera une rétroflexion; il n'est pas rare de voir dans cette forme de rétroversion persister un léger degré d'antéflexion. La deuxième cause, la fixation du col en avant, produira exclusivement une rétroflexion. La troisième ne pourra causer qu'une rétroversion, car aussitôt qu'un peu de flexibilité se reproduira, la fixation très haut en arrière produira de l'antéflexion. La quatrième cause qui ne se rapporte qu'à un changement de forme de tout l'organe, rétrécissement de la paroi postérieure, allongement de la paroi antérieure, cause la rétroflexion.

La cinquième cause conduit à la rétroversion aussi bien qu'à la rétroflexion. Cette dernière déviation est la plus fréquente, puisque, dans la majeure partie des cas, la flexibilité de l'utérus persiste.

§ 122. Nous avons à revenir plus amplement sur le relâchement des plis de Douglas. Nous regardons comme démontré que la faiblesse musculaire générale, la pauvreté du sang, l'excitation génésique excessive peuvent produire le relâchement des plis de Douglas, et particulièrement du muscle rétracteur de l'utérus qu'ils renferment. La possibilité de cette étiologie ne peut pas être contestée, on n'a opposé aucune preuve contraire à ces constatations étiologiques.

On peut rapporter à un état puerpéral l'origine d'un grand nombre de rétroflexions, et quelquefois à une puerpéralité d'apparence normale, souvent à l'état puerpéral, suite d'un avortement, ce dont la femme ne se doute pas. Il est douteux que se lever trop tôt puisse avoir une action mécanique directe sur la production de la rétroflexion; en tout cas, il faudrait admettre avec cela un état de plénitude habituel de la vessie, car autrement la pression abdominale, si elle était augmentée, produirait dans la situation debout chez une femme accouchée une augmentation de l'antéversion, favorisée par la liberté et le poids de l'utérus. Il est plus plausible de voir dans la situation prolongée sur le dos une condition mécanique favorable à la rétroversion.

L'utérus en puerpéralité qui est lourd, subit plus énergiquement l'effet de son poids que dans un autre temps.

A la fin de la première semaine, l'utérus est déjà devenu assez petit pour que le fond de l'organe trouve de la place dans le petit bassin. A ce moment il pèse encore 500 grammes, tandis que l'utérus virginal ne pèse que de 30 à 50 grammes. Tous ses moyens d'union ont, en raison de la gravidité, conservé leur mobilité et leur liberté ; à cette période arrive cette chose importante que la pression intra-abdominale, qui dans l'état ordinaire, même dans la situation couchée, s'exerce contrairement à l'action du poids de l'organe et maintient l'utérus en antéflexion, est réduite à très peu de chose en raison de la flaccidité des parois abdominales et de la situation dorsale. La cause qui empêche la régression de l'utérus et qui favorise la rétroflexion pourra bien être celle qui fait, qu'après la puerpéralité la reconstitution du tissu musculaire du système utérin s'opère d'une manière défectueuse, que le rétracteur utérin et les ligaments ronds participent à cette réparation défectueuse et deviennent par là moins aptes à remettre, dans l'antéversion normale, l'utérus resté plus lourd, chaque fois que le rectum et la vessie auront été évacués.

PARAMÉTRITE POSTÉRIEURE PUERPÉRALE

§ 123. Une deuxième cause pour laquelle la rétroversion se produit souvent à la suite des couches, cause que l'observation clinique peut constater très souvent, c'est la paramétrite postérieure qui se produit pendant cet état. Nous avons mentionné dans le § 99 la survenance pendant la puerpéralité de ces paramétrites de peu d'étendue. Le résultat de ces affections est très souvent la raccourcissement d'un ou des deux plis de Douglas, et comme il n'en résulte pas immédiatement un trouble fonctionnel, on ne traite pas ces accouchées. Si on continue à observer les femmes qui ont été atteintes de raccourcissement paramétrique des plis de Douglas, on constatera que chez les unes, il s'est fait en arrière une fixation très élevée de l'utérus et qu'elles conservent une antéflexion consécutive, et que les autres, celles qui ont été les moins malades, souffrent bientôt de rétroflexion utérine. Les plis de Douglas ont perdu par la paramétrite leur élasticité et la contractilité ; aussitôt que la rétression s'est emparée de l'exsudat, la raideur du pli de Douglas disparaît, l'utérus perd la fixation postérieure du col, la portion vaginale avance dans le vagin, et lors de la première plénitude de la vessie la pression abdominale pousse le corps de l'utérus dans la concavité du sacrum.

PARAMÉTRITE EN DEHORS DE LA PUERPÉRALITÉ

§ 124. Une paramétrite qui évolue en dehors de la puerpéralité peut aussi donner lieu au relâchement des plis de Douglas, et par suite, souvent à la rétroflexion. Pendant le traitement d'une antéflexion causée par une paramétrite postérieure, moyennant les résolutifs, par exemple, par l'introduction journalière d'un tampon d'iodure de potassium, on observe que les plis de Douglas raccourcis deviennent plus mous et s'allongent ; pendant l'observation journalière que permet ce traitement, on constate quelquefois qu'un jour, au lieu d'une antéflexion qui existait, l'utérus se trouve en rétroflexion produite sous l'influence du relâchement complet des plis de Douglas. (Si la paramétrite n'a pas duré trop longtemps l'élasticité primitive des plis de Douglas reparaît.)

Que le relâchement des plis de Douglas puisse se produire souvent aussi spontanément à la suite d'une para-

métrite postérieure, cela est démontré par la constatation
fréquente de la rétroversion et de la rétroflexion chez
les femmes qui viennent à la consultation. Le plus souvent dans la rétroflexion on trouve les plis de Douglas
tout à fait relâchés et minces, si bien que, pour les découvrir, il faut toucher avec soin par le rectum. D'autres
fois, sous l'utérus rétrofléchi on sent les plis de Douglas
comme des bandes larges, dures, insensibles à la pression, ayant une forme semi-lunaire, se dirigeant vers le
sacrum en se perdant. Aran avait déjà constaté cet état
qu'il caractérisait comme une hypertrophie des plis par
suite de leur tension. D'après mon appréciation, c'est
plutôt par un reste d'une paramétrite et de périmétrite
postérieure; nous attendons la preuve anatomique de
cette manière de voir.

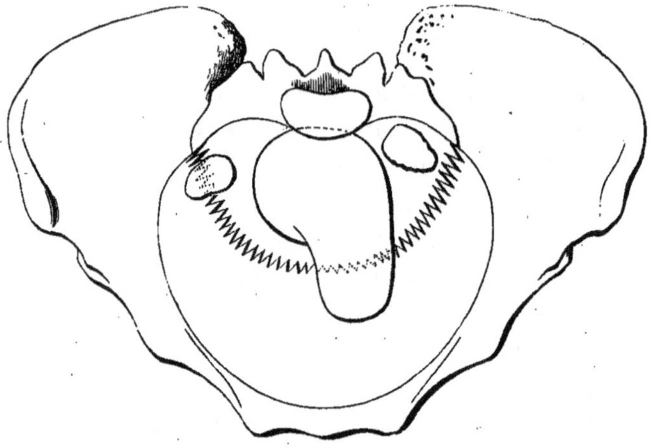

Fig. 61. — Rétroflexion de l'utérus et des ovaires. Plis de Douglas
épaissis par une paramétrite postérieure ayant existé antérieurement.

La figure 61 montre grossièrement les rapports topographiques de cet état. La ligne en zigzag indique la
direction des plis de Douglas relâchés et épaissis qu'on

sent par le vagin ou par le rectum comme un cercle qui,
depuis le dessous du col, s'étend de chaque côté vers le
bassin. L'utérus est en rétroflexion, un peu en torsion
vers la gauche. Les ovaires dirigés en arrière font saillie,
le droit à moitié, le gauche entièrement dans le cul-de-
sac de Douglas. La figure montre ce qui a été constaté le 8 août 1877 chez une femme de trente ans, la
femme H..., de E... Ce cas n'a pas d'autre intérêt;
l'utérus fut replacé ce jour même et maintenu d'une
façon durable par un pessaire en 8.

RÉTROFLEXION, SUITE D'UN ÉTAT DE PLÉNITUDE HABITUELLE DU RECTUM
ET DE LA VESSIE

§ 125. Il faut enfin mentionner encore l'influence que
la réplétion habituelle du rectum et de la vessie peut
exercer sur la production de la rétroversion et de la rétroflexion. Une forte réplétion du rectum exerce une
tension sur les plis de Douglas. La tension excessive et
continue des plis de Douglas peut diminuer ou même
anéantir leur élasticité et leur contractilité. D'après
cela, il devient vraisemblable que la stagnation habituelle d'une colonne fécale volumineuse puisse avoir
pour effet de mettre l'utérus en rétroflexion.

Il est non moins vraisemblable que la réplétion habituelle de la vessie, l'habitude de retenir l'urine au-delà
du moment où le besoin d'uriner se fait sentir, favorise
à un haut degré la production de la rétroversion et de la
rétroflexion. Je prie le lecteur de jeter les yeux sur les
figures 6, 8 et 9 pour s'expliquer la chose. L'affaissement
qui se produit dans la vessie, quand elle se contracte et
se vide, se fait de la manière suivante : la partie de la
vessie attachée au col (fig. 9, *c*) s'applique sur celle atta-

chée au vagin, la flexion de la paroi postérieure de la vessie après l'évacuation complète de l'urine se fait à l'état normal non en *c* mais en *b*; la partie de la vessie revêtue par le péritoine de *c* à *a* (fig. 8) ne couvre pas de suite le reste de la paroi vésicale; l'application complète d'une paroi vésicale sur l'autre, l'évacuation complète de l'urine ne devient possible que quand la paroi vésicale attachée au col *b c* se déprime également en bas comme le montre la figure 6. L'affaissement de la vessie suivant cette forme est un des facteurs qui causent la prompte reproduction de l'antéversion à la suite de chaque évacuation de la vessie.

On sait que, par l'habitude et l'exercice, la vessie peut arriver à contenir une grande masse d'urine avant que le besoin d'uriner ne se manifeste. Le segment de la vessie qui est revêtu du péritoine prend à cette ampliation une part plus grande que celle attachée au col, au vagin et à la paroi antérieure du pelvis. Mais si le segment de la vessie recouvert par le péritoine *c a* (fig. 8) est plus grand à l'état de contraction, ou s'il se contracte plus mal comme c'est le cas après une ampliation plus grande, il sera dans le cas de couvrir le restant de la vessie en entraînant avec lui la portion *b c*, il en résulte pour l'utérus la nécessité de se mettre en antéversion quand la vessie est vidée. Quand la vessie a été trop remplie, on peut constater cet effet que produit cette plénitude exagérée sur la situation de l'utérus. Quand, chez une femme dont la situation de la matrice est normale, dont la vessie renferme la quantité moyenne d'urine, environ 300 grammes, on pratique l'évacuation du liquide moyennant le cathéter dans la situation couchée sur le dos, on peut constater que la matrice se met rapidement en antéversion; mais si, chez la même femme, on a distendu la vessie avec la quantité double de liquide, on verra qu'après l'évacuation de ce liquide dans la même situation, la matrice ne reprendra sa situation en antéversion que lentement et incomplètement.

§ 126. Avec la rétroversion et la rétroflexion on trouve souvent : le catarrhe utérin avec gonflement de la muqueuse, tuméfaction des lèvres du col, ectropium de la muqueuse cervicale, notamment de la lèvre postérieure, avec nombreux follicules au pourtour de l'orifice, une augmentation de volume de l'utérus aussi bien de l'épaisseur de ses parois que de la longueur de l'organe, de la largeur de la cavité, la situation en arrière des ovaires (voy. fig. 13, 14, 61.), avec gonflement et sensibilité de l'organe. Sensibilité, à la pression du péritoine, de l'espace de Douglas et du fond de l'utérus (des surfaces péritonéales en contact anormalement permanent). Très souvent l'utérus en rétroversion ou en légère rétroflexion se présente comme abaissé, c'est-à-dire que la portion vaginale du col se trouve sensiblement rapprochée de l'entrée du vagin. La paroi postérieure, du vagin subit, dans sa portion supérieure une inversion d'où il résulte que la lèvre postérieure du col paraît sensiblement longue et que le doigt peut, sans distendre le vagin atteindre la partie supérieure du col, même le corps de l'organe ; par suite du rapprochement des deux points d'insertion de la paroi vaginale antérieure, celle-ci forme une voussure en forme de sac, atteint la vulve et fait quelquefois procidence à travers son orifice. Cette poche renferme avec le renversement de la paroi vaginale une petite saillie de la paroi postérieure de la vessie intimement adhérente au vagin, le catarrhe vésical accompagne souvent cet état que représente la figure 62.

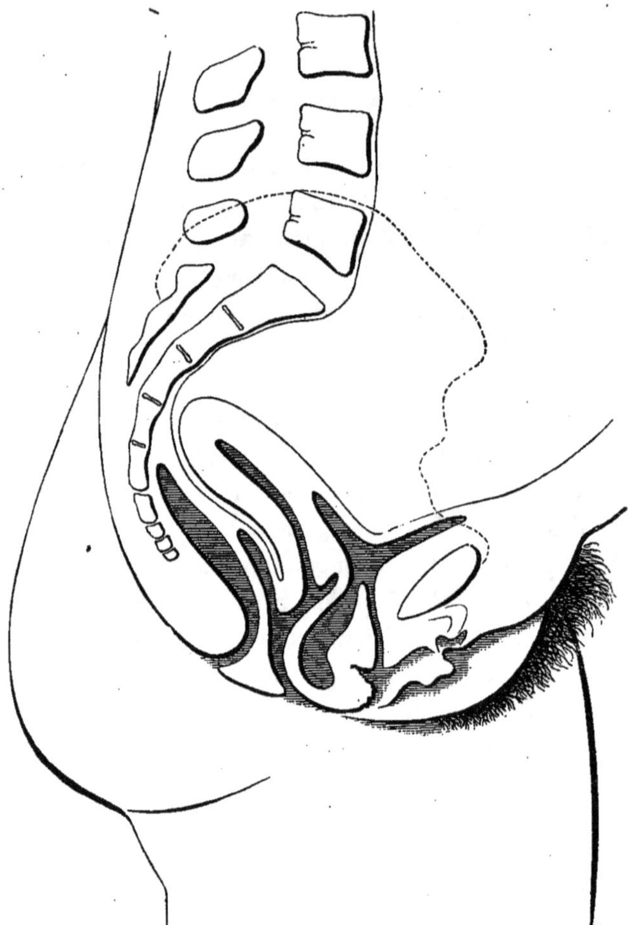

Fig. 62. — Rétroversion de l'utérus avec abaissement. Procidence de la paroi antérieure du vagin.

Les complications qui sont bien moins fréquentes sont: les adhérences de surfaces péritonéales du corps de

l'utérus avec la paroi antérieure du rectum, les brides
entre le corps de la matrice et la paroi du bassin, les raccourcissements cicatriciels paramétriques, les flexions
des uretères avec rétention du produit de la sécrétion rénale, et élargissement de ces conduits et des bassinets.

SYMPTÔMES DE LA RÉTROVERSION AIGUE

§ 127. Les symptômes de la rétroversion *aiguë* sont un
violent ténesme, les symptômes de la métrite, de la péritonite et de la cystite ; ils sont compliqués de ceux de
l'effet de la force qui a occasionné la rétroversion. Des
phénomènes réels d'étranglement ne se produisent pas
dans la rétroflexion ou de la rétroversion de l'utérus non
gravide, ni avec un utérus dont le volume n'a pas été
trop augmenté.

SYMPTÔMES DE LA RÉTROVERSION CHRONIQUE ; MENSTRUATION
ET CONCEPTION

§ 128. Ils dépendent des fonctions génitales. La
menstruation devient plus profuse, dure plus longtemps
et revient à des intervalles plus courts. Que ce soit là
un effet immédiat du changement de situation de l'utérus,
c'est incontestable, car, après que ces symptômes ont
duré pendant des années, il suffit de changer la situation
de la matrice pour les faire cesser. Ceci s'applique
aux cas non compliqués, à ceux dont le replacement
n'a pas été opéré avec la sonde, mais avec la main et
maintenu par un pessaire vaginal. Ce symptôme morbide
disparaît encore lorsque la rétroflexion a duré pendant
de nombreuses années. La menstruation peut même avec
le temps devenir peu abondante, puisqu'en raison des

pertes nombreuses et du catarrhe il s'est produit une anémie générale, et puisque la muqueuse utérine s'est atrophiée sous l'influence de la prolongation du catarrhe utérin. Souvent, malgré l'augmentation de l'anémie, l'écoulement menstruel devient plus abondant, la période menstruelle plus longue, et la menstruation se prolonge au delà de l'âge où elle cesse ordinairement. L'apparition prématurée des règles chez les femmes qui allaitent est souvent causée par la rétroflexion.

La conception n'est pas empêchée par la rétroflexion à son début, on peut même dire que ce changement de situation ne l'empêche pas directement. Il n'est pas rare que la conception se fasse plus souvent, parce que la rétroflexion prédispose aux avortements. Cette influence aussi est directe, comme le prouvent les résultats de la pratique. Des femmes qui, jusqu'alors, avortaient toujours, arrivent à terme aussitôt que la matrice est replacée et maintenue dans sa situation normale.

La stérilité qui se produit plus tard dans les rétroflexions, est causée par l'état de souffrance générale, par l'anémie, effet des pertes fréquentes, par le catarrhe utérin qui manque rarement avec les rétroflexions qui ont duré longtemps, par les ovarites, les péritonites qui accompagent souvent les rétroflexions persistantes.

SOUFFRANCES DANS LA DÉFÉCATION ET LA MICTION

§ 129. Des difficultés et des douleurs dans le défécation et la miction sont des symptômes fréquents mais non constants dans la rétroversion. L'utérus en rétroflexion chronique a le plus souvent éprouvé une légère torsion, si bien que le canal de l'urèthre et le col de la vessie ne sont pas nécessairement comprimés par le col.

Les plis de Douglas relâchés, bien que le corps de l'utérus
soit placé entre eux, laissent, en raison de leur extensibilité, un passage libre aux masses fécales, mais chaque
congestion utérine, chaque augmentation de volume
de l'organe, chaque irritation même légère du péritoine
qui peuvent se produire si facilement quand la matrice
est en rétroversion et qui, sans cela, seraient sans effet
fâcheux, donnent lieu souvent à des embarras du gros
intestin ou de la vessie, à des sensations douloureuses
dans le bassin. Ce qui vient d'être dit répond à la question
posée souvent autrefois. Est-ce la rétroflexion ou les
complications de ce changement de situation qui sont la
cause de ces symptômes? Les complications en sont le
plus souvent la cause prochaine, mais ils sont la conséquence de la rétroversion.

RÉTROVERSION DES OVAIRES

§ 130. Le siège des sensations douloureuses dans la
rétroflexion est très souvent dans les ovaires, on peut
le prouver directement; ces organes souffrent naturellement par une situation en arrière donnée par le corps
de la matrice. La *rétroversion des ovaires* (le mot de descente ou prolapsus n'est pas exact pour désigner le changement de situation que subissent ces organes, voy. fig. 14)
les expose aux mouvements des intestins, même du rectum, auxquels ils échappent dans leur situation normale.
C'est à cette circonstance, au tiraillement et à la torsion
de leurs vaisseaux qu'on peut attribuer la cause de leur
sensibilité à la pression dans cette situation anormale.
Quand, chez ces malades, on exerce directement une pression sur les ovaires, elles disent que les douleurs qu'on a
provoquées sont précisément les mêmes que celles

qu'elles éprouvent spontanément en allant à la selle. Les ovaires en rétroversion sont aussi souvent gonflés et l'altération des tissus qui en est la cause a une grande importance sur la santé de la femme. Cette tuméfaction est essentiellement causée par un empêchement mécanique dans la circulation, comme le prouve la cessation de ce gonflement peu après la reposition. Dans d'autres cas, les ovaires sont le siège de processus inflammatoires, qui sont la cause du gonflement, et dont la suite peut être la stérilité. Enfin on ne voit pas rarement des tumeurs ovariques se produire à la suite du gonflement : nous avons parlé de ces relations étiologiques dans le § 56.

Après la reposition de l'utérus à la suite de laquelle les ovaires reprennent naturellement leur place, s'ils n'ont pas contracté des adhérences, non seulement cessent les douleurs spontanées, mais encore l'augmentation de volume, car quand, après quelques jours, on cherche et on palpe les ovaires, on peut souvent constater directement qu'ils ont diminué de volume et qu'ils ne sont plus sensibles à la pression.

FLEXION DES URETÈRES

§ 131. La flexion des uretères par l'utérus rétrofléchi, poussée jusqu'au déplacement de ce conduit et à l'empêchement du passage du produit de la sécrétion rénale, n'est pas fréquente. Hildebrandt cite une série de cas semblables. On trouve bien trop souvent des affections catarrhales des voies urinaires supérieures, même des néphrites chez les femmes affectées de rétroflexion, pour qu'on puisse parler d'une coïncidence fortuite, les affections rénales chez les femmes imposant de faire chez elles l'examen de la situation de l'utérus.

Des symptômes de compression sur les nerfs du bassin sont passablement rares; même là, où avec une rétroflexion utérine existent des troubles d'innervation dans les extrémités inférieures, il paraît plus rationnel de les attribuer à des inflammations du tissu cellulaire du bassin propagées plus loin, qu'à la pression même de l'utérus. Toutefois, il est des cas dans lesquels la cessation immédiate à la suite de la reposition de l'organe, de troubles nerveux existants depuis longtemps, prouve que la pression de l'utérus rétrofléchi était la cause des affections douloureuses ou paralytiques.

DIAGNOSTIC DE LA RÉTROVERSION ET DE LA RÉTROFLEXION

§ 132. Le diagnostic de la rétroversion et de la rétroflexion est obtenu par la palpation digitale. Dans la rétroversion et la rétroflexion habituelles causées par le relâchement des·plis de Douglas, le doigt explorateur trouve le col en avant dans le bassin. Le corps de l'utérus renversé en arrière peut être touché à travers le cul-de-sac vaginal postérieur élargi et relâché. Moins l'utérus est fléchi, plus on reconnaît avec facilité et netteté que c'est le corps qui se continue immédiatement à la suite du col. Plus la flexion est forte, moins est claire pour le doigt la connexion entre le col facilement reconnu et le corps qui se trouve dans le cul-de-sac vaginal postérieur et qui le remplit. La main seule peut donner à cet égard la certitude complète. Elle constate que le col ne se continue pas avec le corps en antéposition, elle trouve l'endroit où le corps est fléchi sur le col; elle trouve plus loin en arrière la surface autrefois antérieure de l'utérus renversé et constate de cette manière, avec le concours du doigt qui touche, que la tumeur sentie dans le cul-de-sac postérieur n'est en réalité rien autre chose que l'utérus rétrofléchi. La figure 63 explique ce qui vient

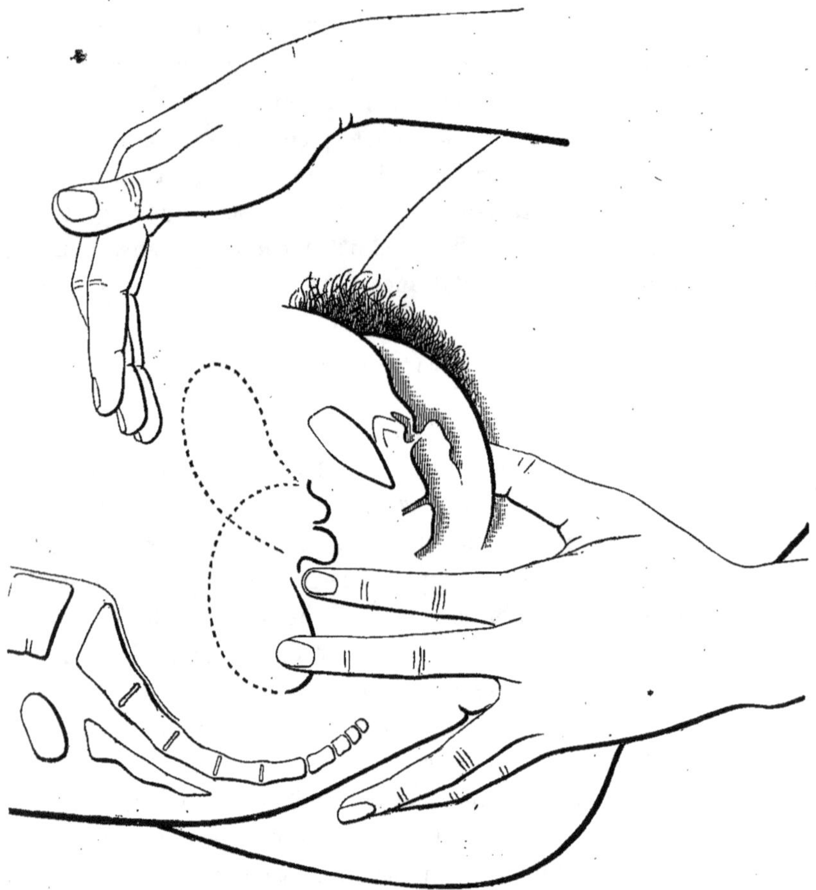

Fig. 63. — Diagnostic différentiel entre la rétroflexion et l'antéposition.

d'être dit sur la palpation de l'utérus rétrofléchi. L'utérus, pris entre les doigts des deux mains qui explorent, ne laisse subsister le moindre doute sur sa situation, sa forme, son volume, sa mobilité et sa sensibilité. Une

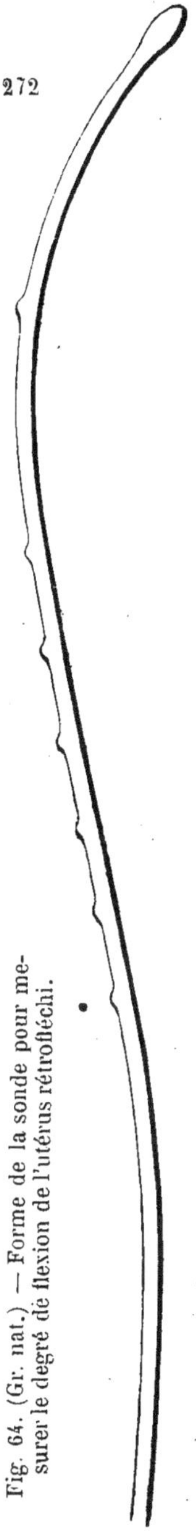

Fig. 64. (Gr. nat.) — Forme de la sonde pour mesurer le degré de flexion de l'utérus rétrofléchi.

immobilité absolue de l'utérus peut rendre le diagnostic difficile, et sa grande mobilité au col peut faire naître l'illusion qu'il s'agit d'une tumeur mobile attachée à une matrice petite. On peut facilement se tromper quand on a affaire à un utérus puéril ou transformé par l'involution sénile. Par le rectum le doigt arrive plus haut sur la surface postérieure de la matrice. La résistance que les parois abdominales peuvent opposer à la palpation est sensiblement diminuée par l'anesthésie chloroformique. Dans les cas douteux, notamment dans ceux compliqués de tumeurs, la sonde utérine peut donner des notions positives. Celui qui a l'habitude des explorations ne l'emploie que rarement pour déterminer la direction de la matrice, celui qui est novice peut par elle être induit en erreur dans les cas les plus simples. Une matrice dont la mobilité est normale, à plus forte raison celle dont la mobilité est trop grande, s'étend sur la sonde dans la direction suivant laquelle elle a été introduite. Je connais des cas dans lesquels l'utérus en rétroflexion a été pendant longtemps pris pour une tumeur située en arrière de la matrice, parce que la sonde pouvait être introduite dans la direction normale sans rencontrer de difficulté. Avant comme après l'explo-

ration par la sonde, le doigt introduit dans le cul-de-sac
postérieur trouvait la tumeur qui, en raison de cette exploration, était regardée comme étant située derrière la
matrice, mais dont la nature réelle fut reconnue par la
palpation bimanuelle, car on constata chaque fois que
la sonde avait été introduite, que la matrice s'était redressée. C'est là un motif sérieux pour ne pas poser le
diagnostic de la rétroflexion moyennant la sonde.

La rétroflexion n'a souvent, pendant fort longtemps,
causé que des embarras légers. Ce n'est qu'au moment
d'une grossesse, peu avant le moment où les règles manquent pour la première fois, que les embarras prennent
une acuité qui engage la malade à réclamer les secours
de l'art. L'exploration par la sonde aurait pour effet
d'anéantir la grossesse; il faut mentionner aussi que des
cas peuvent se présenter où des femmes qui se savent enceintes vont trouver le médecin avec le désir secret qu'il
veuille faire largement emploi de la sonde.

Si, pour établir le diagnostic, nous employons rarement
la sonde, elle est employée souvent pour apprécier, pour
mesurer l'étendue de la cavité utérine. Ci-contre est
représentée la sonde dont la courbure est la meilleure
pour l'exploration de l'utérus en rétroflexion.

Ce n'est pas dans tous les cas de rétroversion que l'on
trouve le col abaissé, dans la partie antérieure du bassin,
ni le corps de l'utérus dans le cul-de-sac vaginal postérieur. En jetant les yeux sur les figures 53 à 56 et
sur la figure 60, on verra de quelle manière les manœuvres diagnostiques seront différentes de celles dont
nous venons de parler, pour arriver à la connaissance de
la situation de la matrice et de celle de sa forme. La palpation bimanuelle est toujours le moyen diagnostic
essentiel. L'anesthésie chloroformique permet une orien-

tation complète dans chaque cas douteux. En cas de nécessité, la sonde fait le reste.

Il est parfaitement compris que, pour établir la base d'indications justes, le diagnostic devra s'étendre jusque sur les complications existantes.

TRAITEMENT

§ 133. — Le traitement de la rétroversion et de la rétroflexion variera selon les causes qui auront occasionné les changements de situation de l'organe. C'est sur la connaissance des causes qui les ont occasionnées et qui peut-être sont toujours en action, que doit être basé le mode suivant lequel cette anomalie de situation devra être combattue.

Outre les causes occasionnelles, il faudra pour les indications prendre en considération les complications qui se sont ajoutées plus tard au changement de situation, dont quelques-unes, les cicatrices paramétriques et les adhérences péritonéales, peuvent opposer un obstacle considérable au replacement de l'organe dans sa situation normale. Les complications inflammatoires des rétroversions et des rétroflexions sont, pour la plus grande partie, des *conséquences* de la situation anormale ; elles sont à considérer autrement que les complications inflammatoires qui l'accompagnent d'habitude. Le rétablissement de l'utérus dans sa situation normale est le meilleur moyen thérapeutique à opposer aux complications de nature imflammatoire, et si elles n'ont pas causé un obstacle à ce rétablissement, elles n'exigent pas d'autre traitement.

Les *tumeurs* de l'utérus, ou celles qui sont situées endehors de l'utérus rétrofléchi, donnent lieu à des indications plus pressantes que la rétroflexion causée par elles et la rétroflexion rendue irréductible par elles. Si à la suite de l'enlèvement de ces tumeurs, la rétroflexion disparaît, ce n'est là qu'un effet heureux secondaire de la thérapeutique qui a été appliquée.

INDICATIONS DANS LES VARIÉTÉS TRAITÉES DANS LES § 114-117

§ 134. — Les indications dans la rétroversion, qui résultent d'un arrêt de développement infantile (fig. 53.) ne sont pas difficiles à remplir : on ne rencontre pas grand obstacle au replacement de l'organe dans sa situation normale ; mais il manque les conditions pour maintenir en avant le fond de l'utérus, car le vagin n'a pas d'espace suffisant pour fixer la portion vaginale du col assez en arrière, et la réplétion ordinaire de la vessie reproduit nécessairement la rétroversion. Peut-on, dans ces cas, essayer de dilater le vagin méthodiquement pour l'allonger avec les boules en caoutchouc durci employées par *Bozemann*? C'est une question que je ne voudrais pas résoudre, mais je crois qu'on ferait mieux de se borner à combattre les complications qui ont donné lieu aux souffrances, et qui ont motivé le recours aux conseils du médecin. Si, par exemple, le médecin est consulté à cause de la stérilité, et si l'examen constate qu'en dehors de la défectuosité de la forme de la matrice, les organes sont suffisamment bien développés, il faudra établir les conditions de la fécondabilité en tant que cela est en notre pouvoir ; chercher à corriger la rétroversion serait chose inutile, la rétroversion n'empêchant pas la conception. Dans beaucoup plus de cas qu'on ne croit, la réduction de la rétroversion ou de la rétroflexion se fait spontanément après la conception pour le reste de la grossesse ; et aussi dans cette forme de rétroversion dont il est question, le fond de l'utérus s'élève sans obstacle au-dessus du bassin dès les premiers temps de la grossesse. Celle-ci a sur cette anomalie l'influence la plus favorable.

Dans plusieurs cas, j'ai trouvé après la grossesse normale le vagin sensiblement plus long ; dans un cas, la rétroversion ne se reproduisit plus, dans d'autres, un pessaire maintint la situation normale d'une manière durable.

La rétroversion, arrivant avec *la régression sénile* n'est le plus souvent pas accompagnée d'incommodités ou ne réclame pas de traitement, à moins qu'à la suite il ne se produise une procidence de la paroi antérieure du vagin ou une chute de matrice.

La rétroflexion par suite *de la fixation du col à la paroi antérieure du pelvis* (fig. 54, 55) donne lieu à une indication : celle d'instituer un traitement qui a pour but d'obtenir la résorption de ce qui reste de la paramétrite.

La rétroversion par suite *de fixation du col en haut et en arrière* (fig. 56.) donne lieu à l'indication de traiter la métrite et la paramétrite postérieure. Dans la rétroflexion par suite de *l'allongement de la paroi antérieure de l'utérus* (fig. 57.), les indications reposent sur les causes qui les produisent, par exemple, l'extirpation de la tumeur.

Dans la rétroflexion par *raccourcissement de la partie postérieure de l'utérus* on peut être conduit à traiter mécaniquement la cause de l'anomalie de la forme de l'organe. (Voy. § 146.)

INDICATIONS ET PRONOSTIC DES RÉTROFLEXIONS CAUSÉES PAR LE RELACHEMENT DES PLIS DE DOUGLAS

§ 135. La rétroflexion causée par le *relâchement des plis de Douglas*, qui est la plus fréquente, donne au traite-

ment les résultats les plus avantageux. Car les incommodités dont la rétroflexion est la cause directe ou indirecte
sont considérables. On ne peut guère espérer que l'utérus
reprenne spontanément sa situation normale, ni que la
ménopause fasse disparaître totalement ces souffrances;
jusque-là beaucoup de temps peut s'écouler encore, pendant lequel la constitution pourra avoir été sérieusement
altérée. La réduction de l'utérus dans sa situation normale par des moyens convenables donne les meilleures
espérances réalisées souvent au bout de peu de temps,
quelquefois après un temps un peu plus long; dans
quelques cas rares seulement, que nous indiquerons plus
bas, il n'y a que peu d'espoir de guérison. Avec la réduction de l'utérus dans la situation normale, un grand
nombre de souffrances cessent immédiatement, dans un
certain nombre de cas, où elles dépendent de complications, on est plus loin de la guérison, car les accidents
inflammatoires sont, pour la plupart, la conséquence de
la rétroflexion.

Quand une malade vient me consulter et accuse des
souffrances qui peuvent être rapportées à une métrite
chronique qui dure depuis des années, et quand l'exploration constate une rétroversion qui rentre dans
la catégorie n° 5, qui comprend à elle seule les neuf
dixième des rétroflexions, l'espoir de la guérison
monte dans mon esprit à 50 0/0, car j'ai constaté
une cause persistante de métrite, dont je sais positivement que je triompherai. Ce pronostic favorable, qui
est en contradiction avec les vues d'un grand nombre
de gynécologues, repose sur l'étiologie qui a été exposée
plus haut, et sur les résultats avantageux obtenus par
la thérapeutique basée sur ces connaissances étiologiques.

TRAITEMENT DANS LA PÉRIODE DE MOBILITÉ ANORMALE

§ 136. Dans les périodes initiales de la rétroflexion, dans lesquelles l'action des plis de Douglas n'est pas encore paralysée, dans lesquelles l'exploration trouve l'utérus tantôt en rétroflexion, tantôt en antéflexion normale, très mobile, l'excitation méthodique des contractions de l'utérus et du gros intestin suffit parfois pour rendre à l'utérus sa situation normale d'une manière durable. Des bains froids, des irrigations vaginales froides, des lavements froids pris matin et soir et chaque fois après les selles, ainsi chaque fois que les plis de Douglas ont subi une distention par le passage des masses fécales, sont des moyens qui peuvent leur rendre leur activité normale. Le seigle ergoté à l'intérieur ou par la méthode sous-cutanée, et particulièrement la dilatation de l'utérus suivi d'injections détersives qui, en dehors de cela, sont souvent indiquées par le catarrhe, excitent dans l'utérus et dans le rétracteur utérin d'énergiques contractions. C'est dans des cas analogues, dans lesquels autrefois on pratiquait fréquemment le cathétérisme utérin, qu'on laissait dans l'utérus redressé une sonde à demeure, dans lesquels on mettait des pessaires intra-utérins, qu'on doit avoir obtenus des guérisons durables. Les résultats qu'on a obtenus aussi par l'emploi de l'électricité, du massage de la gymnastique suédoise, dont l'action a été vantée, peuvent se rapporter à cette période de la rétroflexion.

Tout ce qu'on peut faire pour exciter l'activité musculaire de la matrice et des plis de Douglas est essentiellement secondé par les moyens employés pour empêcher l'utérus de tomber en arrière, et préserver les plis de Douglas d'une traction passive. Ce résultat est obtenu par des tampons ou un pessaire approprié qui maintient le col dans la partie postérieure du bassin.

TRAITEMENT DES RÉTROVERSIONS ET DES RÉTROFLEXIONS STABLES.
REPOSITION PAR LA SONDE OU PAR LA MAIN

§ 137. Quand l'utérus a pris définitivement sa situation avec le fond de l'organe dans l'excavation du sacrum, il doit, avant tout, en être libéré mécaniquement. On peut redresser l'utérus rétrofléchi moyennant la sonde; on a cru pouvoir le redresser moyennant des pessaires vaginaux. On peut le ramener aussi dans sa situation normale an moyen de la palpation bimanuelle. Cette dernière méthode est la seule vraie.

Là où le redressement a réussi moyennant la sonde, elle aurait réussi d'une manière plus douce par les doigts agissant les uns vers les autres à travers les parois addominales, le vagin ou le rectum ; avec les doigts nous pouvons et nous osons, sans craindre de produire quelque lésion fâcheuse, employer plus de force qu'avec la sonde. Nous pouvons donc replacer manuellement dans beaucoup de cas où le replacement moyennant la sonde aurait été impossible. Mais là où la reposition manuelle habilement faite ne réussit pas, existent des obstacles qui ne cèdent jamais à la sonde. La palpation bimanuelle reconnaît ces obstacles, et emploie sans préjudice contre eux le degré de force qui, avec la connaissance de l'impossibilité de réduire, conduit à celle de sa cause. La tentative de réduction, moyennant la sonde lèserait dans de pareilles circonstances la muqueuse utérine, sans que l'obstacle à la réduction eût pu être reconnu. La connaissance de cet obstacle est d'une grande importance, non seulement pour l'appréciation du degré de force qui peut être employé dans les tentatives de reposition, mais pour les indications auxquelles donnent lieu ces obstacles durables à la reposition.

La reposition de l'utérus moyennant l'introduction du pessaire vaginal n'a existé autrefois que dans l'imagination, et cette idée reposait sur une connaissance erronée de la situation normale de la matrice (voy. fig. 15). On peut, moyennant un pessaire vaginal, soulever le fond de la matrice jusqu'à la hauteur du promontoire, diminuer la rétroversion ou la rétroflexion, mais pas la faire cesser. Avec cette diminution, l'affaire n'est pas faite. La pression abdominale continue à peser sur la paroi antérieure de la matrice et une augmentation occasionnelle de cette force repoussera la matrice dans la situation première. Le pessaire placé sous elle ne fait que gêner.

Celui qui connaît les avantages de la palpation bimanuelle par une longue pratique, préférera toujours ce mode de reposition de l'utérus en rétroversion à celui par le moyen de la sonde. Pour preuve de ce que j'avance, je trouve la reposition bimanuelle de l'utérus en rétroversion toujours recommandée par ceux que j'ai félicités de l'avoir employée dès l'année 1840. J'ai trouvé cette méthode exactement décrite, mais appliquée à l'utérus à l'état puerpéral, par L. Joseph[1] et cet auteur dit que, dans l'Institut policlinique de Breslau, Freund emploie exclusivement la méthode bimanuelle pour redresser l'utérus en rétroversion, que la sonde et d'autres instruments ne sont jamais employés. J'ai, la même année, exposé les mêmes principes basés sur une expérience de longues années[2], j'ajoute aujourd'hui à l'ex-

---

[1] Die Retentionsblutungen. Beitr. Zur Geb. ü Gynœk. I. Berlin 1872. Original Aufsätze S. 25.

[2] Uber Versionen ü. Flexionem, etc. *A. f. G. IV.* 1872 et Volkm's Vortr. 50.

posé de cette méthode quelques figures qui seront agréables à celui qui est encore peu expérimenté.

REPOSITION PAR LA MANŒUVRE BIMANUELLE

§ 138. La reposition bimanuelle de l'utérus, par le vagin et les parois abdominales, est pratiquée la femme étant couchée sur le dos sur son lit ordinaire; l'index et le médius sont introduits dans le vagin. Si ces doigts

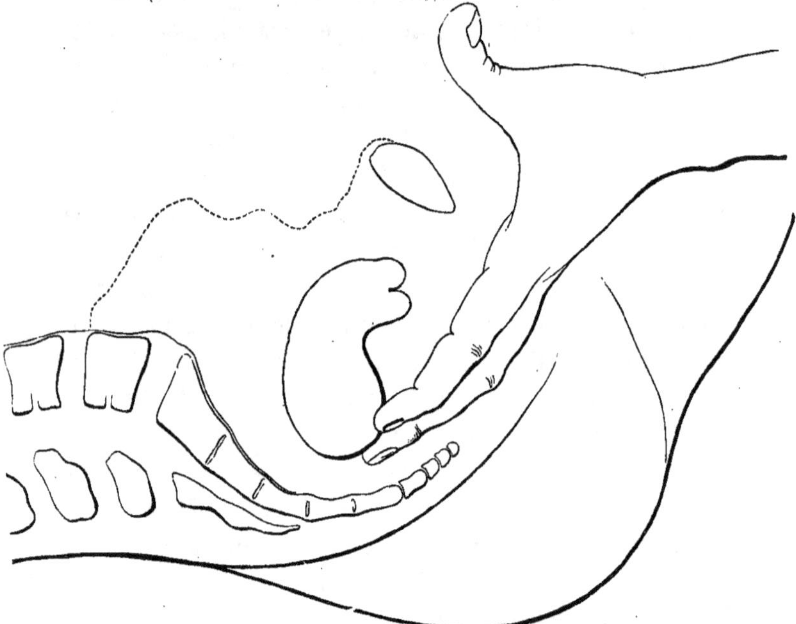

Fig. 65. — Reposition bimanuelle de l'utérus rétrofléchi.

n'atteignent pas assez haut, ils sont introduits dans le rectum; pour cela, il est le plus souvent nécessaire d'anesthésier la malade, de la placer dans la situasion pelvidorsale, sur le bord d'une table solide pour que la main de l'opérateur puisse être aisément abaissée.

Les deux doigts de la main gauche sont placés aussi près que possible du fond de la paroi postérieure de l'utérus, par le cul-de-sac postérieur du vagin relâché ou

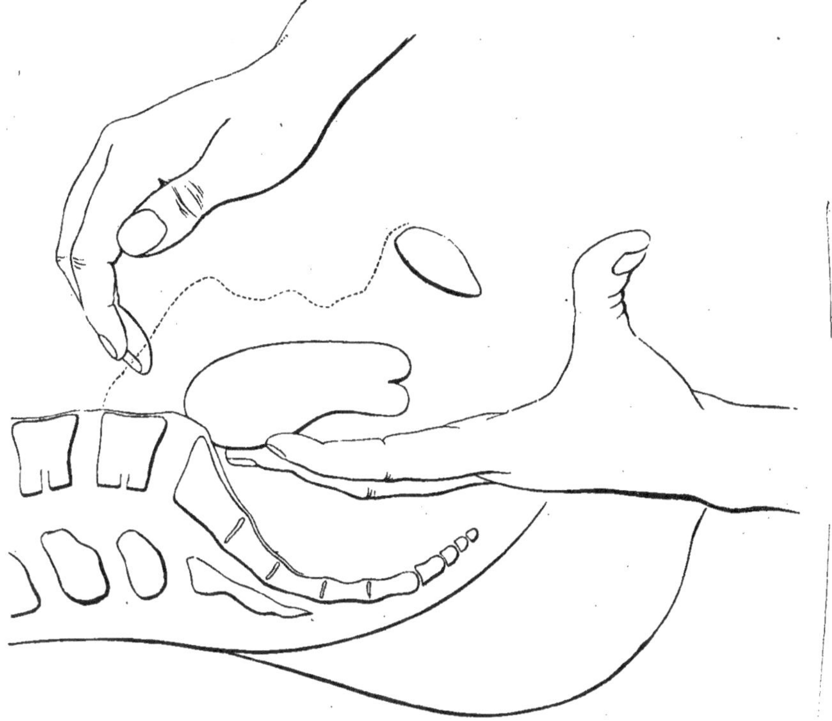

Fig. 66. — Reposition bimanuelle de l'utérus rétrofléchi.

par le rectum, comme la figure 65 le montre ; une pression lentement augmentée repousse le corps de l'utérus en haut le long du sacrum vers le promontoire dans l'entrée du bassin. La pression vers le haut du fond de l'utérus est d'abord tentée dans le côté où l'utérus a été trouvé placé. Si le fond de l'utérus est sensiblement au milieu, on reconnaîtra d'abord sa mobilité dans le sens latéral en ap-

pliquant un des doigts à droite, l'autre à gauche et on
le poussera en haut dans le côté vers lequel il s'échappe
le moins. Il n'est pas rare du tout que le premier soulèvement de l'utérus en rétroflexion soit douloureux.
Cela ne devra pas interrompre l'opération, en supposant

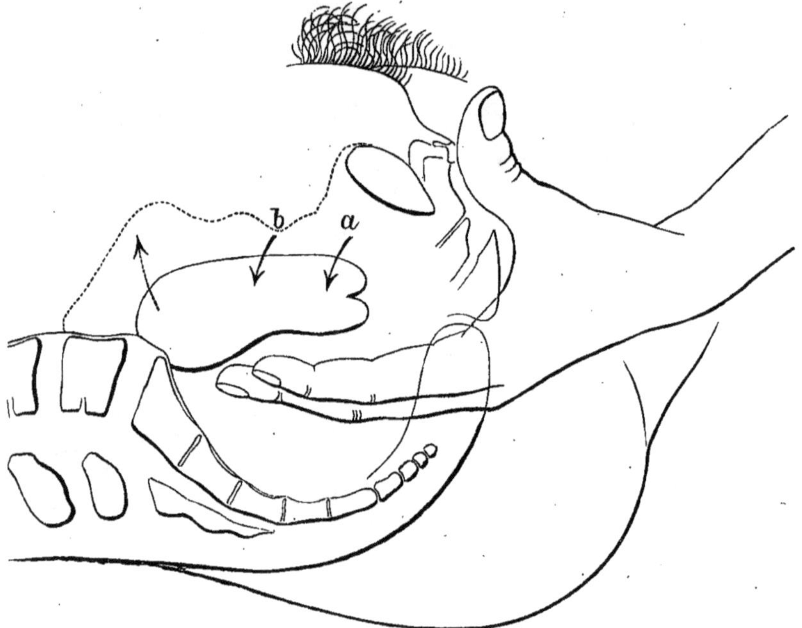

Fig. 67. — Reposition bimanuelle de l'utérus rétrofléchi.

naturellement que le diagnostic ait été préalablement
bien posé. Tout obstacle plus sérieux opposé à la réduction imposera de suspendre la tentative, jusqu'à ce qu'il
ait été bien reconnu pendant l'anesthésie. La figure 66
représente le moment de l'opération où l'on est parvenu
à soulever le fond de l'utérus jusqu'à l'entrée du bassin.
C'est à ce moment qu'entre en action l'autre main placée
en observation sur les parois abdominales, elle reçoit le

fond de l'utérus soulevé par les doigts de la main gauche.
C'est le temps de l'opération où l'on peut rencontrer de
sérieuses difficultés. La longueur du vagin peut n'être
pas suffisante pour pousser l'utérus assez haut, ou les
doigts introduits par le rectum n'atteignent pas assez

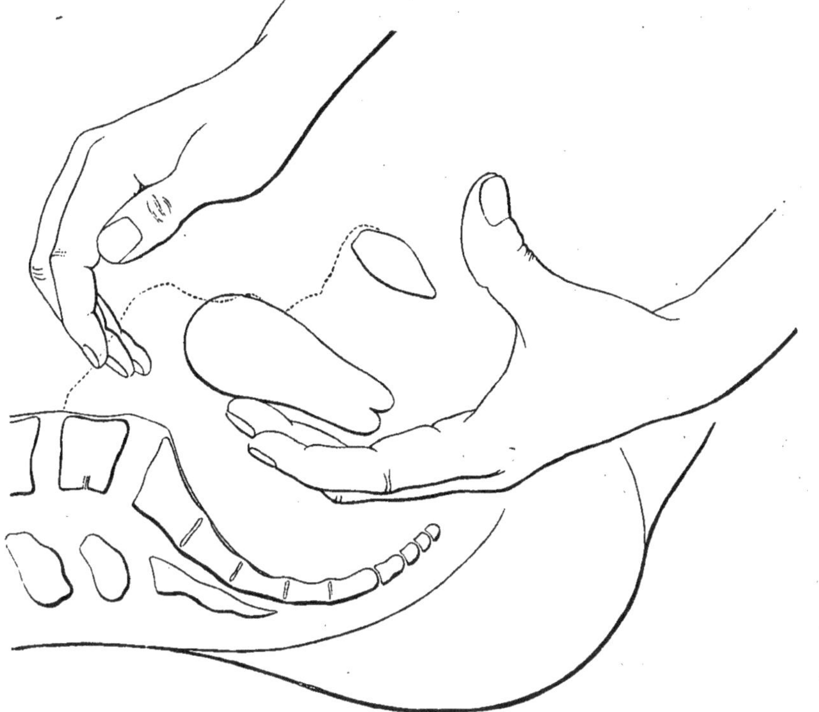

Fig. 68. — Reposition bimanuelle de l'utérus rétrofléchi,

haut; le panicule graisseux peut être trop épais, les parois abdominales peuvent ne pas avoir assez de sou-
plesse pour permettre aux doigts qui sentent le fond de
la matrice de le saisir. On s'aide beaucoup alors pour le
porter plus haut, en exerçant sur la portion vaginale du
col une pression dans la direction a (fig. 67), ou si c'est

possible sur le segment du col au-dessus du vagin au point *b*. Si l'utérus est très flexible, si l'index et le médius ont été introduits dans le vagin, l'index exercera la

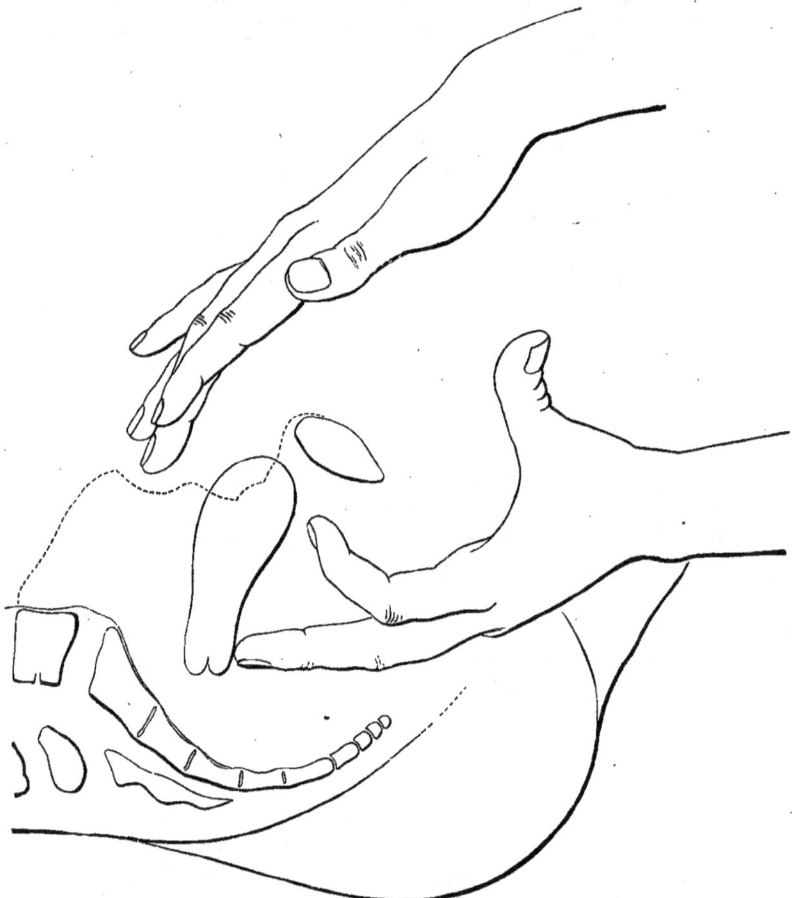

Fig. 69.—Achèvement de la reposition bimanuelle de l'utérus rétrofléchi.

pression sur la portion susvaginale, pendant que le médius continue à repousser en haut le fond de l'organe. Si l'index et le médius ont été introduits dans le rectum, on introduira le pouce dans le vagin pour exercer cette pression. Celui-ci exercera avec plus de succès cette pression sur la paroi vaginale antérieure en *b*. La pression en *b* n'est nécessaire naturellement que quand l'utérus est très flexible. S'il s'agit de redresser un utérus rétroverti qui est rigide, la pression en *a* aura un succès plus rapide et plus assuré. Aussitôt que les extrémités des doigts de la main placée à l'extérieur seront arrivés au fond de l'utérus, comme le représente la figure 68, le temps le plus difficile de l'opération est accompli. Si l'utérus est, susceptible d'être replacé en situation normale, il n'y a plus d'obstacle à ce que le fond soit amené en avant jusque derrière la symphise. Les doigts, agissant par l'intérieur du bassin, abandonnent la paroi postérieure de l'organe aussitôt que la main placée à l'extérieur aura saisi le fond de l'organe, ils ont maintenant la tâche de repousser la portion vaginale du col le plus possible en arrière dans le bassin. Dans la figure 69, ce temps est accompli. Les extrémités des doigts de la main droite ont placé le fond derrière la symphise du pubis et pendant que le médius de la main gauche repousse le col en arrière et en haut, au-delà de la situation normale, l'index constate par le toucher à travers la paroi vaginale antérieure que le fond se trouve entre lui et entre la main placée à l'extérieur.

OBSTACLES A LA RÉPOSITION. RUPTURE DES ADHÉRENCES PÉRITONÉALES. REPOSITION INTRA-UTÉRINE

§ 139. Nous venons de parler des obstacles que l'on peut trouver à la reposition de l'utérus. Déjà le simple soulèvement en dehors de la cavité pelvienne, alors qu'il n'y a eu aucun phénomène d'enclavement, ou que rien ne fait présumer que l'utérus ait contracté des adhérences avec la paroi péritonéale qui se trouve en contact avec lui, exige parfois l'emploi d'une certaine force. Il est d'autant plus important d'avoir posé un diagnostic précis, d'être bien sûr que la tumeur située derrière le col est bien la matrice, avant de procéder à la première tentative de reposition. Une palpation bimanuelle faite avec le plus grand soin est surtout nécessaire pour reconnaître les obstacles à la reposition qui sont causés par des adhérences péritonéales, par la rétraction du péritoine ou par des cicatrices paramétriques. Plus sont considérables les obstacles qui s'opposent à une palpation exacte (résistances des parois abdominales, plénitude des intestins, etc.), plus cette palpation devient difficile à pratiquer d'une manière précise. Une situation convenable est souvent absolument indispensable ainsi que l'anesthésie, pour vaincre la résistance des parois abdominales ; les résistances péritonéales ne sont, dans la plupart des cas, reconnaissables que par le rectum. Les brides péritonéales ou l'adhérence par surfaces larges de l'utérus à la paroi postérieure du bassin, après qu'elles ont été soigneusement constatées, sont ordinairement rompues par l'emploi d'une force soigneusement calculée.

Si déjà le diagnostic des adhérences péritonéales exige l'anesthésie et l'exploration combinée par le rectum, on peut bien présumer qu'elle est indispensable pour pratiquer leur rupture. La patiente, dont l'estomac, l'intestin et la vessie devront être aussi vides que possible, sera couchée dans la situation dorsale sur le bord de la table d'opération et chloroformée profondément. Deux aides fixent chacun une des cuisses dans une flexion modérée et l'abduction, pendant qu'un troisième entretient et surveille l'anesthésie. L'opérateur se placera devant la malade, l'index et le médius seront introduits haut dans le rectum. S'il existe encore quelques masses fécales dans le gros intestin, elles seront enlevées avec un lavement d'eau à 32° énergiquement poussé, pendant que les doigts maintiendront le rectum béant. Quand bien même le rectum est trouvé vide, cette injection rectale est encore avantageuse, car les doigts pénètrent plus haut dans cette cavité ainsi dilatée. Sans cette irrigation, on trouve quelquefois difficilement la fin de l'ampoule rectale, la partie plus étroite du rectum, située au-dessus des plis de Douglas, et il est cependant nécessaire de pénétrer plus haut que cet isthme. Quand les doigts, ou, si l'isthme est étroit, un doigt seulement a passé ce point, l'opérateur appliquera le coude gauche sur le genou gauche et, à cet effet, il posera le pied gauche sur une chaise placée à sa gauche. L'avantage qui résulte de cette situation pour déprimer le périnée, est très considérable, aucun effort du bras n'est nécessaire pour pénétrer jusqu'à l'utérus, toute l'attention se concentre sur le doigt qui, par des mouvements adroits, pénètre dans le rectum ; l'action du bras se borne à les aider. Après avoir touché avec soin la surface du corps de l'utérus, et des ovaires, action puissamment secondée par le pouce introduit dans le vagin, le fond de l'utérus est soulevé comme le représente la figure 66. En même temps la main droite se porte par la paroi abdominale à la rencontre de l'autre, saisit le fond de l'utérus et cherche à le porter en avant. (Fig. 68, 69.) Lors de ce mouvement passif, quelquefois lors du premier soulèvement de l'organe, quelquefois plus tôt, quelquefois plus tard ces adhérences se tendent selon leur longueur et leur extensibilité. Cette extensibilité, l'origine et la direction de ces adhérences sont appréciées avec exactitude, et quand on est en possession de ces renseignements, on sait s'ils sont

de nature à être rompus ou non. Les adhérences larges
sont rompues avec les extrémités des doigts, comme on
détache le placenta de la surface utérine, les brides isolées sont entourées avec le doigt introduit par le rectum
et détachées de l'utérus lentement d'une main ferme.
Une adhérence à surfaces larges de l'utérus à la paroi du
rectum n'oppose parfois momentanément aucun obstacle
à la reposition, mais constitue une cause opiniâtre de rétention de l'utérus dans la situation anormale, puisque,
si la paroi rectale suit d'abord l'utérus dans sa situation
normale, l'utérus suivra bientôt le rectum à son tour, et
se remettra dans son ancienne position.

Il en est de même assez souvent avec les rétractions
cicatricielles du péritoine, qui, quand elles ne sont
point extensibles, peuvent être mobiles sur les tissus sous-
jacents. Nous avons à revenir sur ces deux circonstances
qui peuvent se présenter dans la reposition de l'utérus
retenu par ces causes. Les adhérences de la trompe ou
de l'un des deux ovaires à la paroi postérieure de l'utérus
commandent des précautions particulières. Dans ces cas,
la pression ne devra être augmentée que lentement; si
elle n'obtient pas la libération de l'organe, on observera
pendant huit ou dix jours s'il ne survient pas de réaction,
et on renouvellera la tentative. Avec de la persistance et
de la patience on vient souvent à bout de ces résistances.

Dans des cas particulièrement difficiles, j'ai eu à me
louer du procédé décrit par moi sous le nom de *reposition
intra-utérine*, aussi bien pour reconnaître que pour combattre exactement les obstacles à la reposition.

Il consiste en ce que le doigt agissant par la cavité
pelvienne, au lieu d'être indroduit dans le cul-de-sac
vaginal ou dans le rectum est introduit dans l'utérus
préalablement dilaté pour y trouver un point d'appui.

Deux doigts seront introduits dans le vagin, un des deux sera introduit jusqu'au fond de la matrice ; le doigt sera étendu et l'utérus s'étendra sur lui, la surface palmaire du doigt fléchi sera dirigée vers la surface antérieure de la matrice. La solidité et la direction des moyens de fixation qui peuvent exister seront reconnues avec exactitude, la force nécessaire pour les vaincre appréciée avec certitude. Si on réussit à ramener l'utérus en avant, pas la moindre anomalie de la surface péritonéale n'échappera aux doigts qui explorent les uns contre les autres, d'une part par la surface interne du fond de l'utérus, de l'autre par les parois abdominales relâchées par l'anesthésie. Dans certains cas où les parois abdominales sont surchargées de graisse, ou là où l'utérus est solidement fixé, il peut être recommandé de palper à la fois avec un doigt introduit dans la cavité utérine, l'autre par le rectum ; si on fixe d'abord le col avec une pince qu'on donne à tenir à un aide, on introduit le doigt dans le rectum ; de cette façon on peut palper contre l'autre par la surface interne de l'utérus. On peut aussi, dans l'utérus dilaté, introduire jusqu'au fond une sonde avec un bouton de 12 à 15 millimètres de diamètre qu'on confie à un aide et explorer à la fois par le rectum et les parois abdominales.

Si l'on a rompu des adhérences péritonéales lors de la reposition, quelques jours de repos au lit sont indispensables. Je ne fais mettre que pendant les vingt-quatre premières heures des sachets de glace sur l'abdomen, jusqu'à ce qu'il soit prouvé qu'il ne se produit ni douleur ni élévation de température. Du reste, je n'ai jamais vu survenir des phénomènes de péritonite.

Erich de Baltimore qui, il y a peu de temps, a publié quelques cas de rupture violente d'adhérences périto-

néales pour opérer la reposition d'utérus rétrofléchis,
n'a également pas vu de péritonites se produire, sans
avoir même fait d'application de glace, j'accorde volontiers que ces dernières puissent être superflues.

OBSTACLES A LA REPOSITION PAR LES EXSUDATS PARAMÉTRIQUES

§ 140. Les obstacles au redressement qui n'ont pas
leur siège dans la surface péritonéale, mais dans les
tissus sous-jacents, des raccourcissements peritonéaux,
des brides, des cicatrices paramétriques ne permettent
pas le redressement forcé. Les processus paramétriques
aigus contrindiquent naturellement toute tentative de
reposition; là où existe encore une paramétrite chronique, les moyens légèrement antiphlogistiques, les résolutifs sont des moyens à employer : deux ou trois sangsues
sur le col au début de la congestion menstruelle, des bains
de siège tièdes, des tampons de glycérine ou de glycérine
iodurée, de légers laxatifs. Plus sont anciens les processus paramétriques qui ont eu pour effet les raccourcissements paramétriques, qui s'opposent au redressement,
plus peut être élevée la température des bains de siège
par lesquels on veut en obtenir la résolution. Des bains
de siège prolongés de 30 à 35° R., des bains de boue, des
bains de siège de boue à la température élevée jusqu'à
36° R., des bains de sable jusqu'à 45° paraissent indiqués.
De pareils traitements thermaux, qui sont les mieux
poursuivis méthodiquement dans les établissements renommés de Berka, Brûckenau, Elster, Franzensbad,
Kissingen, Kôstrits, Lazdeck, Lobenstein, Marienbad,
Steben, ramollissent ainsi de vieilles cicatrices paramétriques qui paraissaient ne pouvoir plus être modifiées
par aucun agent; toutefois il peut survenir d'autres
indications à remplir.

Une fixation paramétrique en avant rend inutile toute tentative de reposition durable; les fixations exactement latérales ou latérales, et un peu en arrière, empêchent la reposition en arrière de la portion vaginale du col; mais aussitôt qu'elle est devenue moins raide, elle permet non seulement la reposition, mais aussi le maintien dans une position voisine de la normale, moyennant des pessaires vaginaux excentriques, dont nous aurons à faire la description.

MAINTIEN DE L'UTÉRUS REPLACÉ. INDICATIONS

§ 141. Si dans les rétroflexions aiguës et dans celles où il y a eu étranglement, la tâche principale de la thérapeutique est achevée quand la reposition est faite, car l'utérus délivré de son étreinte sera empêché par son volume même de la reprendre, il n'en est pas de même dans les formes les plus nombreuses dont nous nous occupons; dans celles-ci la reposition n'est que le premier pas indispensable fait dans la voie de la guérison, et ce pas reste inutile, s'il n'est pas suivi d'un autre. La cause occasionnelle de la rétroflexion, le relâchement des plis de Douglas persiste, et si nous ne les remplaçons pas dans leur action, dans peu d'heures, la rétroflexion se reproduira par les mêmes raisons et de la même manière que la première fois. (Voy. § 118.)

Une reposition répétée souvent, la situation couchée sur le ventre, une sonde laissée en place, tous ces moyens pourront peut-être avoir un résultat avantageux dans des cas récents, où la rétroflexion ne sera pas devenue stable (voy. § 119, 136), en excitant des contractions dans l'utérus et ses connexions musculaires, mais il est une autre voie plus facile et moins dangereuse par laquelle ce résultat peut être atteint. Dans les cas de rétroflexion devenus presque stables, c'est un tourment inutile. Il s'agit d'empêcher le col de se porter vers la paroi antérieure du bassin, car aussitôt que cela arrive, la pression abdominale pousse de nouveau le corps de l'utérus en arrière ; il s'agit de trouver un moyen qui force le col à se remettre en arrière, après que l'acte de la défécation l'aura porté en avant. Nous ne sommes pas en état d'exercer une traction sur le col en arrière et en haut pour le mettre dans sa situation normale, comme le font naturellement les plis de Douglas ; nous sommes obligés de remplacer cette action perdue de ces ligaments par une pression de bas en haut et d'avant en arrière.

Si l'utérus n'a pris que depuis peu sa situation normale avec le fond de l'organe en arrière, s'il se trouve encore dans sa période de mobilité décrite au § 119, on réussit à maintenir l'utérus dans sa situation normale pendant douze à vingt-quatre heures en mettant dans le vagin au devant et au-dessous, *non derrière* le col, un tampon d'ouate. On observe cela dans les cas où occasionnellement il est indiqué d'agir moyennant ces tampons sur la muqueuse vaginale ou sur le col. Pour maintenir l'utérus dans sa situation normale d'une manière durable, on se sert d'instruments dont la forme est calculée pour qu'ils puissent rester en place d'une manière durable.

NÉCESSITÉ DE CONFECTIONNER DES PESSAIRES APPROPRIÉS A CHAQUE CAS PARTICULIER. ANNEAUX EN FIL DE CUIVRE RECOUVERTS DE CAOUTCHOUC

§ 142. Considérable est le nombre, variées sont les formes des pessaires qui sont recommandés pour la reposition et le maintien en place de l'utérus qui était en rétroversion, et chaque année apporte de nouvelles formes de ces instruments.

A mon avis, ce qu'il y a de meilleur, c'est de modeler

un pessaire pour les exigences de chaque cas, car celles-ci sont trop variées pour qu'on puisse avoir en provision un assez grand nombre d'instruments dont la forme et le volume puissent convenir à chaque cas.

Pour remplir des indications principales, pour assurer au col une situation élevée en arrière dans la cavité pelvienne, j'ai, dans le nombre considérable de formes que j'ai essayées, choisi depuis quelques années spécialement deux formes, celle en forme de 8, l'autre en forme de traîneau (8 förmig, schlittenförmig). Je confectionne ces pessaires avec des anneaux en fil de cuivre mou (recuit) couverts d'un tube de caoutchouc, suivant l'idée de *Marion Sims*. Ces anneaux ont une épaisssur de 7 à 8 millimètres, les plus épais ont 10 millimètres; ils doivent être faciles à plier, pour obtenir sans effort la forme en 8 ou la forme en traîneau, et cependant assez résistants pour ne pas se déformer facilement quand on les applique; on n'emploie pas d'anneaux au-dessous du diamètre de 7 centimètres, rarement d'un diamètre au-dessus de 13 1/2. Je possède toujours une provision d'anneaux de 6 et 6 1/2, 7 et 7 1/2, etc., jusqu'à 14 centimètres de diamètre. Les anneaux de 8 1/2 à 10 centimètres sont employés pour les pessaires en 8, ceux de 10 1/2 à 12 pour les pessaires en traîneau sont de l'emploi le plus habituel[1].

---

[1] En présence des inconvénients que présentent les anneaux en fil de cuivre recouverts de caoutchouc, de répandre une odeur fétide, de se prêter mal aux soins de propreté, et de subir, au bout de quelque temps, une altération du revêtement en caoutchouc, j'ai eu la pensée de les remplacer par des anneaux en étain fin de mêmes dimensions, mais non en étain massif, ce qui aurait donné à cet appareil un poids incommode et un manque de malléabilité, mais en *tubes creux d'étain remplis de colophane*, m'inspirant pour faire faire cette construction des procédés qu'emploient les chaudronniers pour courber les tuyaux de cuivre. Après quelques essais, M. Streissguth, fabricant d'instruments de chirurgie à Strasbourg, est parvenu, en 1882, à confectionner des anneaux avec des ubes en étain de 1 millimètre d'épaisseur remplis de colophane, de toutes les dimensions ci-dessus indiquées, qui se plient avec la même facilité

PESSAIRES EN FORME DE 8 ; LEUR ACTION

§ 143. Les anneaux en forme de 8 sont ceux que j'emploie le plus souvent. Ce sont les plus avantageux, quand le vagin n'est pas trop lâche et que le plancher pelvien a conservé sa résistance à peu près normale. Les pessaires en 8 ont en haut un anneau plus petit, en bas un anneau plus grand un peu étiré vers le bas ; vus de profil, ils sont courbés légèrement en S. Cette courbure varie considérablement, suivant les exigences des cas. La figure 70 montre le pessaire en 8 vu de face, les figures 71 à 74 les montrent vus de profil à leurs divers degrés de flexion

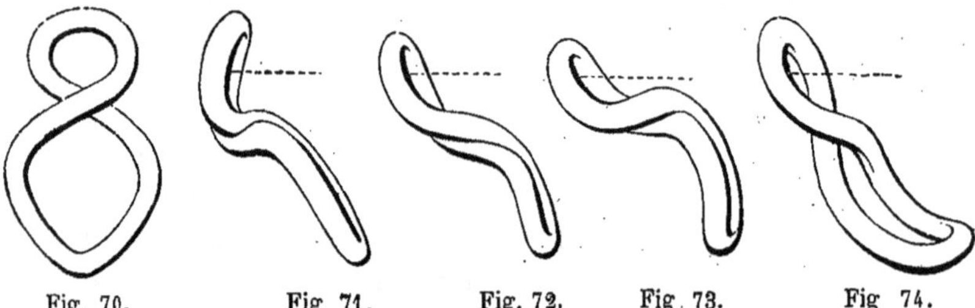

Fig. 70.   Fig 71.   Fig. 72.   Fig. 73.   Fig 74.

Pessaires en 8 pour le maintien de l'utérus réduit après la rétroflexion.

en *s*. Ce sont des pessaires de grandeur moyenne construits avec des anneaux du diamètre de 9 centimètres. Les lignes ponctuées indiquent l'axe de l'utérus en situation horizontale. La direction des pessaires dessinés de profil correspond à la femme debout.

que les anneaux de Sims, sans se déformer ; seulement la forme en 8 devra avoir été ébauchée d'avance par le fabricant ; moyennant cette précaution, on pourra donner à ces anneaux toutes les variétés de forme exigées par les cas les plus divers. La surface du pessaire est polie comme l'argent ou l'aluminium et complètement inaltérable ; au bout de quelques mois de séjour dans la cavité vaginale, la surface est à peine ternie par une légère couche d'oxide d'étain. Nous en avons fait adresser une collection, dans le courant de l'année dernière, à M. le professeur Schultze, qui a apprécié les qualités dont nous avons parlé, qui consistent essentiellement : dans *le poli de la surface, l'inaltérabilité, la légèreté* et *la malléabilité* de ces petits appareils.   (*N. du Trad.*)

Le petit anneau du pessaire embrasse la portion vaginale du col, au croisement du 8 se trouve la résistance qui s'oppose à ce que le col soit porté trop en avant et qui force celui-ci à reprendre sa situation en arrière qu'il avait abandonnée.

Le diamètre transversal de l'anneau inférieur doit être assez large pour qu'une pression puisse déprimer le pessaire sans le faire sortir. La portion vaginale ne peut se porter en avant qu'avec le pessaire. Cela arrive quand la femme a une selle volumineuse. L'élasticité et la contraction des parties molles remplacent l'action perdue des ligaments de Douglas ; ils repoussent, moyennant le pessaire, le col en arrière à la place à laquelle la contraction des plis de Douglas l'élevait après la cessation de la pression abdominale. (Voy. fig. 88.)

Le corps de l'utérus n'est pas gêné dans ses mouvements normaux, qui se produisent essentiellement par l'alternance de plénitude et de vacuité de la vessie, et qui ne sont nullement entravés ; il ne peut pas être porté en arrière, aussi longtemps que le pessaire maintient suffisamment en arrière le col, et lors de la plénitude de la vessie, il assure à la paroi postérieure de l'utérus le bénéfice de la pression abdominale s'exerçant sur elle. Pour atteindre ce résultat, il faut au commencement donner au col une situation plus élevée et plus en arrière dans le bassin qu'à l'état normal, un situation qui correspond à celle de l'antéflexion par suite du raccourcissement des plis de Douglas. Quand, après quelques jours ou quelques semaines d'antéflexion artificielle exagérée, la tendance de l'utérus à retomber en rétroflexion est diminuée, le pessaire primitivement allongé sera remplacé par un pessaire plus court.

Une condition de l'action durable du pessaire en 8 est

le maintien du col dans le petit anneau. On devra s'en
assurer après que la vessie et le rectum auront été alternativement remplis et évacués. Si on trouve le col au-
dessous du croisement dans le grand anneau; ou à cheval
sur le croisement même, quand le corps de l'utérus est
encore en antéflexion, il est évident que le but n'est pas
atteint. Le pessaire doit donner un appui solide à la
limite entre le col et les culs-de-sac. S'il n'en est pas ainsi, il
est évident que le pessaire a été ou trop grand ou trop petit
et qu'il faut changer la courbure en S. (Voy. fig. 71 et 74.)
Pour trouver cette courbure juste, il faut une certaine
habitude et, outre cela, quelquefois beaucoup de patience.
Si on a changé plusieurs fois cette courbure sans tomber
juste, je recommande au débutant de commencer par
refaire la courbure en 8 en plan, car, après de nombreux
tâtonnements, la courbure s'est finalement fort compliquée.

ÉCHAPPEMENT LATÉRAL DU COL ; PESSAIRE EN 8 DE FORME EXCENTRIQUE

§ 144. Si le col a de la persistance à glisser hors de
l'anneau vers un côté, il est quelquefois utile d'éloigner les branches du pessaire au croisement l'une de
l'autre et de les disposer de manière à ce que la
branche qui couvre l'autre soit celle qui se trouve dans
le côté vers lequel le glissement avait eu lieu, il faut naturellement que, par ce motif, le 8 soit, dans certaines
circonstances, plié de façon à ce que ce ne soit pas la
branche gauche qui soit en haut et en arrière, comme dans
la figure 70, mais que ce soit l'inverse.

La cause de cet échappement du col vers un des côtés
est le plus souvent l'inégalité de raideur et de longueur
des moyens de fixation du col dans le bassin, ou bien

la situation de la matrice en totalité dans un des côtés du bassin, ce qui a pu échapper au premier examen, ou bien l'existence d'une bride dans les tissus péri-utérins qui se trouve dans un des côtés, bride insignifiante, qui n'empêche pas la situation médiane de l'utérus, mais qui, au bout de quelque temps, attire le col vers un des côtés. Dans ces cas, pour que l'utérus soit maintenu en antéflexion, il faut que le col soit fixé dans *un des côtés* surtout dans celui où le raccourcissement existe. (Dans des cas très rares, si la fixation à l'utérus existe plus haut, plus en avant du bord pelvien, il peut être utile que le corps soit fixé dans le côté opposé.) Cette fixation latérale du col se fait moyennant des *pessaires en 8 de forme excentrique*.

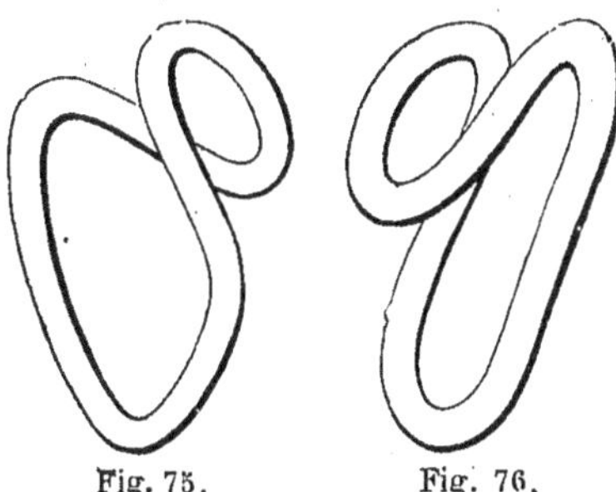

Fig. 75. Fig. 76.

Pessaires excentriques pour le cas où il existe en même temps des fixations paramétriques latérales.

Les figures 75 et 76, montrent la forme des pessaires pour la contention de l'utérus qui avait été en rétroversion. La figure 75, pour une fixation du col plus courte à gauche ; la figure 76, pour une fixation plus courte à droite. Souvent une déviation bien moins considérable du plan médian peut suffire.

REPRODUCTION DE LA FLEXION, MALGRÉ LA FIXATION DU COL EN ARRIÈRE

§ 145. Un événement qui compromet souvent le résultat d'une reposition qui semblait s'être faite sans obstacle, qui peut fatiguer la patience du médecin au plus haut degré, est la flexion du corps de l'utérus en arrière, bien que le col reste fixé dans l'anneau. La pression abdominale s'exerce alors de nouveau sur la surface antérieure de la matrice et la pousse en arrière dans la cavité pelvienne, les incommodités de la rétroversion se reproduisent de nouveau, et rien n'a été gagné.

Les causes de cet accident sont de diverse nature : il faut procéder à une nouvelle exploration dans le sommeil anesthésique par le vagin, le rectum et la paroi abdominale, explorer tout le bassin ; il faut encore, après avoir préalablement dilaté l'utérus, y introduire un doigt, et explorer avec l'autre main par les parois abdominales toute la surface péritonéale de la matrice, et dans quelques cas on trouve des adhérences péritonéales de l'utérus, de l'un des deux ovaires, un ou raccourcissement d'un des ligaments larges, qui avaient échappé à un premier examen, qui sont la cause de cet accident et qui sont la base d'indications nouvelles.

Quelquefois l'exploration la plus soignée dans cette direction reste sans résultat. L'utérus se laisse mettre facilement et complètement en antéversion et en antéflexion, la palpation de l'utérus et de ce qui l'entoure ne révèle rien qui pourrait être reconnu comme un obstacle à la reposition ou au maintien, le col est fixé en arrière avec un pessaire en 8 et le lendemain, le corps de l'utérus se retrouve en arrière plus ou moins profondément dans le bassin.

Nous devons admettre comme vraisemblable que, dans ces cas, il existe, comme cause du retour de la rétroflexion, une rétraction de la paroi postérieure de la matrice ou de son revêtement péritonéal, si la déviation se fait toujours vers le même côté, des rétractions cicatricielles du feuillet péritonéal qui s'étendent de l'utérus vers la fosse iliaque. Si, dans ces cas, le col est fixé très

haut en arrière dans le bassin moyennant un pessaire
en 8, aussi haut que la longueur du vagin peut le permettre sans éprouver une trop grande tension, on préserve la surface postérieure de la matrice de l'action de
la pression abdominale et cela suffit quelquefois pour
obtenir la durée de ce maintien; plus tard, l'application
d'un pessaire plus court pourra suffire.

INDICATIONS DE L'EMPLOI D'UNE TIGE INTRA-UTÉRINE

§ 146. Si ce moyen n'est pas praticable, ou s'il n'obtient qu'un résultat passager, si aucune inflammation
n'existe plus, il pourra être utile d'ajouter au pessaire
une *tige intra-utérine*. Je place la tige en ivoire qui doit
dépasser l'orifice interne du col de 2 centimètres au
moins, et je replace l'utérus devenu rigide par la manœuvre bimanuelle, ce qui peut se pratiquer facilement
par le vagin sans anesthésie, et je place alors le col
dans l'anneau (le petit); la longueur totale du pessaire
en 8 devra correspondre à celle du vagin; on élargira
le petit anneau du pessaire assez, pour que le bouton de
la tige intra-utérine le dépasse sans effort. La tige intra-
utérine et le pessaire ne sont nullement reliés entre eux,
seulement ils sont en connexion par l'utérus lui-même,
mais sans se toucher. La tige placée dans l'utérus s'appuie par son large bouton sur la paroi postérieure du
vagin, le pessaire embrasse le col et s'appuie sur le plancher du bassin.

Par cette combinaison de ces deux instruments qui
restent indépendants l'un de l'autre, les inconvénients
sont évités plus sûrement qu'avec tous les pessaires
reliés à une tige utérine. Le rôle du pessaire est de
maintenir le col en arrière, celui de la tige, de faire dis-

paraître l'angle qui existe à la hauteur de l'orifice interne.
L'extension de l'utérus dans la situation droite est
stable comme avec l'emploi de tous
les pessaires intra-utérins ; mais
l'utérus en totalité conserve complètement la liberté de ses mouvements causés par les actions qui
s'exercent sur sa surface péritonéale. Tout ce qui peut agir sur le
pessaire vaginal reste sans effet sur
la surface interne de la matrice.

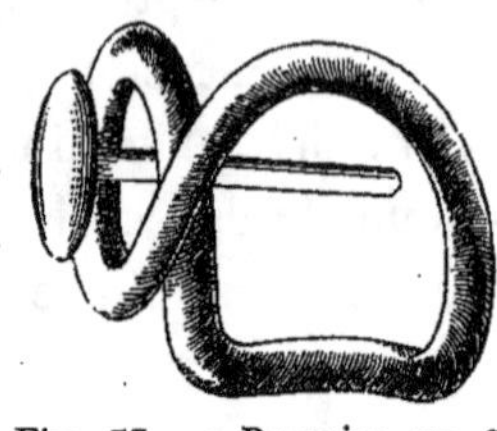

Fig. 77. — Pessaire en 8
avec la tige intra-utérine.

Quand en général on veut faire emploi de pessaires intra-utérins, je trouve que le mode d'application que j'ai
décrit en 1872, dans *Arch. f. Gyn* t. IV, est le plus
facile, et les cas de la catégorie décrite plus haut sont, à
mon avis, comme je le disais déjà à cette époque, les
seuls dans lesquels ils sont applicables, d'après l'état
actuel de nos connaissances sur la situation normale et
anormale de l'utérus. L'indication de l'application de
pessaires intra-utérins devient pour moi de plus en plus
rare, à mesure que j'ai à traiter des rétroflexions plus
nombreuses. Il s'est écoulé des jours et des années sans
que j'aie trouvé l'occasion de les appliquer, parce que,
depuis ce temps, dans les cas de cette catégorie que j'ai
eu à observer, les adhérences péritonéales qui causaient
la persistance de la situation anormale de l'utérus ont
pu avoir été détruites, ou parce que l'action des cicatrices
paramétriques a dû être compensée par des pessaires
appropriés, quand toutefois les circonstances n'ont pas
été de nature à me faire renoncer à la reposition. Pendant le deuxième semestre de 1880, j'ai pu observer trois
cas de rétroflexion très ancienne avec troubles graves de
l'état général, dans lesquels, après avoir combattu ces

obstacles à la reposition, je n'ai pu maintenir l'utérus
dans la situation normale que moyennant la tige intra-
utérine ; dans les trois cas le succès fut complet. Dans
un des cas, dans lequel la rétroversion devait avoir duré
depuis huit ans, il fut constaté par un gynécologue étran-
ger, qu'après l'enlèvement de la tige intra-utérine, l'u-
térus était resté en place. Dans le second cas également
de rétroflexion ancienne compliquée d'un petit myome
développé dans la paroi postérieure de l'utérus, la tige
fut enlevée après quelques mois de séjour par un de mes
collègues étrangers, l'utérus retomba en rétroflexion.
Le troisième cas, qui était remarquable par une bride de
forme étrange résultant d'une para et périmétrite est le
suivant :

La femme B..., de B..., menstruée depuis l'âge de
treize ans, sauf un arrêt de six mois, le fut normalement jusqu'à vingt ans avec un bien-être parfait. A cette
époque, elle éprouva pendant la menstruation de violentes douleurs, qui bientôt se prolongèrent pendant les
époques intermenstruelles. Elle se maria à vingt-un ans.
Les premières règles furent normales, plus tard moins
abondantes; l'époque reparaît tous les vingt-trois jours.
Il y eut une fois un intervalle de cinq semaines suivi
d'une hémorrhagie abondante. La patiente a maintenant
vingt-cinq ans ; depuis trois ans elle est misérable, obligée
de garder le lit le plus souvent, elle éprouve de violentes
douleurs. Elle est explorée pendant l'été de 1880, on
on trouve l'utérus fixe en rétroflexion; à travers le vagin
on sent des brides qui, de l'utérus se rendent au bassin.
Elle fait une cure thermale à Köstritz. Le 26 octobre,
on pratique la rupture manuelle des brides qui se
rendent du fond de l'utérus à la paroi pelvienne postérieure, on replace l'utérus et on applique le pessaire en 8,

le tout pendant le sommeil anesthésique; une vessie de glace est appliquée sur le ventre, aucune réaction fébrile. Déjà, après une heure, l'utérus est retrouvé en rétroflexion; on réitère le replacement, la forme du pessaire est modifiée, la rétroflexion se reproduit de nouveau au bout de peu de temps, quoique le col se maintînt bien dans l'anneau du pessaire; un rétrécissement de l'orifice interne, à travers lequel une sonde de deux millimètres de diamètre ne passait qu'avec difficulté, fut combattu moyennant le laminaria et le dilatateur en bec; le catarrhe utérin fortement purulent qu'on trouva derrière le rétrécissement fut combattu.

Au commencement de décembre, nouvel examen et

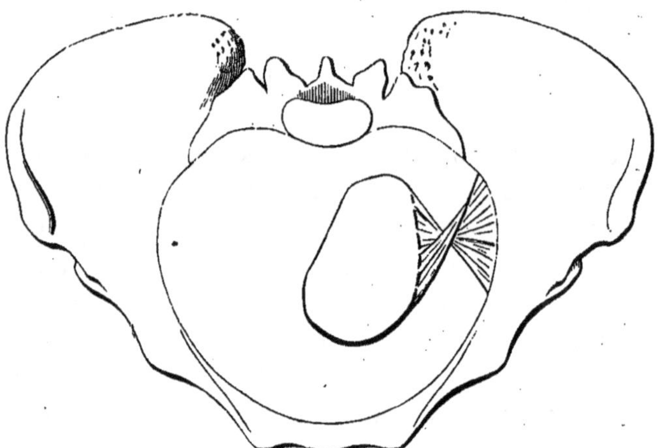

Fig. 78. — Cicatrice dans le ligament large à gauche qui a causé un obstacle à la reposition et au maintien de l'utérus.

nouvelle reposition pendant l'anesthésie. On ne trouve plus nulle part de brides péritonéales. On reconnaît que l'obstacle au maintien de l'utérus réduit se trouve dans le ligament large gauche, constitué par une bride que l'exploration bimanuelle reconnaît sous forme de faisceaux qui, pendant la rétroflexion, sont sensiblement parallèles et qui, après la réduction, se croisent, comme la figure 78 le représente; le col est fixé en avant, le fond en arrière à la paroi pelvienne. Après avoir reconnu cet obstacle, un pessaire vaginal encore plus excentrique n'eut pas un meilleur résultat qu'auparavant : après vingt-quatre heures l'utérus se retrouva en rétroflexion. Le 8 décembre 1880, comme l'endométrite fut reconnue comme passée, ainsi que le prouvait le tampon d'essai, je plaçai une tige en ivoire du diamètre de cinq millimètres, je replaçai l'utérus, je fixai le col dans le côté gauche du bassin moyennant un pessaire en 8. J'ai enlevé une fois le pessaire et la tige pendant deux jours, l'utérus retomba immédiatement en rétroflexion; depuis, la tige et le pessaire sont en place jusqu'à la fin de mai. La femme a été réglée six fois depuis ce temps, sans embarras sensibles; elle peut remonter les escaliers, peut diriger de nouveau sa maison importante et se trouve mieux que depuis cinq ans.

PESSAIRE EN FORME DE TRAÎNEAU

§ 147. Chez les femmes, dont le plancher du bassin n'a plus la solidité voulue pour donner au pessaire en 8 l'appui nécessaire, ni l'élasticité voulue pour le repousser après la défécation dans la situation première; les pessaires en forme de traîneau remplissent mieux le but que les pessaires en 8; ils se font également avec des anneaux en fil de cuivre recouverts de caoutchouc, ils sont semblables aux pessaires que Vulliet avait recommandés pour maintenir l'utérus prolabé.

Les exigences des cas individuels sont aussi variées dans les formes diverses à donner aux pessaires en traî-

neau que le sont celles pour les pessaires en 8. Le
pessaire en forme de traîneau consiste en une saillie
postérieure plus longue qui repose par ses deux branches
sur le plancher pel-
vien, qui monte plus
ou moins haut le long
de la paroi postérieure
du bassin et d'une
saillie plus courte an-
térieure, dont la ter-
minaison dirigée en

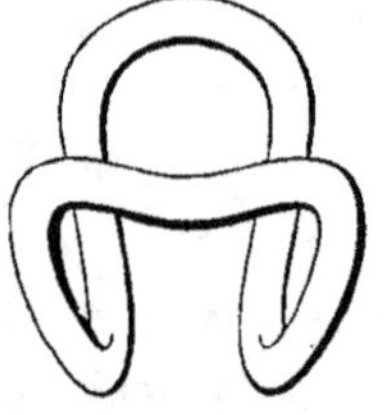

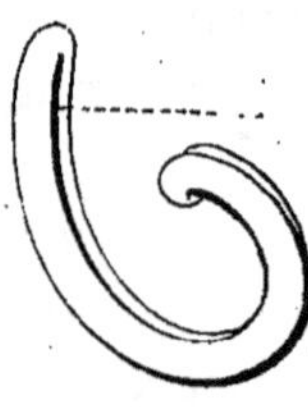

Fig. 79.   Fig. 80.

Pessaires en forme de traîneau.

arrière force le col à demeurer derrière la moitié postérieure de la cavité pelvienne. Le pessaire devra avoir une
certaine largeur, correspondante à celle du vagin, pour se
tenir d'une façon stable dans cette cavité. Une trop grande
largeur peut exercer une tension préjudiciable sur les parois vaginales; plus celles-ci sont tendues en largeur, plus
cette cavité se raccourcit, alors qu'une certaine longueur
est nécessaire pour repousser le col en arrière. Si les parois vaginales sont trop larges, sont affectées de procidences et gênent par leur trop de longueur, on peut
remédier à l'inconvénient en donnant à l'instrument plus
de largeur. Une forte reposition du col en arrière diminue
déjà d'elle-même et fait disparaître la procidence de la
paroi antérieure qui accompagne si souvent la rétroversion ancienne; on remédie à cela en donnant plus de
largeur à la partie antérieure du pessaire.

CHOIX DES PESSAIRES ET MANIÈRE DE LES CONFECTIONNER

§ 148. La décision pour le choix entre un pessaire en 8
ou un pessaire en traîneau pour chaque cas individuel,
pour la grandeur de l'anneau à employer exige quel-

qu'habitude qu'on acquiert bientôt. La confection du pes-

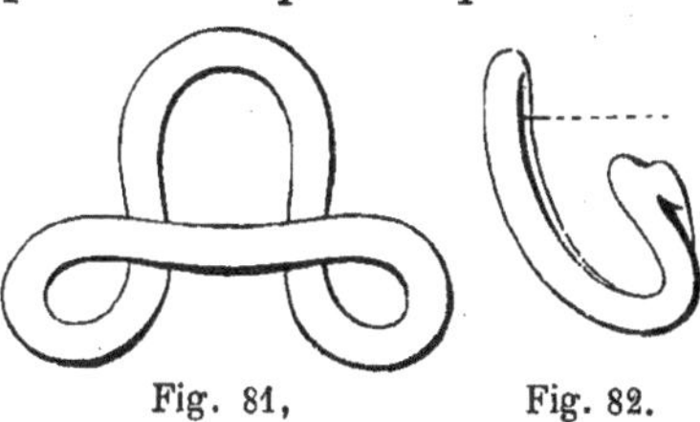

Fig. 81, Fig. 82.
Pessaires en forme de traîneau.

saire approprié à cha-
que cas exige un peu
d'habileté mécanique.
Marion Sims dit (Clini-
cal notes, 1866, p. 271):
« The man who is not a
mechanic, should never
trust himself to use a pessary; (L'homme qui n'est pas un
peu mécanicien ne devrait pas oser faire usage du pessaire.) Cette parole a quelque chose de peu encourageant;
je suis d'avis que celui qui est parvenu à apprendre à remettre par le procédé bimanuel, la matrice de la rétroversion dans la situation normale, saura bien arriver à confectionner un pessaire en 8 ou en forme de traîneau et
à l'appliquer correctement. Celui qui n'aura pas remis
la matrice en place n'aura pas besoin de pessaire pour
la maintenir, il introduira un anneau en gomme ou un
pessaire de Hodge sous la matrice rétrofléchie et soulevée. La courbure à donner à l'anneau est chose très
simple. J'ai été interrogé si souvent par des collègues,
j'ai trouvé chez des malades tant d'anneaux d'une courbure incorrecte, que je crois rendre service à beaucoup
de médecins en décrivant la manière dont je procède. Je
tiens l'anneau avec les trois phalanges de l'index et
du médius de la main gauche, je saisis la partie vis-à-vis
avec la deuxième phalange de l'index de la main droite,
et en tirant, je donne à l'anneau une forme ovale. Pendant la traction, j'applique le pouce et le médius de la
main droite sur la surface externe de l'anneau, comme le
montre la figure 83 et je tourne la main droite en forte
supination; de cette façon, on donne à l'anneau une bonne
forme en 8 sans faire de bosselures ou des plis. Les autres

particularités pour chaque cas se complètent facilement.

Dans la première figure que je donnai du pessaire en 8

Fig. 83. — Manière de former les pessaires avec les anneaux.

(*A. f. G.* IV, p. 387, 388), la partie vulvaire se terminait par une saillie (un bec, eine schneppe). Je remarque expressément que j'ai abandonné cette forme, première- ment puisque le motif de celle-ci, qui était de donner à la malade une prise pour l'extraire, est superflu. La pa- tiente ne doit jamais replacer ce pessaire, car elle ne pourrait y engager le col, deuxièmement puisque chaque pessaire qui sort de la vulve et qui la rend béante cause du préjudice, puisqu'il donne accès au vagin à l'air atmosphérique.

La confection du pessaire en traîneau est encore plus simple que celle du pessaire en 8 : on tire l'ovale en un anneau long, on courbe le bout antérieur contre le bout postérieur et on donne à chacun la forme que l'indication du cas demande.

PLACEMENT DES PESSAIRES

§ 149. L'introduction se fait mieux la femme étant couchée sur le dos dans la situation ordinaire. Un doigt est introduit dans le vagin qui déprime en arrière le plancher pelvien, de façon à ce que la vulve prenne une ou-

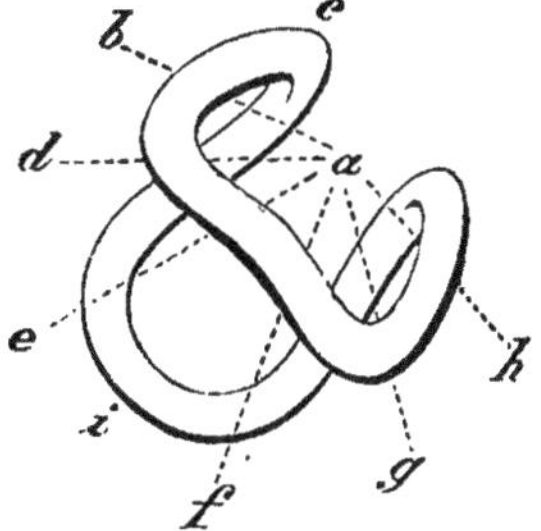

Fig. 84.—Introduction du pessaire en forme de traîneau.

verture allongée. Le pessaire en forme de 8 est placé de champ avec le diamètre qui sera plus tard transversal, l'ouverture destinée au col dirigée en avant, est introduite le long du doigt, et mise en travers contre l'utérus, avec la précaution de vérifier bien exactement si le pessaire et l'uté-rus ont une situation correcte.

Pour l'introduction du pessaire en forme de traîneau

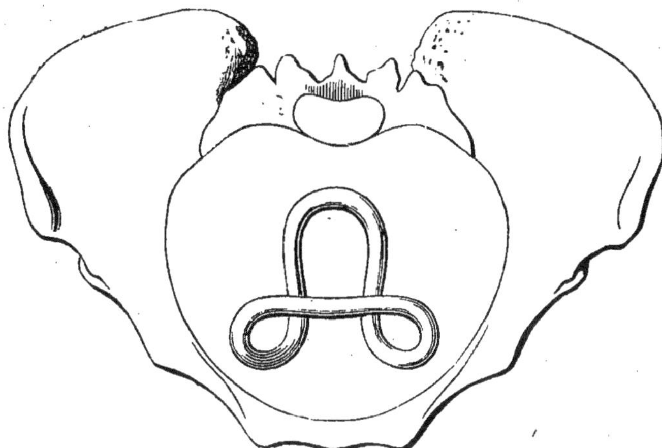

Fig. 86. — Pessaire en traîneau vu en place dans le bassin.

qui tiendra les parois vaginales passablement éloignées l'une de l'autre, il importe de ne pas trop dilater la vulve et d'introduire l'instrument sans causer de dou-leur. La manière suivant laquelle la patiente souffrira le moins est représentée par la figure 84.

Le pessaire sera saisi avec le pouce, l'index et le mé-dius de la main droite suivant $a\,h$ et ag et introduit par la saillie *c* en avant dans le vagin, en appuyant contre la paroi gauche de ce canal. L'index et le médius de la main gauche dépriment le périnée en arrière et tiennent

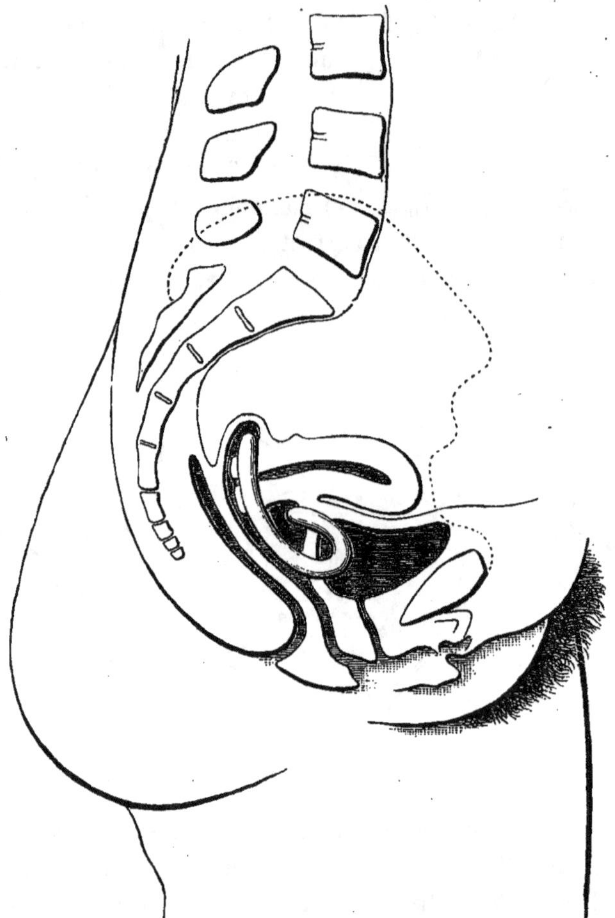

Fig. 85. — Pessaire en traîneau vu en place dans le bassin.

la vulve ouverte. La main droite pousse le pessaire dans le vagin de façon à ce que les segments *ab, ad, ae, af, ah* passent successivement la vulve. Déjà, pendant l'introduction, il faut faire attention, en déprimant en arrière la portion postérieure du pessaire, pour que de prime abord la saillie *i* vienne directement se placer derrière le col, car après que le pessaire aura été introduit, l'utérus devra se trouver placé par son axe dans le sens de la ligne ponctuée des figures 80 et 82.

Les figures 85 et 86 montrent le pessaire en traîneau en place dans le bassin. La figure 85 montre le pessaire entier dans une coupe du bassin. J'aurais dû représenter la vessie s'étendant plus en arrière, elle a libre jeu entre les deux saillies du pessaire, tandis que la partie transversale de la partie antérieure empêche le col de se porter en avant dans l'état de plénitude et de vacuité de la vessie, et par son segment postérieur exonère la surface postérieure de l'utérus de l'action de la pression abdominale.

NÉCESSITÉ DE PLACER LE PESSAIRE IMMÉDIATEMENT APRÈS LA REPOSITION

§ 150. Une recommandation très importante à faire est d'appliquer le pessaire immédiatement après qu'on a fait la réduction de l'utérus ; afin d'en assurer le maintien, non seulement pour éviter à la patiente et au médecin une opération souvent pénible, mais aussi parce que la seconde reposition est plus pénible et plus douloureuse que la première.

Cela peut tenir à ce que lors de la reposition d'un utérus rétrofléchi depuis des années l'opérateur, sans s'en douter, aura rompu vraisemblablement quelques légères adhérences, ou tendu quelques vieilles brides et à ce que cette opération qui a été pratiquée sans éveiller de symptômes morbides, pourrait bien en provoquer de nature inflammatoire à une seconde tentative.

VÉRIFICATION DE LA SITUATION DU PESSAIRE ET DE CELLE DE L'UTÉRUS

§ 151. La situation du pessaire devra dans les premiers temps être contrôlée tous les jours. Il s'agit de s'assurer s'il est parvenu à maintenir la situation normale après les états alternatifs de plénitude et de vacuité de la vessie et du rectum, si par sa présence et la compression qu'elle peut occasionner il ne cause pas de douleurs ou de troubles dans la nutrition de la muqueuse vaginale. Pour le pessaire en 8 et celui en forme de traîneau, cette vérification est indispensable. Comme ce dernier trouve essentiellement son application quand le vagin et le plancher du bassin sont extrêmement relâchés, le pessaire s'applique non seulement sur les parties molles, mais aussi sur le squelette. Si la pression qu'exerce le pessaire n'est pas égale, ou si, avant d'avoir eu la forme définitivement exacte, il s'est tourné sur son axe, il peut se faire qu'il exerce une pression qui blesse la muqueuse vaginale au-dessus d'une des épines sciatiques ou du ligament sacro-épineux. On comprend de quelle importance il est de reconnaître cela le plus tôt possible, pour faire dans le pessaire les modifications nécessaires. Pendant ce temps d'observation il faut, à moins que des complications ne le défendent, permettre aux malades de se mouvoir librement, leur permettre même de le faire avec excès, car il importe de s'assurer si le pessaire maintient la matrice dans sa situation normale. Si, après une observation ainsi continuée pendant plusieurs jours, il est constaté que la contention de l'utérus est irréprochable, et l'état des parties exact, la malade pourra ne plus être observée journellement; après une, deux, quatre, huit semaines on pourra la revoir, ce nouvel examen est nécessaire, car comme le plus souvent l'utérus diminue rapidement de volume, il n'est pas rare que le pessaire qui était très bien dans les premiers temps, devienne insuffisant et qu'il soit nécessaire de modifier sa forme et son volume, suivant les conditions nouvelles de l'organe.

REMPLACEMENT DU PESSAIRE PAR UN AUTRE EN CAOUTCHOUC DURCI, EN ARGENT OU EN ALUMINIUM

§ 152. Si, après ce temps, le pessaire est reconnu pour être en situation normale, il pourra y rester pendant une année entière. Comme soins de propreté il suffira de faire des injections avec une solution faible de permanganate de potasse. S'il y a du catarrhe vaginal, les injections seront quotidiennes; s'il ne s'écoule aucun produit de sécrétion, il suffira de faire des injections pendant quelques jours après l'époque menstruelle. Après un an, on vérifiera si le pessaire remplit encore son office, s'il n'a pas irrité la muqueuse vaginale, et, à cette époque, l'instrument sera remplacé en tous cas, car pendant la deuxième et la troisième année, le revêtement en caoutchouc s'altère, et il ne faut pas attendre qu'il le soit complètement pour le remplacer par un autre. Pour éviter cette altération du pessaire et la nécessité de le remplacer, et aussi l'odeur qu'il répand, que la propreté la plus soigneuse ne parvient pas toujours à éviter, on peut après que le pessaire a eu sa forme définitive, en faire confectionner un de la même forme en caoutchouc durci, en argent ou en aluminium. Les pessaires en 8 ou en forme de traîneau que j'ai fait confectionner en aluminium sont parfaitement supportés. Il importe d'imiter exactement avec l'aluminium la forme reconnue définitive. Le pessaire en aluminium est plus léger que le pessaire en fil de cuivre recouvert de caoutchouc, et les soins de propreté sont parfaits.

PLACEMENT DU PESSAIRE PAR LA MALADE ELLE-MÊME

§ 153. On a regardé comme un avantage considérable la possibilité pour la malade d'enlever elle-même le pessaire le soir et de le remettre le lendemain matin. S'il s'agit d'une procidence vaginale, ce qui est rare, cela est possible et avantageux pour la propreté ; mais toutes les fois qu'il s'agira de maintenir en place |une |matrice dont les moyens d'union auront été relâchés, le pessaire devra rester en place, car l'alternative de plénitude et de vacuité de la vessie et du rectum pourront, en l'absence du pessaire, reproduire facilement la rétroversion, et confirmer l'erreur toujours reproduite que l'application du pessaire suffit pour mettre l'utérus en place et qu'il s'applique à tous les cas, erreur qui doit être définitivement rayée.

ANNEAU EN CAOUTCHOUC [DE MEYER; ANNEAU DE HODGE; LEUR ACTION
COMPARÉE A CELLE DU PESSAIRE EN 8

§ 154. D'après ce qui a été dit dans les paragraphes précédents, le traitement des rétroflexions et des rétroversions, moyennant le pessaire, est accompagné de beaucoup de peines, de difficultés et de pertes de temps. On se demande si ces résultats ne pourraient pas être obtenus aussi avantageusement d'une manière plus simple. Les pessaires les plus employés dans les rétroversions et rétroflexions sont le pessaire élastique de *Charles Meyer*, un simple anneau en caouchouc, et le pessaire de *Hodge*, appelé pessaire à levier, confectionné en caoutchouc durci, d'après les indications de Braun, et parmi les diverses formes indiquées par Hodge, l'anneau fermé « closed lever » (levier termé).

L'anneau en caoutchouc de Meyer maintient le col dans la partie moyenne du bassin et l'empêche, dans les cas favorables, de se mettre assez en avant pour que l'utérus puisse se mettre en rétroversion complète. L'anneau ne peut diminuer la rétroflexion, et quand l'utérus a été remis en position normale, il n'empêche pas la rétroflexion de se reproduire.

Le pessaire en anneau fermé de Hodge, avec sa courbure en S sur le plat, était destiné par l'inventeur à replacer l'utérus qui était en rétroversion, à l'amener de sa situation vicieuse dans la situation normale. Hodge et Braun qui, les premiers ont introduit chez nous ce pessaire, disent expressément que la reposition par la sonde usitée alors n'est plus nécessaire.

On reconnaît généralement aujourd'hui que le pessaire de Hodge ne produit pas cet effet salutaire. Il s'agit de savoir s'il est en état de maintenir l'utérus dans sa situation normale, alors qu'on la lui a donnée, comme beaucoup de gynécologues le disent et comme vient de le dire encore Wilhoft [1].

Le pessaire de Hodge maintient en effet dans beaucoup de cas l'utérus, après qu'il a été replacé dans sa situation normale, et cet effet résulte de la tension qu'il exerce sur le cul-de-sac vaginal postérieur, qui force le col à conserver sa situation en arrière dans le bassin. Si le cul-de-sac postérieur est sensible, ce qui est très souvent le cas après qu'on a fait cesser la rétroflexion, il ne peut être exercé sur lui la tension qui serait nécessaire pour fixer le col en arrière. Si le vagin est relâché dans sa partie supérieure et postérieure, ce qui se trouve souvent dans les cas de rétroflexion, on ne

---

[1] Zeitschr, f. G. Geburtsh, ü Gynäkol, III, 1878, p. 398,

pourra exercer en arrière sur le vagin une tension
assez grande pour maintenir le col en arrière, il se portera en avant dans le pessaire, et l'utérus se mettra
en rétroversion à travers ce pessaire bien en place
comme s'il n'existait pas. Ce n'est que quand le vagin
est rigide, assez long et pas sensible dans le fond,
circonstances qui ne se trouvent pas souvent réunies
avec une rétroversion, que le pessaire de Hodge replace
bien l'utérus, en forçant le col à conserver sa situation
en arrière et en faisant porter la pression abdominale
sur la paroi postérieure de la matrice.

Et encore, dans ces cas peu nombreux, dans lesquels
le pessaire de Hodge maintient d'abord l'utérus dans sa
situation normale, on observe souvent qu'au bout de
peu de temps, il ne sert plus de rien. Cela provient de ce
que la voûte vaginale d'abord rigide a été élargie par le
pessaire. La figure 87 *a b* repré-
sente le pessaire de Hodge le plus
employé, les lignes ponctuées *c b* et
d a indiquent les axes de l'utérus.
Au début, la tension du cul-de-sac
vaginal postérieur a pour effet de
remettre le col en place, de le maintenir sous la courbure *a* ; le corps
de l'organe est maintenu en anté-

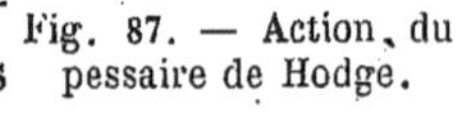

Fig. 87. — Action du
pessaire de Hodge.

version, le fond en *d*. Aussitôt que le cul-de-sac est
élargi, le pessaire n'empêche plus le col de s'abaisser
vers la courbure antérieure *b* ; la pression abdominale
s'exercera de nouveau sur la surface antérieure de l'u-
térus et le fond se reportera de nouveau vers *c*.

Mon pessaire en 8, de même que le pessaire en forme
de traîneau, force le col à se maintenir dans la partie
postérieure du bassin, bien que la voûte vaginale soit

très flasque, et sans *exercer sur elle aucune tension*, puisque leur point *d'appui est la paroi antérieure du col.*. Le mode de son action est représenté schématiquement

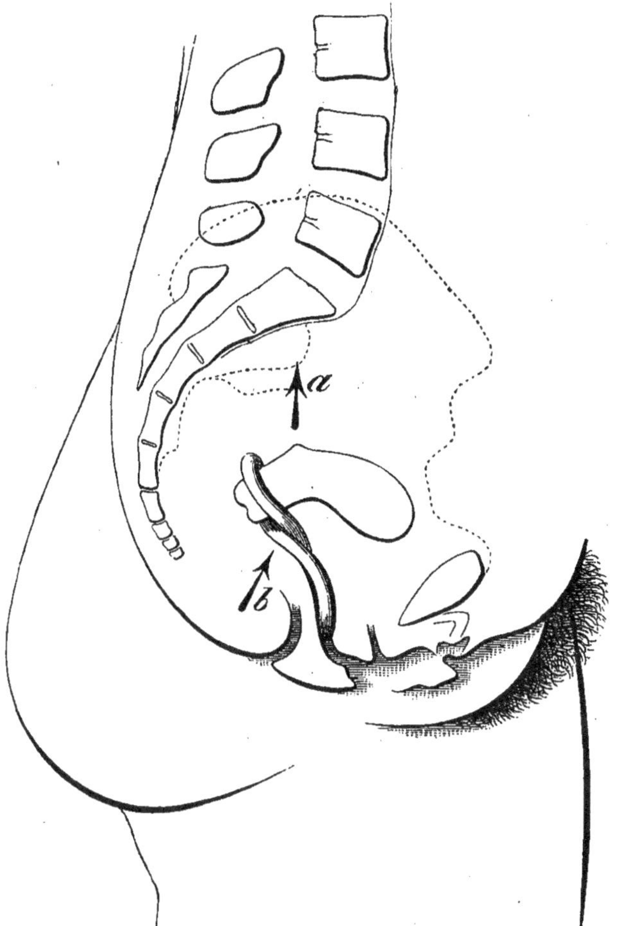

Fig. 88. — Démonstration du pessaire en 8.

dans la figure 88 : *a* indique la direction suivant laquelle les plis de Douglas fixaient l'utérus, *b* celle suivant laquelle le pessaire agit sur l'utérus pour remplacer la force perdue. La direction b, suivant laquelle agit le pessaire, varie selon le point d'appui essentiel que trouve le pessaire. Dans la figure 88 on a supposé rigide le plancher du bassin; plus le pessaire trouve d'appui sur le bassin, quand le plancher pelvien est relâché (le pessaire en 8 le trouve sur les branches descendantes du pubis), plus la direction de b coïncidera avec l'axe longitudinal du pessaire; dans le fait, elle sera, dans beaucoup de cas, parallèle à la flèche a. Le pessaire en 8 maintient l'utérus dans sa situation normale là où le pessaire de Hodge était resté inefficace; il agit en tout cas plus sûrement, et par son action soutenue il ne diminue pas, comme le pessaire de Hodge, les conditions de son efficacité, bien au contraire, car, là où un grand pessaire était nécessaire au début, un plus petit pourra conserver toute son efficacité. Il s'agit de maintenir le col en arrière, quelquefois très haut. Le pessaire, qui produira ce résultat de la manière la plus directe et la plus sûre, qui suppléera à l'action perdue des plis de Douglas, aura droit à la préférence. Il y a longtemps, au commencement de l'année 1860, avant d'employer les pessaires en fil de cuivre couverts en caoutchouc, j'avais employé le pessaire de Hodge auquel j'avais ajouté une barre transversale, et j'en avais obtenu de bons résultats. Un collègue m'a dit, il y a quelques années, qu'il avait réussi à maintenir le col en arrière au point a dans le bassin avec le pessaire en traîneau, mais en l'appliquant en sens inverse, c'est-à-dire en avant l'extrémité i de la figure 84, les extrémités c dirigées vers le sacrum. Cela revient à peu près au même et répond toujours à l'indication de fixer le col en arrière dans le bassin.

Si des deux pessaires dont nous avons parlé plus haut,

et qui sont le plus souvent employés contre la rétroflexion, l'un est inefficace, l'autre n'est utile que dans
quelques cas spéciaux seulement, pour assurer à l'utérus
sa situation normale, je ne veux pas dire qu'ils ne puissent
pas diminuer les inconvénients qui résultent de la rétroversion. Ces inconvénients sont causés par les tiraillements
qu'exerce sur ses liens ligamenteux l'utérus situé en
rétroversion. Ces tiraillements sont diminués quand
l'utérus est empêché de se porter avec son fond aussi
profondément, quand le champ de ses extensions est rétréci. Ces deux résultats sont obtenus par ces pessaires.
La place que le pessaire occupe sur le plancher pelvien,
l'utérus ne peut plus l'occuper même temporairement.
Si on soutient de cette façon l'utérus rétrofléchi par un
tampon de ouate on procure un bien plus grand soulagement qu'avec un pessaire moins mou. Un tampon de
ouate a incontestablement l'inconvénient d'exiger qu'il
soit changé tous les jours. Ces pessaires ne cesseront
donc pas d'être employés. Celui qui se contente, qui
peut être est forcé de se contenter de soulager un peu,
alors qu'on pourrait obtenir un effet durable, celui-là se
bornera à l'emploi de ces pessaires, soulèvera un peu
l'utérus rétrofléchi et se bornera à rétrécir le champ de
ses mouvements.

Rien ne prouve mieux le besoin de ces moyens de
soulagement dont les plus vantés se montrent insuffisants,
que l'accueil que l'on fait à chaque moyen nouveau qui
se présente avec la promesse d'avantages spéciaux, et
dont on ne connaît pas encore les inconvénients ou
l'insuffisance.

EFFET DE LA REPOSITION SUR LES SYMPTÔMES MORBIDES, SPÉCIALEMENT SUR LA TUMÉFACTION, LE CATARRHE DE L'UTÉRUS ET SUR LA MENS-TRUATION.

§ 155. L'effet de la reposition de l'utérus rétrofléchi, bien qu'il ne se fût pas agi de lever des étranglements, est immédiat et facile à apprécier. Les mouvements de la malade deviennent plus vifs ; ceux qui ne pouvaient s'exécuter qu'en occasionnant des douleurs, peuvent se faire sans douleurs ; des attitudes qui étaient doulou-reuses autrefois qu'on évitait avec anxiété pour ce motif, n'incommodent plus ; les femmes sont étonnées de l'augmentation subite de la puissance de leur activité. Si la défécation et la miction avaient été difficiles et dou-loureuses, elles se font maintenant aisément.

L'action de la reposition est très visible sur la dimi-nution ou la disparition des manifestations morbides de l'utérus, qui avaient été causées par la rétroflexion, ou par la stase passive qui en avait été le résultat. Parmi ces effets, il faut citer la diminution de volume de l'organe que le doigt explorateur constate dans la longueur et l'épaisseur de l'organe, et que la sonde peut mesurer, et qui en quelques jours peut être de 1 centimètre. A la suite de la *rétroflexion* réduite par la manœuvre bima-nuelle, on constate le plus souvent une antéflexion, puis-que la flexibilité de l'utérus n'avait pas été diminuée, avait même quelquefois été augmentée. S'il existait une *rétroversion*, puisque l'utérus était devenu rigide par suite d'une métrite, après la reposition il se produit une antéversion, mais après quelques jours ou après quelques semaines, l'antéflexion normale se reproduit, puisque les causes qui avaient entretenu la métrite ont été éloignées par la reposition.

Même dans les cas rares, dans lesquels l'utérus était devenu rigide dans la rétroflexion, on voit la pression abdominale diminuer l'angle de flexion quand, après la reposition, le col a été maintenu en arrière.

Les gonflements souvent très considérables qu'on trouve dans les rétroflexions anciennes, ceux surtout de la lèvre postérieure du col, disparaissent bientôt, les ectropium larges qui avaient résisté à des traitements poursuivis pendant longtemps, moyennant des scarifications, des cautérisations, disparaissent spontanément après la reposition, ou cèdent rapidement à un traitement local, et il est rare qu'après la réduction d'un utérus rétrofléchi, un ectropium exige quelque traitement opératoire, à moins qu'il n'ait été le résultat de lacérations du col. Même le catarrhe du col et celui de la cavité du corps, s'ils ne sont pas très anciens, diminuent ou disparaissent après la reposition bien maintenue. L'effet de la reposition est éclatant sur les menstruations profuses ou trop souvent répétées. Il n'est pas rare qu'après la reposition, le type de la menstruation qui jusque-là avait été fréquent s'allonge jusqu'au terme normal ; cet effet se produit aussi bien sur la durée que sur l'abondance de la menstruation qui reprend alors la normalité de la fonction. L'effet de la reposition de l'utérus sur la menstruation est si régulièrement sûr, que quand après sa reposition maintenue, la menstruation persiste pendant deux à trois périodes dans la même abondance anormale, si on n'en reconnaît pas la cause dans une oophorite ou quelqu'autre complication, on peut en conclure avec certitude qu'elle est le résultat de quelques modifications de la muqueuse utérine, pour le diagnostic de laquelle la dilatation de l'utérus est nécessaire.

EFFET DE LA REPOSITION SUR LES OVAIRES

§ 156. La reposition de l'utérus a pour effet de remettre
les ovaires dans leur situation normale. Leur gonflement
et leur sensibilité à la pression disparaissent le plus souvent avec rapidité et, avec eux, un grand nombre de sensations pénibles qui avaient accompagné la rétroflexion.

Comme la situation des ovaires se constate plus facilement, par conséquent plus clairement pour la plupart
des médecins, quand l'uterus est situé dans un des
côtés du bassin, puisque les ligaments ovariques apparaissent plus distinctement au doigt explorateur quand
ils sont dans un état de tension, j'ai choisi, pour représenter ce changement de situation des ovaires à la suite
de la rétroflexion de l'utérus, un cas dans lequel l'utérus
avait été étroitement fixé à gauche et dans lequel la situa-

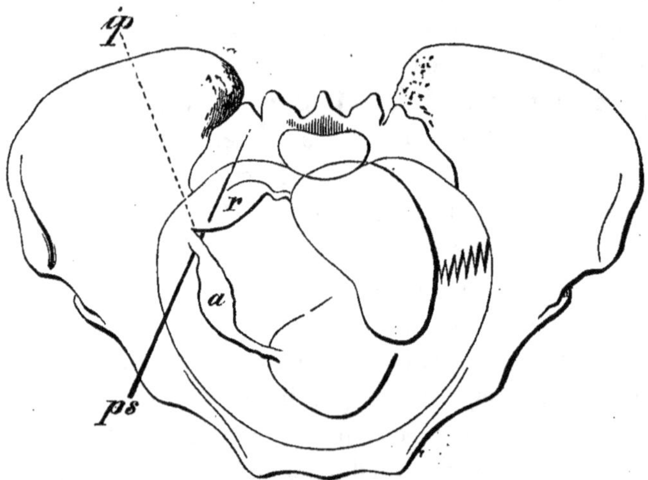

Fig. 89. — Reposition des ovaires.

tion de l'ovaire droit avait, à cause de cela, été très facile
à constater et à démontrer par la palpation.

Mme H..., de M..., âgée de quarante-quatre ans, se présenta au service en 1876 pour se faire soigner pour une rétroflexion compliquée d'un catarrhe utérin, elle quitta le service, la matrice bien replacée et maintenue moyennant un pessaire excentrique semblable à celui que représente la figure 75. Comme en février de l'année suivante le catarrhe utérin persistait encore, le traitement local nécessita l'enlèvement du pessaire. L'utérus se replaça aussitôt en rétroflexion d'où il était facile de le déplacer. Les ovaires qui avaient été fortement tuméfiés et sensibles sont à l'état normal et sont déplacés chaque fois avec l'utérus de la situation *r* dans celle *a*; ils tombent en arrière avec l'utérus. La figure 89 représente l'état des parties le 13 février 1877, tel qu'il fut tracé au cours d'exploration. L'ovaire droit seul est dessiné, la ligne *p s* représente le bord du psoas droit, *i p* le ligament infundibulo-pelvien (infundibulo-pelvicum).

EFFET DE LA REPOSITION SUR LA FÉCONDABILITÉ ; GROSSESSE ET PESSAIRE

§ 157. Au point de vue du rétablissement de la possibilité de la fécondation, les résultats de la reposition sont très satisfaisants. La rétroversion et la rétroflexion n'ont pas une influence directe sur la possibilité de la fécondation, mais ce sont les conséquences d'une rétroflexion qui a persisté pendant longtemps qui ont cette influence. Ces conséquences sont, comme cela a été dit, très favorablement modifiées par la reposition. Les pessaires vaginaux n'empêchent pas la conception, et l'on voit souvent des femmes qui pendant longtemps n'étaient pas devenues enceintes, le devenir après la reposition et le maintien de l'utérus qui avait été en rétroversion, bien qu'elles fussent déjà dans un âge avancé.

Si la grossesse survient, le pessaire devra rester en place jusqu'après la seizième semaine, parce qu'alors seulement l'utérus a acquis un volume assez considérable pour empêcher la rétroflexion.

Si on observe de prime abord la grossesse avec l'utérus en rétroversion, il est évident que la reposition immédiate est indiquée, il faut bien dire, contrairement au préjugé généralement répandu, que l'utérus gravide a aussi besoin d'être maintenu dans sa situation normale moyennant des pessaires, dans tous les cas, excepté ceux où il y avait eu enclavement de l'organe, et où le retour à la situation anormale n'est plus à craindre. Je n'ai jamais observé d'accidents à la suite du placement d'un pessaire au-dessous d'un utérus gravide. Le cours de la grossesse, qui avait été compromis par la rétroflexion n'est plus troublé, et dans quelques cas j'ai vu des efforts d'expulsion commençants cesser complètement après la reposition et l'application d'un pessaire en 8 ou en traîneau, et la grossesse arriver à son terme normal.

AVANTAGES DE L'ÉTAT PUERPÉRAL POUR OBTENIR UNE REPOSITION
DURABLE

§ 158. La grossesse qui survient dans l'utérus qui avait été en rétroflexion, est un événement très favorable au point de vue de la guérison définitive de la déviation. Aucune phase de la vie utérine n'est aussi favorable à la *guérison définitive* de la rétroflexion que la puerpéralité, qu'elle succède à un accouchement prématuré ou à un accouchement à terme. On sait qu'après une puerpéralité normale ou prématurée, la rétroflexion primitive se reproduit. Pour éviter ce résultat, je prescris l'application de vessies de glace sur le bas-ventre, pendant les premiers jours de la puerpéralité, aux femmes qui avaient été atteintes de rétroflexion, je leur fais administrer des lavements froids et je leur conseille d'uriner souvent; j'active la régression utérine par du seigle ergoté administré à l'intérieur, ou par la voie sous-cutanée, et souvent j'ai vu la rétroflexion ne plus se reproduire. Même quand dans la sixième semaine ou plus tard encore, la femme accouchée se présente avec l'utérus en rétroflexion, les chances d'une guérison complète sont encore favorables, aussi longtemps que le travail de régression de l'utérus n'est pas encore terminé, en admettant, bien entendu, que la régression des processus inflammatoires qui étaient la cause mécanique du déplacement, poursuive sa marche, si l'utérus est placé en situation normale. Quand, à la suite d'une puerpéralité normale ou à la suite d'un avortement, l'utérus a été empêché de se remettre en rétroversion, le pessaire peut être enlevé après que le travail de régression est complètement terminé, sans qu'il y ait danger de voir se reproduire la rétroflexion.

EFFET DE LA REPOSITION SUR LES SYMPTÔMES NERVEUX

§ 159. Éclatante est souvent l'influence que la reposition exerce sur divers symptômes nerveux. Les symptômes de névralgie ou de paralysie des extrémités inférieures, dépendant directement de la pression que l'utérus rétrofléchi exerce, disparaissent avec la rétroflexion; nous devons dire que cette disparition prouve que ces phénomènes dépendent de la déviation utérine. Des affections nerveuses, qui ne proviennent que d'une modification que l'utérus exerce sur le système nerveux central, prouvent qu'ils dépendent de l'utérus, par leur cessation à la suite de la réduction de l'organe. Souvent j'ai vu des douleurs de tête nerveuses, je ne parle pas de douleurs, qui n'avaient été déclarées de nature nerveuse que par ce qu'on n'en connaissait pas la cause, ou dites nerveuses, puisque toute douleur est de nature nerveuse, mais de névralgies du trijumeau, vaso-motrices, nettement diagnostiquées, des hémicranies qui avaient duré pendant des années avec des paroxysmes réguliers paraissant plusieurs fois par semaine, traitées sans aucun succès exactement suivant les préceptes des maîtres, disparaître sans retour après la reposition de l'utérus rétrofléchi. Des symptômes de dépression intellectuelle, des troubles dans les idées allant jusqu'à la mélancolie la mieux caractérisée, prouvent leur dépendance de la déviation par le succès obtenu, par l'influence exercée par la reposition.

L'influence de la reposition sur ces symptômes nerveux a été immédiate; dans certains cas, s'est manifestée dans les vingt-quatre heures; dans d'autres, elle ne s'est produite qu'après l'amélioration survenue dans l'état général, c'est-à-dire au bout de quelques semaines ou quelques mois. Les perturbations nerveuses ne sont souvent qu'un symptôme de l'anémie causée par de longues souffrances utérines, par les hémorrhagies, le catarrhe utérin, qui exigent, pour être guéris né cessairement quelque temps, après que la maladie utérine aura été combattue.

EFFET DE LA REPOSITION SUR LE CATARRHE UTÉRIN. FAUT-IL COMMENCER PAR LA RÉDUCTION OU PAR LE TRAITEMENT DU CATARRHE

§ 160. Le fait déjà souvent cité, que la majorité des complications de la rétroflexion qui entraînent ces symptômes douloureux sont des suites de la rétroflexion, impose le devoir de mettre la reposition et le maintien en tête des indications curatives. On comprend facilement qu'a côté d'une rétroflexion utérine il peut exister des complications qui n'en dépendent pas, et on sait aussi que l'adage souvent cité : *Cessante causa tollitur effectus* n'a quelquefois que d'étroites limites. Il y a des complications qui manifestement sont la conséquence de la rétroflexion, et qui peuvent pendant longtemps lui survivre. Les influences durables qu'une rétroversion ancienne exerce sur la nutrition des ovaires (voy. § 56 et § 130), quand elles ont eu un certain degré d'intensité, échappent à l'action de l'utérus. Deux complications fréquentes et importantes de la rétroflexion, le catarrhe de la vessie et le catarrhe utérin, qui réclament souvent un traitement spécial ordinairement suivi de succès, doivent nous occuper ici brièvement.

Il n'y a pas de moyen plus efficace pour rendre permanent un catarrhe que la stagnation du produit de la sécrétion. Dans la vessie les conditions d'une stagnation réelle n'existent pas, mais l'évacuation complète du produit de la sécrétion rénale n'a pas lieu, puisque le passage n'est pas facile. Dans l'utérus les conditions sont favorables à la stagnation.

Si avantageuse que soit ordinairement sur ces deux catarrhes la reposition de l'utérus, elle ne suffit souvent pas pour les faire disparaître; une évacuation complète et méthodique du produit de la sécrétion de la muqueuse, assurée pendant longtemps, est le meilleur moyen pour combattre le catarrhe, si toutefois l'altération de la muqueuse ne réclame pas l'emploi de moyens plus énergiques. La vessie sera lavée suivant la méthode connue, avec une solution de 1, 2, 5 0/0 d'acide phénique, l'utérus avec une solution de 2 à 3 0/0 du même acide.

Comme une endométrite purulente intense est une complication fréquente de la rétroflexion, et que le maintien de l'utérus dans la position normale moyennant un pessaire ne permet pas d'instituer en même temps le traitement du catarrhe utérin, il se présente naturellement à l'esprit la question de savoir si, l'utérus étant susceptible d'être reposé, il faut commencer par traiter le catarrhe ou par replacer l'utérus. S'il existe des complications inflammatoires, par exemple, du revêtement péritonéal de l'utérus, ou si les ovaires sont très sensibles à la pression, il est indiqué de commencer le traitement par la reposition de l'utérus, car il n'existe pas de meilleur moyen de combattre ces complications que le replacement et le maintien de l'utérus dans sa situation normale; aussi longtemps que subsistent ces complications le traitement intra-utérin du catarrhe sera contrindiqué.

Si ces complications manquent et si le catharre utérin est ancien ou très intense, on commencera par le traitement du catharre moyennant la dilatation et les injections de l'organe. D'autres circonstances peuvent aussi être prises en considération.

Si la malade ne peut consacrer que peu de temps au traitement, la reposition devra être faite d'abord, parce que ce traitement sera le plus court; ensuite, puisque les plus grandes souffrances dépendent de la rétroflexion elle-même, et que la reposition diminuera le catharre et les souffrances qui en dépendent.

Si la malade est dans un état de dépression morale considérable, et si le catharre réclame un traitement, il est préférable de commencer par celui-ci. Toutefois la reposition aura sur les symptômes psychiques une influence bien plus considérable que le traitement du catarrhe, et il faut prendre en considération que, pendant le traitement du catarrhe, l'utérus se remettra toujours en rétroflexion, puisque le pessaire ne pourra pas rester en place. La patiente sera plus péniblement affectée moralement, parce qu'elle se croira être en récidive de son affection, tant que la rétroflexion aura persisté. On commencera donc le traitement dans ces cas par le catarrhe et on le terminera par une reposition maintenue d'une façon durable.

QUAND PEUT-ON ESPÉRER UNE GUÉRISON DÉFINITIVE

§ 161. Dans les cas où, à la suite d'une paramétrite postérieure, a persisté pendant de longues années la tension passive des plis de Douglas, où le muscle retracteur a disparu, où l'élasticité de ces tissus s'est complètement épuisée, la fonction de ces organes. ne pourra que difficilement être rétablie; aussi souvent qu'on essayera d'enlever le pessaire, la rétroflexion ancienne se reproduira au bout de peu de jours. Dans ces cas, l'utérus ne pourra plus se passer de son soutien mécanique, jusqu'à ce que la régression sénile soit achevée et qu'on puisse présumer qu'en l'absence de la congestiou cataméniale, la rétroversion ne pourra plus causer de symptômes pénibles. Une paramétrite postérieure pourra se produire quand l'utérus a été replacé, et fixer l'utérus en antéflexion pathologique et rendre le pessaire inutile.

Mais là où le muscle rétracteur n'est pas complètement perdu, le maintien durable, moyennant un pessaire, produit une situation extrêmement favorable à sa reconstitution, car la distension passive cesse, et les points d'insertion sont maintenus rapprochés les uns des autres. Quand dans ces cas, qui sont les plus nombreux, tous les

moyens indiqués au paragraphe 136 sont employés méthodiquement, on peut espérer, ce que constatent un grand
nombre d'observations, qu'après un temps plus ou moins
long, quand le pessaire aura été enlevé, l'utérus sera
de nouveau dans le cas de conserver sa situation normale
dans les états de plénitude et de vacuité des organes
voisins.

TRAITEMENT CONSÉCUTIF. CURES THERMALES

§ 162. Une rétroflexion qui a persisté pendant longtemps a exercé sur l'état général de la malade une dépression considérable. L'effet que produit sur cet état la
reposition est souvent très rapidement appréciable. Quand
l'anémie produite par des menstruations abondantes a
été considérable, il suffit que les règles reviennent deux
fois à la période normale et avec une intensité moindre
pour qu'elle disparaisse complètement. La patiente pour-
ra-t-elle recouvrer des forces en restant en repos chez
elle, devra-t-elle être envoyée à la campagne, dans un
site forestier, dans une station alpestre, aux bains de mer
ou aux eaux, et lesquelles choisir pour arriver à un rétablissement complet? Ce sont là des questions qui ne sont
pas purement gynécologiques; les réponses à y faire dépendent de tant de conditions individuelles, que ce n'est
pas le cas d'entrer ici dans de longs développements.

A propos des traitements thermaux appliqués aux rétroversions, je ne veux faire qu'une seule observation.
Un grand nombre de femmes, atteintes de rétroflexion
susceptible d'être replacée, parcourent un grand nombre
de stations thermales pour chercher un moyen de guérir
les métrorrhagies, les fleurs blanches, l'anémie, l'état
nerveux dont elles sont affectées, avant de s'adresser à

un gynécologue. Beaucoup de femmes sont envoyées aux eaux, bien que la rétroflexion dont elles sont atteintes soit connue, avec l'idée, que partageaient naguère de graves autorités médicales, que la rétroflexion en elle-même était incurable ; d'autres fois, avec la pensée qu'il était nécessaire de fortifier la constitution avant qu'on entreprenne une cure gynécologique peut-être bien fatigante et pleine d'embarras. (Strapaziöse gynäkologische kur.)

Personne ne peut plus ignorer qu'on peut guérir les rétroflexions. Vouloir fortifier les malades atteintes de rétroflexion, avant de procéder à la reposition de l'utérus, est vouloir refaire l'œuvre des Danaïdes. Les succès n'ont aucune durée aussi longtemps que persiste la rétroflexion. La reposition d'une matrice rétrofléchie est une opération facile quand il n'y a pas de complications locales fâcheuses ; quinze jours suffisent pour acquérir la certitude que le pessaire maintient la matrice dans la situation normale.

Les femmes atteintes de rétroflexion retirent de la cure thermale dix fois plus d'avantages, quand elles commencent par se faire redresser la matrice que quand on agit en sens inverse.

APPRÉCIATION DES RÉTROVERSIONS IRRÉDUCTIBLES. INDICATIONS

§ 163. La reposition de l'utérus rétroverti ou rétrofléchi ne réussit pas dans tous les cas. En dehors de ceux où il est prudent de ne pas tenter l'opération, à cause de processus inflammatoires encore en état d'acuité dans les annexes, on ne peut dire que l'utérus est irréductible que quand on aura pratiqué la palpation bimanuelle dans une anesthésie profonde, et qu'on aura circonscrit l'utérus du côté des parois abdominales, par le vagin et le rectum, et constaté les causes réelles qui s'opposent à l'accomplissement de l'opération : cicatrices paramétriques compliquées d'adhérences péritonéales larges, qui paraissent rendre impraticable la reposition pour un temps.

Pour rendre plus clairs ce diagnostic et ces indications, je citerai quelques cas récemment observés.

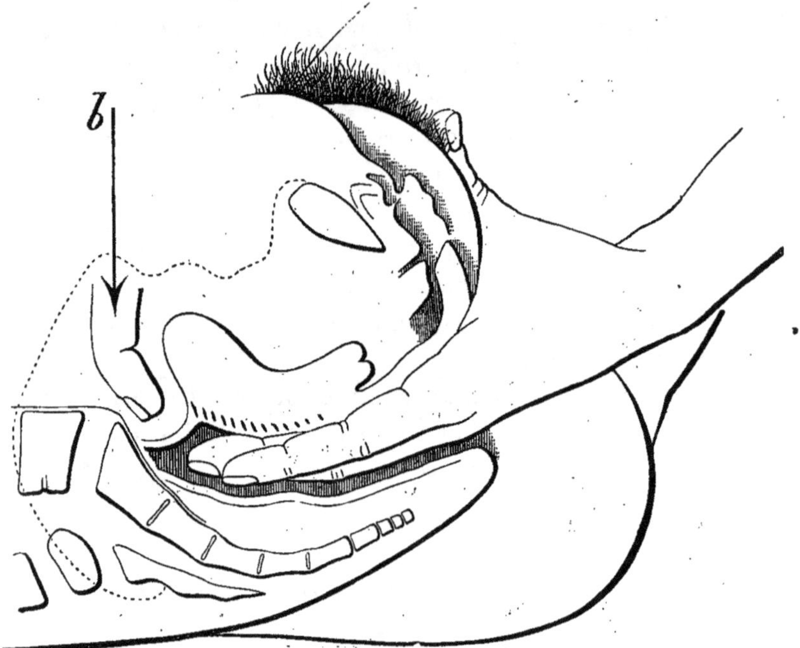

Fig. 90. — Diagnostic des adhérences entre la paroi postérieure de l'utérus et le rectum, comme obstacles à la reposition.

Mme B..., de N..., âgée de trente-trois ans, présenta pendant son enfance des manifestations scrofuleuses, se porta bien comme jeune fille, se maria à l'âge de vingt-quatre ans, fut enceinte bientôt, mais avorta à trois mois.

Il survint une métrite aiguë qui eut plusieurs récidives; hémorrhagies intenses, écoulement catarrhal abondant. La patiente maigrit beaucoup et devint très « nerveuse ». En 1876; on constata une rétroversion; on tenta la réduction sans succès. L'exploration pendant l'anesthésie, pratiquée le 20 octobre 1880, constata ce que représente la figure 90.

Le doigt explorateur arrivant par le rectum bien au-dessus des plis de Douglas, sent bien distinctement que chaque effort que font par les parois abdominales les doigts *b* pour porter l'utérus en avant, a pour effet de tendre la paroi rectale tellement, qu'il paraîtrait plus facile de la déchirer que d'en séparer la matrice. En dehors de cette adhérence que représente la coupe médiane, il existe encore dans le côté droit du bassin une cicatrice large et un catarrhe utérin très intense. Cette dernière affection donne en ce moment lieu à une indication curative, car la reposition n'était pas praticable et le catarrhe utérin ne pouvait être l'objet d'un traitement local, à cause de la persistance de l'irritation péritonéale. Des bains de boue (moorbâder) devront être employés pendant l'été et répétés l'année prochaine; les conditions pour la reposition seront peut-être améliorées.

Des cas analogues ne sont pas rares; quand le rectum est large et flasque, de façon à permettre à sa paroi antérieure de suivre le corps de la matrice, la reposition est momentanément possible, mais elle ne persiste pas, c'est évident.

Les tentatives réitérées de réduction ne sont pas sans préjudice, car elles ébranlent la confiance envers un moyen qui n'a pas été appliqué au moment voulu. Ce

n'est que l'exploration combinée par le rectum qui peut
éclairer le diagnostic et donner une base aux indications. J'ai souvent rompu avec succès des adhérences
récentes entre l'utérus et le rectum, moyennant la manœuvre représentée dans la figure 90. Là même où,
d'après ces anamnestiques, l'adhérence, datait de moins
d'un an, j'ai senti celle-ci se relâcher tellement, qu'elle
put être rompue sans danger et permettre une reposition
durable. Une autre adhérence de l'utérus en rétroversion particulièrement tenace, que j'ai rencontrée plusieurs
fois, est celle de l'angle d'insertion de la trompe à la
paroi pelvienne postérieure dans la région de l'articulation sacro-iliaque. Les anamnestiques ramènent ordinairement l'origine de la lésion à un état puerpéral ;
toutefois des processus paramétriques chroniques paraissent avoir été en jeu.

La femme P..., de F..., âgée de vingt-six ans, fut
bien portante dans son enfance ; comme jeune fille elle
était débile, elle se maria à vingt ans, accoucha l'année
suivante, fut malade pendant la puerpéralité, eut de la
fièvre. Il persista de la dysménorrhée et des douleurs
assez vives dans le bassin, qui se montrèrent de temps
en temps. La malade consulta divers médecins en 1876
à cause de la dysménorrhée et d'accidents cardial-
giques, elle était très anémique, et était atteinte d'un
catarrhe utérin très intense. On constate que l'utérus
est incliné en arrière, que la région paramétrique droite
est sensible. Quand je revis la malade en 1879, l'état
était celui que représente la figure 91 ; l'utérus était en
totalité dévié à droite, angle supérieur droit fixé à
droite et en arrière au bassin d'une façon immobile.
Le traitement local du catarrhe utérin a diminué la
dysménorrhée, et fait disparaître les accidents cardial-

giques. Les bains de boue et de sable n'ont pas modifié la fixation de la matrice.

J'ai observé une fois qu'une fixation pareille de l'utérus

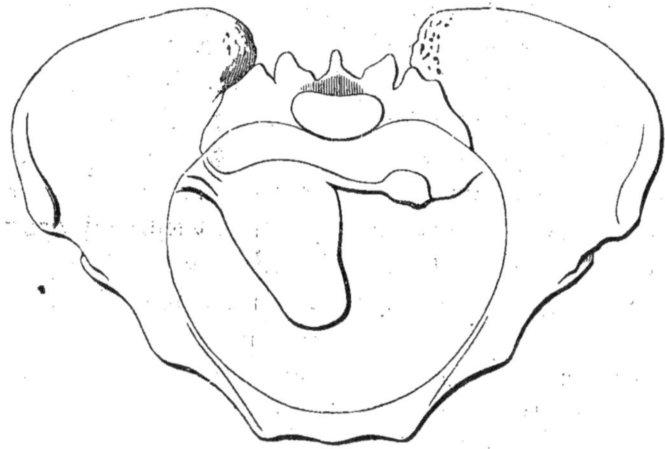

Fig. 91. — Fixation de l'angle supérieur droit de l'utérus au bassin.

avait disparu à la suite d'une grossesse à terme. L'utérus qui, après la puerpéralité, était retombé en rétroflexion put être replacé et maintenu.

TRAITEMENT DES RÉTROVERSIONS IRRÉDUCTIBLES

§ 164. Si on reconnaît que la reposition de l'utérus en rétroflexion ou en rétroversion est impossible, il faudra se borner à traiter les complications, qui sont pour la malade, la cause de ses plus grandes souffrances : métrite, oophorite, catarrhe, et relever autant que possible l'état général. Si, comme c'est souvent le cas, c'est la stérilité qui est la principale préoccupation de la malade, s'il s'agit des résultats de processus inflammatoires éteints depuis longtemps, si l'utérus s'élève au-dessus du petit bassin, ou s'il peut être soulevé ainsi, on pensera, que la possibilité de la conception est rétablie autant que cela est en notre pouvoir. Toutefois une grossesse pourra par suite d'incarcération de l'utérus ou de tiraillement des anciennes adhérences, faire naître des dangers sur lesquels il sera naturellement nécessaire d'appeler l'attention de la malade. Une conduite prudente pendant la grossesse, et un traitement approprié peuvent toutefois les conjurer avec assez de certitude. La distension lente des anciens exsudats et des cicatrices, joints à la fluxion physiologique qui accompagne la grossesse, ont assez souvent pour effet une guérison définitive, en supposant naturellement que, pendant la puerpéralité et l'époque qui la suit immédiatement, il sera exercé une surveillance intelligente et suivi un traitement approprié. (Voy. § 158.)

Si les processus inflammatoires n'existent pas ou ont été combattus avec succès, il ne faudra pas tarder de chercher à ramollir ces cicatrices anciennes pour rendre la reposition possible plus tard. L'application de la chaleur est, suivant mon expérience, ce qui est le plus utile. Des injections chaudes dans le rectum et le vagin, des applications chaudes, des bains de boue aussi chauds qu'on peut les supporter, des bains de sable qu'on peut porter jusqu'à 45° R., sont les moyens dont l'expérience m'a démontré l'utilité la plus grande.

Après avoir employé ces moyens pendant un temps suffisamment long, il faudra, pendant l'anesthésie, voir si les résistances commencent à céder. Avec une grande patience, et une grande ténacité de la part du médecin et de la malade, on arrive à des résultats satisfaisants dans des cas qui avaient paru inguérissables, quand le diagnostic a reposé sur une base solide pour éclairer les indications.

OPÉRATIONS PROPOSÉES POUR LE TRAITEMENT DES RÉTROVERSIONS
ET DES RÉTROFLEXIONS

§ 165. Ce n'est qu'au point de vue de l'histoire que nous mentionnerons qu'on a proposé pour les rétroversions et rétroflexions un traitement analogue à celui qui a été proposé pour les antéversions, qui consiste à faire adhérer la lèvre postérieure du col à la paroi vaginale postérieure, après avivement des surfaces en contact, afin de libérer l'utérus de son inclinaison en arrière. Si pour l'antéversion, la proposition a pu paraître juste pour quelques cas, la proposition de cette opération pour combattre la rétroversion doit être signalée comme tout à fait hors de propos.

Il est à remarquer que la proposition, faite, si je ne me trompe, par Aran, de produire un raccourcissement des ligaments ronds en agissant par l'anneau inguinal externe, afin d'empêcher le fond de l'utérus de tomber en arrière dans la concavité du sacrum, est restée jusqu'ici à l'état théorique.

Dans ces derniers temps (P. Müller [1]), pour combattre ces rétroflexions tenaces, on a proposé de faire la laparotomie : de fixer et de faire adhérer l'utérus ou son moignon à la paroi antérieure de l'abdomen. Si la laparatomie est indiquée par un autre motif, par exemple pour l'extirpation d'un ou des deux ovaires, il est naturel de profiter de cette occasion pour prévenir le retour de la rétroversion en fixant l'utérus à la paroi antérieure de l'abdomen ; en ce sens, la proposition mérite d'être prise en considération. (Kœberle). Dans des cas où à côté de la tumeur ovarique, on constate l'existence d'une rétroversion, on

---

[1] P. Müller, Ueber Extirpation des Utérus. Correspondenzblatt Schweizer Aertzte. Jarhrg VIII. 1878.

devrait revenir au traitement extra-péritonéal du pédicule. La proposition de pratiquer la laparotomie pour guérir une rétroversion, ne peut, d'après ma manière de voir, s'appliquer qu'aux cas où il existe une adhérence solide entre l'utérus et le rectum ou la paroi postérieure du bassin, dans lesquels la rupture des adhérences ne réussit pas, à travers les parois abdominales pendant une anesthésie profonde, ou, pour mieux dire, aux cas où la force ainsi employée est insuffisante, comme dans les figures 90 et 91. Pour ceux-ci, les résultats à obtenir ne sont pas en rapport avec les dangers de l'opération. Mais, dans les cas où il paraît possible de soulever le fond de l'utérus dans la plaie abdominale moyennant la sonde utérine, on ne réussirait que très exceptionnellement à assurer à l'utérus sa situation normale par des tuteurs mécaniques.

CHAPITRE IX

DESCENTE ET PROLAPSUS [1] DE L'UTÉRUS

[1] Le mot *prolapsus* exprime en français mieux que celui de
chute, l'état de l'utérus sorti en tout ou en partie des parties
génitales.

(N. du Trad.)

Sous le nom de *descente*, on désigne le plus souvent ce qu'on constate dans le vagin dans une rétroversion ou une rétroflexion utérine : situation plus basse du col, qui est dirigé en avant. On désigne sous le nom de *prolapsus* cet état où le col sort de la fente vulvaire.

En dehors des cas d'hypertrophie de la portion vaginale du col, de la portion intermédiaire ou de la portion susvaginale, le prolapsus résulte de la dislocation de l'utérus tout entier. La pression abdominale augmentée, et le relâchement des ligaments utérins, en sont les causes principales. La puerpéralité y prédispose considérablement. Rétroversion avec abaissement est le stade préliminaire du prolapsus. La transformation de la rétroflexion en prolapsus à l'état stable, dépend essentiellement de la manière de vivre de la femme. Une chose importante dans l'étiologie du prolapsus est la déhiscence de la vulve, produite par une cause ou une autre, car elle rend efficace la pression intra-abdominale. L'allongement de l'utérus qui arrive dans le prolapsus, celui surtout de la partie cervicale, est un effet et non une cause, il disparaît après la reposition.

La descente et le prolapsus récents devront être traités moyennant des pessaires qui rendront à l'utérus sa situation normale antéfléchie : le pessaire en 8 ou en traîneau. On peut espérer la guérison; le prolapsus avec déchirure du périnée, le prolapsus ancien avec atrophie du périnée devront être traités d'abord par la périnéorraphie avant d'employer les pessaires. La meilleure opération est la kolporraphie postérieure suivant le procédé de Hegar. Si on est obligé de se contenter d'un traitement palliatif, on soutiendra au mieux l'utérus avec des tampons qu'on change tous les jours, ou avec un anneau en caoutchouc.

DÉFINITION DE LA DESCENTE ET DU PROLAPSUS

§ 166. De tout temps on a, dans la pratique, désigné sous le nom de *descente de matrice*, cet état dans lequel le doigt explorateur trouve le col de la matrice à une distance plus courte de l'orifice vulvaire qu'à l'état normal. Il n'est pas question dans cette définition de la situation du corps de l'organe.

Comme la facilité pour le doigt d'atteindre le col

peut dépendre de plusieurs conditions extérieures, telles que la diminution de l'épaisseur du panicule graisseux, de l'état béant de la vulve, etc., il en résulte que le peu de distance du col à la vulve peut être causé par la direction anormale du col vers la paroi vaginale antérieure, plutôt que par sa situation plus basse.

Nous trouvons la situation du col, désignée comme caractérisant la descente de l'utérus, le plus souvent dans ces formes de rétroversions et de légère rétroflexion, qui sont occasionnées par un raccourcissement congénital du vagin ou par le relâchement des plis de Douglas. (Voy. fig. 17 *d*, 19, 20, 53, 59, 62.) L'expression de descente ne caractérise que l'état du col constaté par le toucher dans la plupart des cas de rétroversion et de rétroflexion de l'utérus.

Si le fond de l'utérus descend plus bas que quand on l'a trouvé dans la situation ci-dessus, il se produit une rétroflexion ou une rétroversion d'un degré plus avancé, et le col se placera alors plus haut sur la paroi antérieure du vagin. Si toute la matrice se porte plus bas suivant l'axe du vagin, il en résultera un prolapsus de la matrice.

Sous le nom de *prolapsus de la matrice,* est désignée la situation qu'occupe l'organe quand le col fait saillie hors de la vulve.

La distinction entre le prolapsus de la matrice incomplet ou complet perd un peu de sa valeur, puisque cette dénomination a reçu des significations diverses. Rigoureusement parlant on ne peut dire que le prolapsus n'est complet que quand la matrice toute entière se trouve au-dessous du niveau de la vulve, ce qui ne se voit pas souvent et qui est même un état dont plusieurs auteurs nient l'existence, par exemple, Kiwisch (Klin-Vortr., *Prag*. 1854, 4ᵉ éd., I, p. 174). Comme le prolapsus

de la matrice, excepté quelques cas dont nous parlerons,
est accompagné d'inversion du vagin, quelques auteurs
pensent qu'elle n'est complète que quand il y a inversion
complète du vagin, et cette dénomination ne concorde
pas avec la définition donnée plus haut. L'utérus peut
être entièrement en dehors sans que l'inversion du vagin
soit complète, et *vice versa*, l'inversion du vagin peut
être complète sans que le prolapsus utérin soit complet.

Il existe des hypertrophies de la portion vaginale et
de la portion susvaginale du col, où cette partie inférieure de l'utérus sort plus ou moins du vagin, sans
que le corps même de l'organe ait subi de notables déplacements. Les avis sont partagés sur la question de
savoir si une pareille sortie du col hors de la vulve peut
être considérée comme une procidence de matrice ; je
suis obligé de répondre affirmativement, et de dire que
toute sortie du col à nu en dehors de la vulve est une
procidence. Ce caractère ne suffit pas, car les rapports
anatomiques de l'utérus avec les organes voisins, qui
varient beaucoup, sont à déterminer pour les cas individuels. Si on voulait admettre dans la définition les variétés étiologiques contestables, on ne pourrait pas la
faire en ce moment. On caractérisera ces variétés comme
procidence du col hypertrophique sans abaissement du
fond de la matrice, ou si on veut exprimer dans la dénomination la signification étiologique douteuse du cas,
on dira : procidence par hypertrophie du col ; ce sont en
tout cas des procidences.

ANATOMIE DU PROLAPSUS

§ 167. En dehors des cas rares dans lesquels la
procidence a été causée par un allongement hyper-

trophique du col, la sortie de l'utérus hors de la vulve est accompagnée d'une inversion partielle ou totale du vagin. Le vagin inverti forme la surface de la tumeur ovoïde, souvent grosse comme le poing qui est au-dehors des parties génitales. On constate les plis transversaux de la muqueuse vaginale sur toute sa surface, à l'exception des parties voisines de la vulve, où ils sont effacés, la muqueuse est sèche, l'épithelium a l'apparence de l'épiderme et conserve une épaisseur assez considérable. Toute la tumeur a une couleur d'un rose pâle, quelquefois d'un rouge bleuâtre à cause d'une gêne dans la circulation veineuse. Sur certaines places, souvent dans le voisinage de l'orifice utérin, on trouve des ulcérations quelquefois simples avec de nombreuses granulations, quelquefois variqueuses ou gangréneuses occasionnées par la pression extérieure dans le décubitus. La paroi vaginale est souvent hypertrophiée au pourtour de l'insertion à la vulve et à l'utérus, elle se continue sans interruption sur le col qui n'est reconnaissable que par son orifice et qui, dans sa situation debout, forme une saillie dirigée le plus souvent en bas, quelquefois en bas et en arrière ou en avant. L'orifice utérin peut conserver sa conformation normale, les lèvres sont le plus souvent effacées. Souvent l'orifice est largement béant, fortement hypertrophié, quelquefois il y a de l'ectropium, quelquefois le col est en état d'inversion et laisse voir à nu l'orifice interne (Klob). Dans d'autres cas, notamment quand la matrice a subi l'involution sénile, l'orifice externe est rétréci, quelquefois oblitéré (Mayer, Hitzelberger).

L'utérus se trouve dans le vagin retourné, s'il se trouve entièrement devant la vulve, il est le plus souvent en forte rétroflexion. Très rarement l'utérus prolabé en totalité est en antéflexion. Louis Meyer, Alex. Freund, Veit, et d'autres ont décrit de pareils cas. Si l'utérus n'est qu'en partie au dehors de la vulve, la partie supérieure reste encore dans le bassin, le plus souvent le fond de l'utérus est dirigé en arrière vers le sacrum, ou vers le promontoire. Dans ces cas de procidence partielle, il y a le plus souvent rétroversion, et il n'est pas rare de constater qu'une antéflexion modérée persiste encore. Le plus souvent la totalité de l'utérus est agrandie, sa cavité est plus longue, sa muqueuse a l'état catarrhal; l'hypertrophie existe particulièrement dans la partie cervicale.

La paroi postérieure de la vessie a presque toujours suivi la paroi antérieure du vagin; plus haut, c'est le revêtement péritonéal de l'excavation pelvienne, en arrière, la surface péritonéale de la cavité de Douglas qui sont descendus.

L'inversion du vagin n'est le plus souvent pas complète même dans les grands prolapsus; au pourtour postérieur de la vulve subsiste encore une petite portion du canal génital, qui conserve sa direction normale, comme le montre la figure 108 qu'on trouvera plus loin. La procidence de l'utérus est rarement complète, c'est-à-dire que le segment supérieur de l'utérus allongé fait encore saillie dans le bassin. Il y a des descentes complètes de l'utérus avec inversion incomplète du vagin (fig. 108 déjà citée) et des inversions complètes du vagin avec une descente incomplète de l'utérus. La figure 96 représente un cas semblable. Les figures 92 et 93 représentent un cas, où les rapports entre le vagin et l'utérus dans un prolapsus complet de l'utérus et une inversion complète du vagin sont faciles à voir. La figure 92 représente l'état extérieur des parties vu suivant la direction

a indiquée sur la figure 93 qui les représente en coupe.
La figure 93 montre l'utérus et la vessie dans leurs

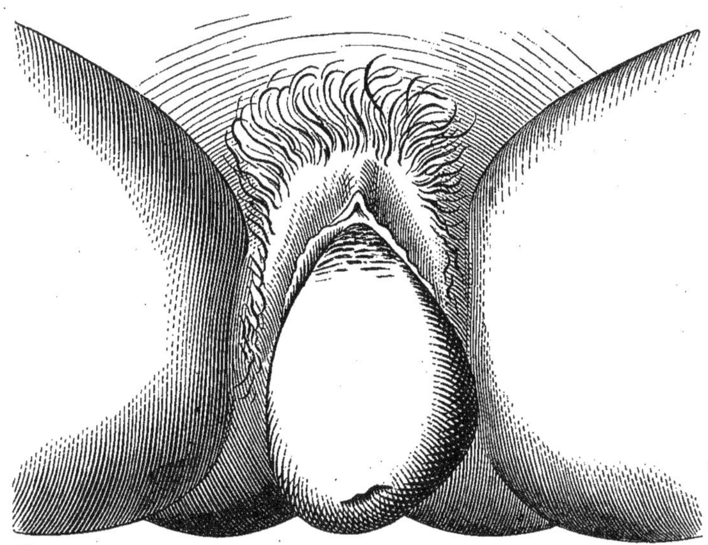

Fig. 92. — Procidence complète de l'utérus avec inversion complète
du vagin.

dimensions réelles, d'après des mensurations rigoureusement exactes. La perte de substance à la paroi postérieure du vagin, correspondant au fond de l'utérus provient vraisemblablement d'un pessaire que la femme a
porté pendant peu de temps, et qu'elle a dû enlever à
cause des douleurs qu'il occasionnait. Les dessins ont
été faits le 26 juin 1877 sur la femme B..., de H... Elle était
âgée de trente-sept ans, était accouchée quatre fois, la
dernière fois il y a neuf ans. La procidence avait débuté
il y a douze ans ; la cavité utérine mesure 95 millimètres ;
la cavité de la vessie vide mesure dans la direction en haut
10 centimètres, dans la direction en bas 10 centimètres.
L'espace péritonéal libre jusqu'à la pointe inférieure du

prolapsus fut déterminé par l'exploration combinée après
la reposition complète de l'utérus en antéversion normale.

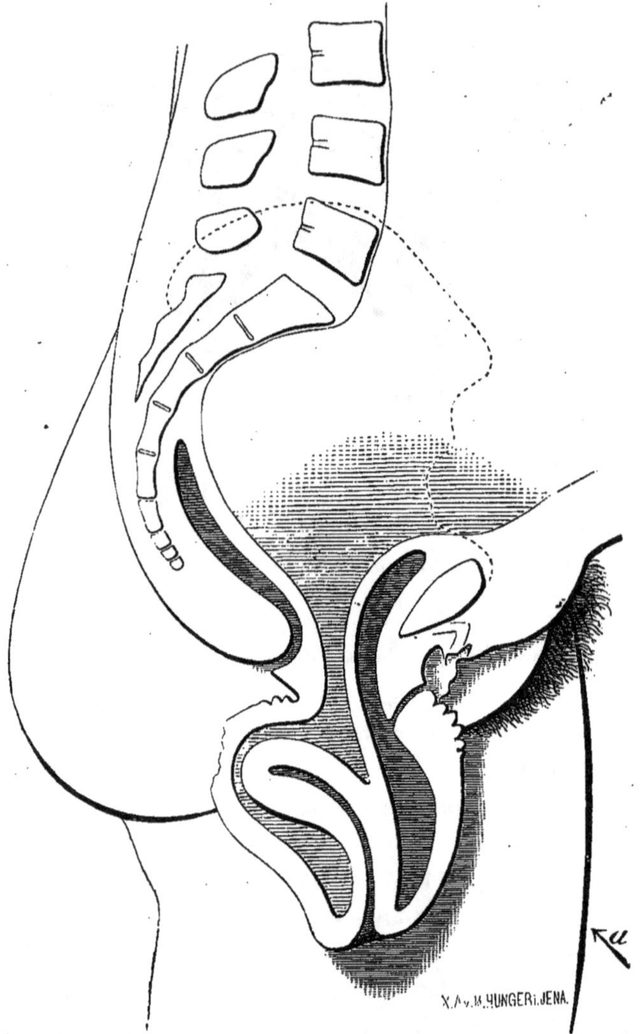

Fig. 93. — Même cas vu de profil.

La paroi antérieure du rectum suit rarement la matrice

dans sa chute, et très rarement la vessie ne la suit pas. Dans quelques-uns des cas très rares d'antéflexion avec prolapsus complet de l'utérus, on a mentionné que l'adhérence entre la vessie et l'utérus et celle de l'utérus avec le vagin avait complètement disparu. De Franque représente un cas semblable dans son 2ᵉ tableau.

L'orifice du canal de l'urèthre est le plus souvent caché dans les plis transversaux qui se trouvent à la surface antérieure de la base de la tumeur. Le canal forme un courbe ou un angle aigu ouvert en haut, ou en bas et en arrière. La paroi de la vessie est souvent fortement hypertrophiée dans les prolapsus anciens, et la muqueuse est atteinte de catarrhe, celui-ci s'étend quelquefois jusque dans les uretères et les bassinets. Les uretères peuvent être déplacés par suite du changement de situation et de forme de la vessie. On a aussi observé quelquefois des tuméfactions des uretères et des hydronéphroses comme conséquences du prolapsus utérin. La stagnation de l'urine dans la partie prolabée de la vessie peut avoir pour effet la formation de calculs. Dans un cas de chute de matrice qui avait duré depuis vingt ans, j'ai trouvé douze calculs à facettes du diamètre moyen de 1 centimètre qui, après la reposition, se placèrent sur le col de la vessie et qui furent évacuées par le canal en partie spontanément, en partie moyennant la pince. Le péritoine ne présente pas de modifications sensibles dans sa texture, eu égard aux lésions auxquelles il est exposé, une inflammation adhésive des sacs péritonéaux renfermés dans la partie prolabée est une chose rare, comme le démontrent les observations cliniques, et il est rare que des adhérences entre des surfaces péritonéales correspondantes entraînent l'impossibilité de la réduction.

Le cul-de-sac de Douglas qui se prolonge jusqu'à la

partie la plus basse du prolapsus est l'espace le plus
rétréci, il ne renferme que rarement des anses intestinales. Il peut arriver toutefois que quelques anses de
l'intestin grêle s'y trouvent et y occasionnent une tuméfaction considérable.

Le cul-de-sac vésico-utérin ne descend pas si bas dans
la tumeur, il se limite ordinairement à sa situation normale, c'est-à-dire à la hauteur de l'orifice interne. L'assertion de Franque (p. 5) qui dit que, dans la plupart des cas,
ce cul-de-sac descend plus bas que la partie déviée de la
vessie est erronée. Il peut bien se faire que le péritoine
puisse être repoussé par les intestins entre la vessie et
le col et même entre la vessie et le vagin, toutefois ce
sont là des variétés de lésion rares. L'extension que
fait subir le prolapsus au péritoine paraît disposer les
malades aux hernies. Meyer a observé quarante fois des
hernies dans 160 cas de prolapsus utérin.

Il n'est pas rare qu'à côté des chutes de matrice on
observe des chutes du rectum. Souvent, à la suite des
prolapsus utérins, il se produit dans la portion inversée
du vagin un diverticulum de la partie antérieure du rectum; s'il a quelqu'ampleur, des matières fécales peuvent
y être en stagnation. W.-A. Freund en a représenté un
cas fort intéressant (p. 80).

Quand on fait l'autopsie de femmes atteintes de prolapsus complet (Klob, p. 87), en ouvrant l'abdomen, on trouve
entre la vessie et le rectum un enfoncement du péritoine
en forme d'entonnoir, se dirigeant vers le plancher du
bassin. A la partie supérieure de l'entrée de cet enfoncement, on trouve au bord de chaque côté les trompes et
les ovaires attirés jusque-là, souvent situés un peu en
avant; dans le fond on découvre la partie supérieure du
corps de l'utérus. Les ligaments larges sont fortement

tendus et on découvre des plis qui sont de chaque côté attirés obliquement vers la profondeur. Par suite de la gêne de la circulation de retour, on remarque sur l'utérus les ovaires, les trompes, et à la partie renversée du vagin, des signes d'hypérémie passive et de stase veineuse de coloration d'un rouge bleuâtre et souvent un état variqueux des veines.

ÉTIOLOGIE. PROLAPSUS AIGU

§ 168. La production aiguë ou subaiguë de la chute de matrice doit être distinguée de sa formation chronique qui est infiniment plus fréquente. Une chute d'une certaine hauteur, une augmentation énorme de la pression abdominale, le soulèvement de lourds fardeaux, des vomissements persistants, sont des causes d'une chute de matrice subite, ou survenant dans un temps très court. Comme prédisposition à cet accident, on peut citer la flaccidité du vagin et des moyens de fixation péritonéaux ou ligamenteux de l'utérus, comme elle existe à l'état normal après la puerpéralité, une légère rétroversion utérine qui est persistante ou qui existe temporairement pendant l'état de grande plénitude de la vessie, un relâchement ou une défectuosité du plancher pelvien, par exemple, à la suite de déchirures du périnée. Sans l'existence même de ces prédispositions, le prolapsus utérin s'est produit chez des femmes jeunes à la suite des causes efficientes citées plus haut. Il faut admettre toutefois l'état de plénitude de la vessie comme préexistant nécessairement, pour que cette lésion puisse se produire. Car pendant l'état de vacuité de la vessie, la secousse la plus violente ne pourrait occasionner la descente de la matrice si cet organe se trouve dans sa situation normale.

Plus variées sont les conditions pour la production chronique du prolapsus ; elles diffèrent sensiblement entre elles, et pour le développement du même prolapsus, il y a des causes qui agissent différemment dans les phases diverses par lesquelles passe ce déplacement.

PROLAPSUS CHRONIQUE. ALLONGEMENT DE LA PARTIE VAGINALE DU COL

§ 169. L'allongement de la portion vaginale du col peut par lui-même causer un prolapsus. Le corps de l'utérus et les culs-de-sac vaginaux, n'ont pas besoin de

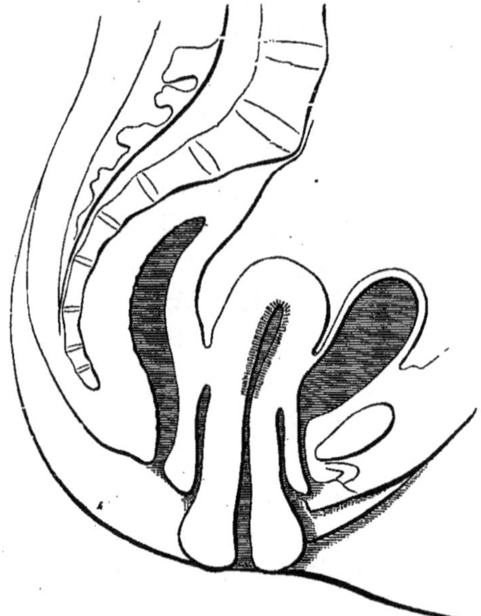

Fig. 94. — Prolapsus par suite d'hypertrophie de la portion vaginale du col, d'après Graily Hewitt.

changer de place. La distance qui existe. entre l'orifice de la matrice et le cul-de-sac vaginal, peut devenir considérable, sans que la vessie soit déplacée et que le cul-de-sac de Douglas se soit agrandi. La portion vaginale du col allongée, forcera bien toute la matrice à se mettre en totalité dans l'axe du vagin, et cette situation l'exposera à subir plus activement la pression abdominale, de façon à la faire glisser plus facilement en bas, en renversant le vagin sur elle, que si la matrice s'était maintenue dans sa situation normale.

La représentation d'un cas que donne Graily Hewitt, montre bien cela. Je donne exactement les contours de la figure de cet auteur, sans pouvoir garantir l'exactitude de toutes les particularités de ce cas. Le revêtement péritonéal selon moi ne descend pas assez bas ni en avant ni en arrière.

ALLONGEMENT DE LA PARTIE SUSVAGINALE DU COL

§ 170. La procidence causée par l'allongement de la partie susvaginale seule du col donne une toute autre figure. La distance de l'orifice externe de l'utérus à l'insertion du col au vagin n'est pas augmentée. Le col, déplacé en bas par l'hypertrophie, détermine une inversion vaginale, comme si l'utérus en totalité était descendu. Avec ce mouvement de descente de la partie susvaginale du col, la vessie qui y est attachée descend, ainsi que le revêtement péritonéal du cul-de-sac de Douglas.

Dans le prolapsus ainsi produit, le fond de l'utérus peut conserver sa situation normale dans le bassin, mais, le plus souvent, tout l'organe descendra.

Il n'y a de doute pour personne que l'hypertrophie primitive de la portion susvaginale du col, ne puisse causer une procidence; mais comme celle-ci peut aussi être causée par l'abaissement de tout l'organe, qui produit souvent aussi secondairement l'allongement hyperthrophique, il se produit par ces procédés différents des cas qui se ressemblent et qui sont, pour ainsi dire, identiques. Nous allons y revenir.

ALLONGEMENT DE LA PORTION INTERMÉDIAIRE DU COL

§ 171. L'hypertrophie de la partie intermédiaire seule du col a une physionomie toute particulière.

Le cul-de-sac vaginal postérieur est plus profond en arrière qu'en avant, chacun le sait; la limite de la partie susvaginale du col est par conséquent plus profonde en avant qu'en arrière. Sur l'utérus normal, cette différence n'est pas considérable, mais elle varie d'une façon sensible sur le col, qui originairement a une forme anormale. (Voy. fig. 48, 49, 50.) Pour apprécier l'état d'hypertrophie, il est important de distinguer la portion moyenne du col de la portion intermédiaire, qui suivant Schröder en arrière, est en rapport avec le vagin, en avant est au-dessus de lui. Une hypertrophie plus ou moins isolée de cette portion du col a pour résultat une forme particulière du prolapsus, dans laquelle le cul-de-sac postérieur occupe sa place normale ou n'en dévie que peu, tandis qu'en avant le vagin ne formant plus de cul-de-sac, sort des parties génitales; en arrière, ce qui est dans le voisinage de l'utérus, le rectum et le cul-de-sac de Douglas, conserve sa position normale, tandis qu'en avant la vessie et la paroi vaginale en inversion suivent l'utérus au dehors des parties génitales. Graily Hewitt donne une figure très caractéristique d'un cas pareil *l.c.* p. 228. J'en donne les contours dans la figure suivante.

DESCENTE DE LA TOTALITÉ DE L'UTÉRUS

§ 172. Dans l'immense majorité des cas de procidence aiguë ou chronique, la chose essentielle est la descente de l'organe tout entier. La force qui produit ce déplacement est dans les cas chroniques aussi, la pression intra-

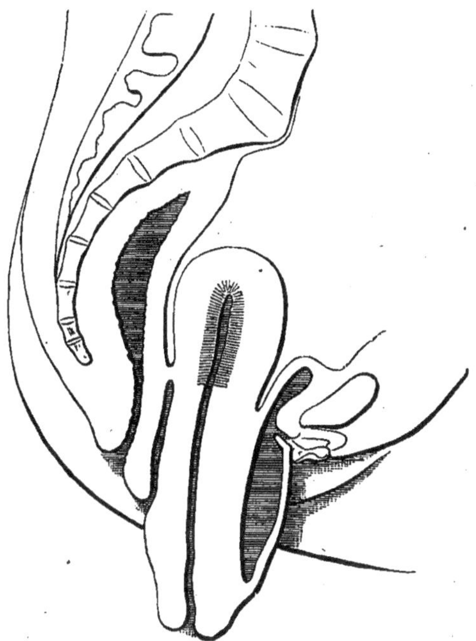

Fig. 95. — Hypertrophie de la partie intermédiaire.

abdominale. Quand l'utérus est en situation normale, que la vessie est vide ou médiocrement remplie, cette pression, même quand elle est très puissante, ne peut avoir pour effet que d'augmenter l'antéversion ou d'augmenter la flexion; une antéversion exagérée d'une façon anormale est un empêchement absolu à la production du prolapsus. Une antéflexion aiguë se comporte de la même

façon, car le prolapsus de l'utérus antéfléchi est une rareté, et, dans quelques cas, il y a des indices pour faire
penser que l'antéflexion n'existait pas quand le prolapsus
s'était produit. Plus le corps de l'utérus se rapproche de
la paroi postérieure du bassin, plus l'axe de l'utérus coïncide avec l'axe du vagin pour devenir la continuation de
celui-ci, et plus la pression abdominale a de facilité pour
pousser le col vers la vulve et à travers cet orifice. La
forme la plus ordinaire de la rétroversion utérine, celle
causée par le relâchement des plis de Douglas (fig. 59),
favorise au plus haut degré le prolapsus utérin; elle doit
être considérée justement, quelques cas rares exceptés,
comme le stade préliminaire de cette déviation utérine.

La pression intra-abdominale agit dans ce sens, non
seulement immédiatement sur la surface antérieure de
l'utérus qui lui fait face, mais aussi immédiatement par
la vessie qui pèse sur lui et qui le déborde, et dans les
stades ultérieurs par une traction qu'exercent sur lui le
vagin et la vessie.

RÔLE DU VAGIN DANS LE PROLAPSUS

§ 173. Le rôle que jouent les parois du vagin dans la
production du prolapsus a été, suivant moi, exagéré. Il
est de fait que le prolapsus de la paroi vaginale antérieure précède presque toujours la sortie du col à travers
l'orifice vulvaire. Mais déjà, à cette époque, la situation
de l'utérus n'est plus normale, mais en rétroversion avec
abaissement, et le *prolapsus* ne doit dater que du moment
où l'utérus abandonne la vulve. Il est de fait aussi que
quand on a remis en place un utérus plus ou moins complètement prolabé, et que nous engageons la femme à
pousser, c'est presque régulièrement la paroi vaginale

antérieure qui sort la première ; le col ne vient qu'après, et avec le reste de l'utérus la paroi postérieure du vagin. Nous ne pouvons en conclure que c'est la traction que le vagin a exercée, qui au commencement a fait dévier l'utérus de sa situation normale.

Il ne peut être contesté que l'utérus en situation normale et normalement fixé ne puisse être tiré en bas par le vagin prolabé ; mais rien ne prouve que ce soit là le mode suivant lequel le prolapsus se produit.

Quand nous trouvons la paroi antérieure du vagin prolabée, et que l'utérus est en situation normale — dans les derniers mois de la grossesse et les premiers jours de la puerpéralité, c'est souvent le cas, — nous n'avons aucune raison d'admettre que c'est là un commencement de prolapsus ; nous observons au contraire que, dans ces parties, il se fait un travail de régression, et si ce résultat persiste, puisque le travail de régression, est insuffisant, si une partie du vagin relâché et hypertrophié reste encore dans sa vulve, nous voyons le plus souvent l'utérus rester dans sa situation normale, malgré la persistance de la procidence vaginale.

Et si, derrière le prolapsus de la paroi vaginale antérieure, nous trouvons l'utérus près de la vulve, la paroi vaginale antérieure dont les points d'insertion sont très rapprochés l'un de l'autre est si relâchée, qu'elle n'est pas dans le cas d'exercer la moindre traction sur l'utérus. Ce n'est que quand l'utérus et le vagin sont très fortement sortis de la vulve qu'il y a entre eux une traction.

RELACHEMENT DES MOYENS DE FIXATION DE L'ORGANE. RÔLE DE LA VESSIE
ET DE L'URINE QU'ELLE CONTIENT

§ 174. La cause du prolapsus de l'utérus doit être cherchée dans le relâchement des moyens essentiels de fixation de l'organe. C'est le relâchement des plis de Douglas qui conduit immédiatement aux changements de situation qui sont comme le stade préliminaire du prolapsus. Ce sont les plis de Douglas dont la tension dans les expériences de Kiwisch, Savage et autres [1] s'opposaient le plus énergiquement à la production artificielle du prolapsus, et dont la section en permettait immédiatement la formation. Le changement de situation nécessairement produit par le relâchement des plis de Douglas cause le relâchement de la paroi vaginale antérieure et l'effet n'est pas inverti ; il rapproche l'insertion utérine du vagin de son insertion pelvienne, de la moitié ou du tiers de la distance primitive, et force ainsi la paroi vaginale antérieure et la paroi vésicale qui y est adjacente à faire saillie dans l'ouverture vaginale.

Très instructif pour la relation étiologique entre le maintien en avant ou en bas du col et le prolapsus de la paroi vaginale antérieure, est un cas que j'ai observé, il y a quelques années.

Une femme qui n'était plus accouchée depuis dix ou douze ans, qui n'avait jamais souffert d'une chute de matrice, remarquait, depuis quelques semaines, qu'elle avait une procidence de la paroi antérieure du vagin qui l'incommodait beaucoup. L'exploration démontra que

[1] Celles fort intéressantes aussi relatées dans la thèse de G. Herrgott, p. 34.

(*N. du Trad.*)

derrière la paroi vaginale antérieure prolabée, se trouvait immédiatement le col très bas. L'utérus était repoussé en avant par une tumeur ovarique du diamètre de 4 à 5 centimètres située dans l'espace de Douglas. La tumeur ovarique était facile à déplacer ; aussitôt après l'utérus et le vagin se remettaient en situation normale. La tumeur ovarique resta plus tard au-dessus du bassin et le prolapsus du vagin ne se reproduisit plus,

Si l'utérus est en rétroversion quand ses moyens de fixation sont relâchés, le col se rapproche de la vulve et alors la pression intra-abdominale augmentée poussera la paroi antérieure du vagin et le col très facilement au dehors des parties génitales externes, si le plancher pelvien n'oppose pas de la résistance. Si une partie seulement du col et, avec lui, un segment de la vessie se trouvent au dehors des parties génitales, il se produit un nouveau point d'appui dans le contenu de la vessie pour augmenter l'action de la pression abdominale. Ce contenu qui est sous l'action tout entière de la pression intra-abdominale subit tout ce qui peut en augmenter sa puissance, pendant que la surface vaginale invertie, le segment de la matrice en partie prolabé ne supportent comme contrepoids que la simple pression athmosphérique. La paroi vésicale supporte d'un côté l'excédent de pression de son contenu, tiraille et pousse en bas la paroi vaginale et l'utérus qui sont en connexion avec elle.

Plus le prolapsus est grand, plus est puissante l'action de la pression exercée sur lui directement ou médiatement, jusqu'à ce que l'inversion du vagin soit complète. Aussitôt que les connexions du vagin ne peuvent plus céder, c'est la paroi vaginale elle-même qui a à supporter toute cette pression persistante. Si les tissus du col cèdent, l'inversion du canal génital se poursuit plus loin sur le col lui-même; il se produit un ectropium du col et même son inversion presque complète (Klob).

ALLONGEMENT DE L'UTÉRUS, HYPERTROPHIE DU COL, SUITE DU PROLAPSUS

§ 175. L'allongement notable du col, qu'on trouve le plus souvent dans les prolapsus qui ont duré pendant longtemps, est l'effet d'une hypertrophie dont la cause est l'excitation par des causes diverses à laquelle l'utérus prolabé est exposé, de la stase veineuse qui manque rarement, qui est l'effet du tiraillement en bas que subit la matrice dans le sens de sa longueur par le vagin, en haut par ses moyens de fixation. La part qu'ont ces causes à l'allongement qui s'est produit, ressort clairement de la diminution de longueur de plusieurs centimètres que subit en quelques jours l'utérus après qu'il a été replacé et maintenu soustrait à la stase veineuse et aux tiraillements.

D'après cette manière d'envisager les faits, l'hypertrophie et surtout l'allongement du col sont des effets du prolapsus. D'autres auteurs, notamment Huguier, et Schröder dans ces derniers temps, pensent que l'hypertrophie du col est la cause essentielle du prolapsus utérin. L'opinion de ce dernier auteur est que, dans la majorité des prolapsus utérins, les choses se passent de la façon suivante : les tiraillements que le vagin prolabé exerce sur le col produisent son hypertrophie, occasionnent ainsi son prolapsus pendant que le fond de l'organe conserve totalement ou à peu près sa situation normale. La procidence complète de l'utérus, suivant l'opinion de Schröder, se produirait puisque l'utérus qui avait subi son allongement hypertrophique se rapetisserait plus tard; pendant que le col resterait en place, le fond de l'organe descendrait à mesure que l'organe deviendrait plus petit. Ce sont des vues qui, à mon avis, ne sont pas conformes aux faits.

Ainsi que cela a été dit plus haut, il y a des faits rares, dans lesquels l'examen démontre que l'hypertrophie du col a été la cause du prolapsus ; il n'est pas nécessaire que le fond de l'organe se soit maintenu dans la situation normale. Il y a d'autres faits également rares dans lesquels, avec une hypertrophie considérable du col, le fond de l'organe a conservé peut-être sa situation normale ; dans aucun de ces cas on ne peut prouver que l'hypertrophie du col ait été la cause du prolapsus. La meilleure description d'un fait très remarquable de cette espèce, nous la devons à Virchow. (Uber Vorfall der Gebärmutter ohne Senkung ihres Grundes. Gesamm, Abh. p. 812.) Tout le vagin était en inversion, l'utérus mesurait 6 pouces 3/4 (18 centimètres) ; son fond n'était pas seulement à la hauteur normale, mais il la dépassait un peu. Virchow pense que l'utérus aura vraisemblablement été pendant des années plus bas, et que l'hypertrophie l'aura soulevé de nouveau. Je crois que cette explication est la plus plausible pour les cas de cette catégorie. Si l'utérus descend assez bas pour produire une inversion vaginale, et si sous l'influence des tractions continues qu'il éprouve ou d'autres causes, l'hypertrophie du vagin et du col augmentent toujours, comme l'extension du vagin en longueur est épuisée et que son hypertrophie se fait particulièrement dans la circonférence, l'augmentation progressive de l'utérus peut avoir pour effet de repousser le fond en haut dans la cavité pelvienne. La dénomination de ces cas par ces mots « sans abaissement du fond » s'applique à l'état final mais pas à sa genèse.

RAPPORTS ENTRE LA RÉTROVERSION ET LA DESCENTE POUR PRODUIRE
LE PROLAPSUS OU LA RÉTROFLEXION

§ 176. Si, comme cela ressort de ce qui a été dit, c'est le relâchement des moyens de fixation de l'utérus et surtout des ligaments de Douglas qui est la cause principale du prolapsus utérin, si, sauf quelques exceptions, la rétroversion avec abaissement est le stade initial du prolapsus, il se présente la question suivante : pourquoi dans certains cas cet état de rétroversion avec abaissement devient-il stable, et pourquoi dans d'autres se développe-t-il un prolapsus?

La réponse à ces questions se trouve dans les trois faits démontrés par la statistique :

1° Chez des filles et des femmes qui n'ont jamais été enceintes, la rétroversion est fréquente, le prolapsus très rare; chez des femmes qui ont eu des enfants, la rétroversion et le prolapsus utérin sont une affection fréquente.

2° Chez les femmes aisées qui ont une vie douce, même chez celles qui ont eu beaucoup d'enfants, le prolapsus utérin est rare; il est bien plus fréquent chez les femmes pauvres, surtout dans des classes de la population occupées de travaux pénibles.

3° Le prolapsus utérin est plus fréquent chez les femmes âgées, même dans la classe aisée.

INFLUENCE DE LA PUERPÉRALITÉ SUR LA PRODUCTION DU PROLAPSUS

§ 177. 1. La puerpéralité favorise la formation du prolapsus, puisqu'elle favorise la production de la rétroversion. Les anamnestiques ramènent un grand nombre de rétroversions à une puerpéralité normale ou prématurée. (Voy. ch. pr.), Si une rétroversion se produit peu après un accouchement, elle sera accompagnée de descente bien plus souvent que chez les femmes qui n'ont pas accouché, parce que les moyens de fixation de l'utérus sont plus relâchés à la suite de la grossesse, et sont accompagnés de distensions, d'allongements et de déplacements. Plus une rétroversion se produit dans un temps rapproché de la puerpéralité, plus est facile en moyenne le développement du prolapsus.

2. On a démontré qu'il était possible que la paroi antérieure du vagin prolabée pendant la puerpéralité pût exercer une traction en bas sur l'utérus et l'éloigner de sa situation normale. En tout cas peu après la puerpéralité, lorsque la rétroversion existe, la paroi vaginale antérieure relâchée est bien plus préparée à prolaber, la vessie distendue pendant la grossesse et flasque après, se trouve avec un segment de la surface dans la paroi vaginale prolabée et aide sous l'influence de la pression abdominale et par son contenu à attirer en bas l'utérus qui est en rétroversion.

3. Chez les femmes qui ont eu des enfants, il n'est pas rare de voir la vulve béante sans que le périnée ait éprouvé de solution de continuité. Quand il y a eu des déchirures du périnée, quand bien même elles ont été peu étendues, c'est chose constante. Ce n'est pas seulement parce qu'à la suite d'une déchirure périnéale la paroi vaginale antérieure a été privée d'un soutien important, mais parce que l'état béant de la vulve par elle-même, la communication libre entre l'air athmosphérique et la muqueuse vaginale expose celle-ci, l'utérus et la vessie à l'action fâcheuse de la pression abdominale. Quand la vulve est normalement fermée, le vagin participe aux oscillations de la pression intra-abdominale, chaque augmentation de la pression intra-abdominale

coïncide avec une augmentation de la pression vaginale.
Quand l'air atmosphérique communique librement avec
la cavité vaginale, chaque augmentation de la pression
intra-abdominale ne s'exerce que d'un côté, la contre-
pression du côté du vagin manque. L'élasticité des parties est la seule résistance qu'elle trouve, et celle-ci disparaît au bout de peu de temps. La cause pour laquelle
il ne se produit pas régulièrement un prolapsus à la
suite d'une déchirure périnéale est essentiellement l'existence très fréquente de fixations paramétriques qui coïncident souvent avec les déchirures.

INFLUENCE DE LA MANIÈRE DE VIVRE DE LA PATIENTE

§ 178. 2. La manière de vivre si différente chez les
femmes des diverses classes sociales a la plus grande
influence sur les conséquences du relâchement des plis
de Douglas, pour décider si le résultat final sera une
rétroversion stable ou un prolapsus.

Lorsque les ligaments de Douglas sont relâchés, il
suffit d'alternances fréquentes de plénitude et de vacuité
de la vessie et du rectum pour déterminer une légère
rétroflexion. Si celle-ci ne cause point d'incommodités,
ou seulement des souffrances légères, si la femme est
habituée à ne pas se laisser troubler dans l'accomplissement de son travail par ces légères incommodités,
si celui-ci est pénible ou pas léger, ou si ses conditions sociales sont telles qu'elle soit tenue de soigner
son ménage où il y a de pénibles travaux à accomplir,
aussi longtemps qu'elle est capable de travailler, l'utérus
qui est situé dans l'axe du bassin, sera poussé de plus
en plus en bas dans ce canal et finalement sera poussé

au dehors de la vulve avec le vagin qui s'est renversé sur lui.

Si, au contraire, la rétroversion occasionne, dès le début, de notables incommodités qui forcent la femme à se tenir tranquille, ou si elle est habituée à se soigner dès qu'elle éprouve de légères souffrances, ou bien si elle ignore les incommodités que la rétroversion entraîne avec elle, si les incommodités que le plancher pelvien a à supporter ne sont pas plus considérables que celles qu'occasionnent les changements de mouvement du corps, la promenade à pied ou en voiture, la constriction modérée du corset, etc., la rétroversion en reste là, le fond de l'utérus descend seulement un peu plus bas, et la rétroflexion devient plus intense.

Une fois qu'une rétroflexion plus intense s'est produite, l'utérus est assez bien en sûreté pour n'être plus poussé hors du vagin, sans qu'il se soit formé d'adhérence du fond de l'utérus avec la paroi pelvienne postérieure, quand bien même la pression intra-abdominale deviendrait très considérable, car aussitôt que le corps de l'utérus occupe une situation profonde dans la concavité du sacrum, l'angle que forme l'utérus avec le vagin est analogue à celui qui existe à l'état normal, seulement il est dans une direction opposée, mais il est trop grand pour que la pression qui agit en plein sur le corps de l'utérus puisse le pousser vers la vulve, elle ne peut que l'enfoncer plus profondément dans l'excavation du sacrum.

INFLUENCE DE L'INVOLUTION SÉNILE

§ 179.3. La cause pour laquelle la disposition au prolapsus augmente de nouveau dans l'âge plus avancé, se trouve essentiellement dans l'atrophie sénile de l'appareil musculaire du plancher pelvien, dans la disparition de la graisse dans les fesses, aux cuisses et aux parties génitales externes ; *la fente vulvaire ne se tient plus fermée ;* toute augmentation de la pression intra-abdominale s'exerce sans résistance sur l'utérus, le vagin, et l'utérus qui, depuis longtemps peut être en rétroversion et abaissé, cède à la pression qui s'exerce sur lui d'un côté seulement.

PROLAPSUS UTÉRIN CAUSÉ PAR DES TUMEURS ABDOMINALES

§ 180. En dehors des causes du prolapsus utérin que nous venons de nommer, il faut mentionner encore les tumeurs abdominales qui, par leur accroissement, poussent l'utérus en bas ; parmi elles il faut essentiellement citer l'ascite.

SYMPTÔMES DU PROLAPSUS

§ 181. Ils sont ceux de la rétroversion et des complications qui l'accompagnent. Les *symptômes du prolapsus aigu* sont : une douleur vive, des vomissements, des vertiges, des syncopes, puis la rétention d'urine, l'étranglement interne et la péritonite. La procidence qui se produit peu à peu cause un sentiment de pesanteur, des tiraillements dans le bas-ventre, les reins et les régions inguinales ; à ces symptômes se joint la difficulté d'uriner, un ténesme vésical fréquent et souvent l'impossibilité d'évacuer complètement la vessie.

Ces sensations pénibles augmentent d'intensité pendant la marche, la situation debout prolongée, après chaque mouvement et après les selles qui sont toujours difficiles. L'époque des règles apporte chaque fois une aggravation à ces incommodités. Après un repos prolongé, elles peuvent disparaître complètement, notamment si, dans la position horizontale, l'inversion vaginale disparaît et si l'utérus rentre dans le bassin.

Ces symptômes peuvent acquérir un degré d'intensité très considérable, provoquer des phénomènes sympathiques, des douleurs d'estomac, des dyspepsies nerveuses et d'autres névralgies, une nervosité générale; une dépression considérable peut être la conséquence d'un prolapsus utérin. Mais souvent ces symptômes sont étonnamment peu intenses même dans un prolapsus considérable; ils peuvent même manquer complètement et la malade peut n'éprouver d'autres incommodités que celles qui sont le résultat mécanique d'une tumeur située en dehors des parties génitales.

Même les fonctions génitales sont si peu gênées qu'on en est étonné, si l'ectopie utérine n'est pas compliquée de métrite ou d'ovarite. La menstruation est plutôt parcimonieuse qu'abondante. La fécondabilité peut n'être pas altérée, si la matrice se replace facilement, et s'il n'existe pas de complications. Si la femme devient enceinte, l'utérus sort comme auparavant, jusqu'à ce qu'un jour il en soit empêché par l'augmentation de son volume. La grossesse peut alors parcourir normalement ses phases. Si, exceptionnellement, l'utérus prolabé est empêché de rentrer dans le bassin par l'augmentation de son volume, il peut survenir des phénomènes d'étranglement ou d'avortement. Bien rarement est arrivée à terme une grossesse dans un utérus prolabé.

Après la puerpéralité, le prolapsus qui existait se reproduit de nouveau. Une puerpéralité bien soignée, et des

ménagements pendant la période de régression peuvent
amener la guérison.

DIAGNOSTIC DU PROLAPSUS

§182. Il est exclusivement objectif comme dans toutes
les déviations utérines. Les symptômes subjectifs et
l'étiologie peuvent tout au plus conduire à des présomptions. Outre la palpation, l'inspection directe est importante pour le diagnostic du prolapsus. Le vagin en inversion qui forme la surface de la tumeur se reconnaît par
la vue et se distingue ainsi des autres tumeurs qui
peuvent se trouver en dehors des parties génitales. La
surface de la muqueuse lisse et sèche qui, dans un prolapsus complet, forme la paroi antérieure de la tumeur,
à la base de laquelle les colonnes vaginales sont encore
reconnaissables dans leurs vestiges, et l'orifice de la
matrice qui se trouve au sommet de la tumeur, sont,
le plus souvent, des phénomènes caractéristiques.
Le toucher démontre que le vagin entoure de
toutes parts l'orifice utérin et assure le diagnostic
de l'inversion vaginale. La palpation de la tumeur
permet de reconnaître l'utérus lui-même dans sa forme
caractéristique. Sa consistance molle, élastique, presque
pâteuse, avec le fond dirigé vers la base de la tumeur,
ou s'étendant au-dessus jusque dans le bassin, l'introduction de la sonde dans la cavité utérine complètent le
diagnostic. Si on ne trouve pas le fond de l'utérus dans
la tumeur elle-même, il pourra être senti par le rectum.
Le cathéser de courbure convenable introduit dans la
vessie reconnaît la déviation du canal de l'urèthre et la
partie de la vessie qui s'étend le long de la tumeur. Un
dessin en coupe, fait d'après l'exploration sur le vivant,

représente le mieux le diagnostic en même temps que la forme typique du prolapsus le plus fréquent.

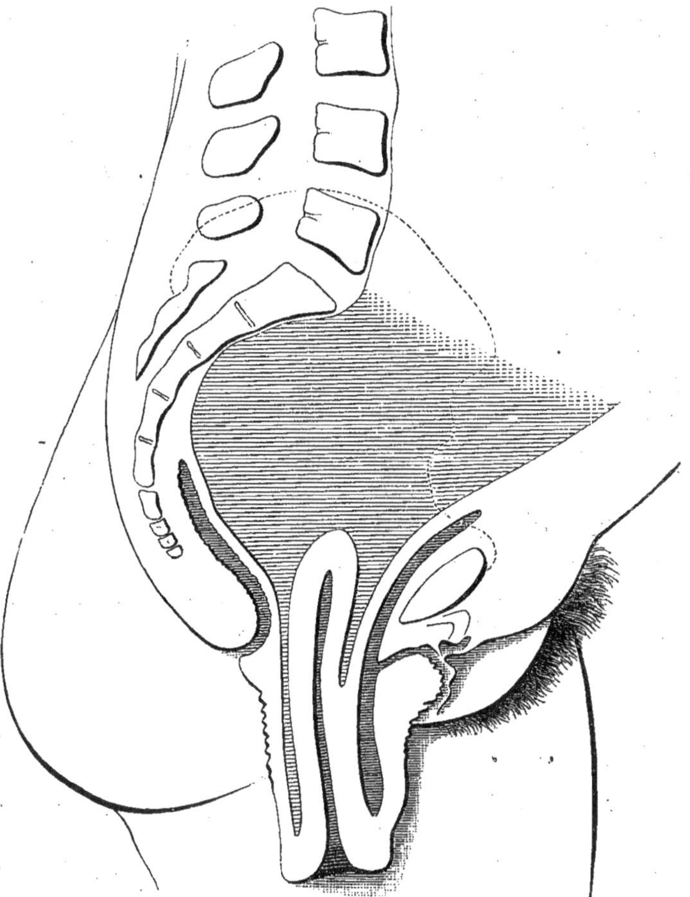

Fig. 96. — Prolapsus incomplet de l'utérus avec inversion complète du vagin.

La femme P.., de Z..., âgée de trente-deux ans, se présenta à la clinique le 16 octobre 1876. La tumeur qui sortait des parties génitales mesurait plus de 7 centimètres en avant, 9 centimètres en arrière. Le vagin est complètement

renversé autour d'elle, le périnée est intact mais atrophié.
L'orifice utérin est largement béant au sommet de la tumeur. Le canal cervical mesure 7 centimètres, le corps
de l'utérus 5 centimètres. La paroi antérieure du rectum
est dans sa situation normale; par contre, le fond de la
vessie se trouve dans le segment antérieur de la tumeur.
Le canal de l'urèthre est dirigé en arrière et en bas. A l'é-
tat de vacuité, la vessie mesure, depuis l'orifice externe
du canal de l'urèthre jusqu'à la partie la plus basse du
fond de l'organe, 7 centimètres, du même point jusqu'au point le plus élevé du sommet de la vessie, 11 cen-
mètres. Le dessin a été fait suivant des mensurations rigoureusement exactes et réduit au tiers. Les deux culs-de-
sac péritonéaux n'ont naturellement pas été mesurés sur
la femme vivante, et pour justifier l'exactitude de
notre dessin, quelques explications sont nécessaires. On
sait que le revêtement péritonéal de l'utérus est passablement solide en avant et en arrière et on sait que le
péritoine accompagne l'utérus dans son prolapsus. Après
la reposition de l'utérus, on a pu s'assurer exactement
par le toucher par le rectum, par le vagin et par la palpation, abdominale chez la femme P... que le péritoine
entourait complètement l'utérus. Le péritoine fut donc représenté dans le dessin dans sa situation normale depuis
la surface postérieure de la matrice jusque sur le fond de
la vessie à la hauteur de l'orifice interne du col, se con-
tinuant sur la vessie.

La femme fut renvoyée de la clinique munie d'un pessaire en forme de traîneau. L'utérus allongé par l'hypertrophie se réduisit bientôt jusqu'à sa longueur normale.
La femme P... est devenue enceinte plus tard et accoucha à terme d'un enfant qui vint en présentation du siège.
J'eus l'occasion de l'observer plus tard, elle était atteinte

de septicémie puerpérale et elle succomba après avoir souffert longtemps d'endocardite, de pneumonie et d'affections articulaires. A l'autopsie, on trouva l'utérus en rétrogression normale, le col seul avait conservé un peu trop de longueur.

Le diagnostic des cas rares, dans lesquels l'hypertrophie du col, ou de la partie intermédiaire est la chose essentielle de l'affection sera éclairci, si l'on veut jeter un coup d'œil sur les figures 94 et 95. La question difficile à résoudre, qui consiste à déterminer s'il y a prolapsus ou allongement hypertrophique, n'est causée, à mon avis, que par les obscurités de la définition. Après le premier examen d'un cas clinique qu'on a devant les yeux, il est quelquefois assez difficile de décider si, dans un prolapsus ancien, l'hypertrophie du col qui existe si souvent, est la cause ou l'effet de la providence. Si, après la reposition, le col se raccourcit déjà dès les premiers jours, ce qui est le cas le plus fréquent, on pourrait être autorisé à déclarer que l'allongement a été l'effet du prolapsus.

La reposition de la tumeur a été préconisée par beaucoup d'auteurs comme un moyen de diagnostic du prolapsus. Il ne faut pas opérer la reposition avant d'avoir posé le diagnostic. Premièrement, puisqu'on pourrait être entraîné à commettre des erreurs, puisque d'autres tumeurs que le prolapsus sont réductibles, et, qu'il y a des prolapsus qu'on ne peut replacer ; deuxièmement, puisque, quand on réduit avant de savoir ce qui se trouvait au dehors, on peut ne pas savoir quels étaient les éléments qui composaient la tumeur ; troisièmement, puisqu'en réduisant ou en essayant de réduire des éléments inconnus, on peut causer du préjudice.

Les lésions, qu'après un examen superficiel on peut confondre avec le prolapsus utérin sont : la procidence du vagin, de l'utérus en inversion, ou un polype, et des tumeurs du vagin ou de la vulve.

PROPHYLAXIE

§ 183. La prophylaxie du prolapsus consiste dans les soins et les ménagements à donner pendant la puerpéralité normale ou prématurée, dans la préservation du périnée des déchirures, ou dans la réunion exacte .des moindres déchirures périnéales, et dans le traitement convenable appliqué le plus tôt possible à la rétroversion, c'est-à-dire à l'abaissement. Dans les premières périodes, il s'agira essentiellement de rendre au muscle rétracteur utérin et aux autres moyens normaux de fixation de l'utérus, leur énergie primitive. (Voy. § 136.)

TRAITEMENT. REPOSITION

§ 184. La première indication à remplir consiste à replacer l'utérus dans sa situation normale.

Il est rare que des traitements préparatoires soient nécessaires ; les ulcérations qui peuvent se trouver à la surface du vagin ou au col guérissent bien mieux quand l'utérus est replacé que quand il est au dehors des parties génitales. Pour combattre l'inflammation de l'utérus prolabé ou son hypertrophie, le meilleur moyen est la reposition ; avant de la pratiquer, il faut faire évacuer le rectum et la vessie. La situation sur les coudes et les genoux ou l'anesthésie éliminent la pression intra-abdominale qui peut gêner ; la situation sur le dos, le bassin étant élevé, conservée pendant quelques heures ou plusieurs jours, rend possible la reposition dans les cas difficiles, puisque les intestins qui avaient pris la place de la matrice peuvent remonter lentement dans la cavité abdominale.

La reposition se fait de la manière suivante : la tumeur saisie avec les extrémités des doigts, le col étant dirigé vers le creux de la main, sera légèrement comprimée, et par une pression successivement de plus en plus énergique, poussée vers la vulve et un peu en arrière, puis vers le promontoire. Dans les cas légers où le vagin est peu hypertrophié, on peut repousser tout d'abord la partie inférieure du prolapsus, le col avec les culs-de-sac vaginaux. Si le prolapsus a un volume très considérable, et si les parois vaginales sont rigides, on en saisira d'abord la base, et les parties les plus voisines de la vulve seront rentrées les premières. L'utérus, repoussé dans le bassin, se met le plus souvent en rétroversion, puisque le fond reste logé dans la concavité du sacrum. La reposition sera achevée avec le secours de l'autre main agissant à travers les parois abdominales. (Voy. ch. VIII, fig. 65 et 69.)

RÉSULTATS D'UNE REPOSITION MALADROITE

§ 185. Quand un prolapsus est réduit simplement par rétropulsion par une main inexpérimentée, et qu'un pessaire est placé sous la matrice, — beaucoup de malades se présentent dans ces conditions — on trouve invariablement l'utérus en rétroflexion. Comme, par suite du prolapsus préexistant, l'espace de Douglas s'étend très bas le long de la paroi postérieure du vagin, l'utérus est situé relativement commodément dans une rétroflexion extraordinairement profonde. Je donne ici comme exemple de la *mobilité passive énorme* de la matrice le dessin schématique du cas représenté par la figure 60, on peut en faire la comparaison.

La femme H..., de S..., âgée de quarante-deux ans, a eu
plusieurs enfants, elle a été atteinte, à la suite de sa première couche, d'un prolapsus qui, pendant des années, fut

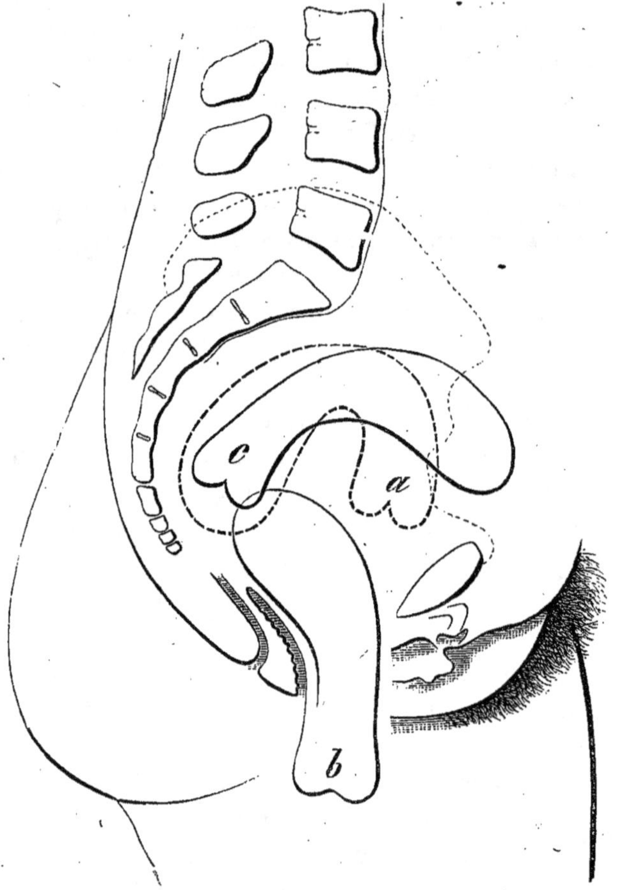

Fig. 97. — Mobilité passive considérable de l'utérus prolabé.

maintenu par un pessaire. Depuis ce temps, les incommodités éprouvées par la malade furent moindres ; des hémorrhagies forcèrent la malade à réclamer nos soins à la clinique. La matrice avait été maintenue par un anneau

rembourré dans la situation *a* (ligne ponctuée). Après l'enlèvement du pessaire, la matrice prit la situation *b*, et, en raison de la très grande laxité du vagin menaçait de descendre plus bas encore. Elle put sans grands efforts, moyennant la manœuvre bimanuelle, être placée dans la situation *c*, analogue à la situation normale. Pendant le traitement dirigé contre l'endométrite, elle reprit la position *a*; plus tard, quand elle eut diminué notablement de volume, elle fut maintenue en antéflexion normale *c* d'une manière durable, moyennant un pessaire en traîneau.

OBSTACLES A LA REPOSITION

§ 186. Il peut se faire que le fond de la matrice ait, dans la situation basse qu'il occupait, contracté des adhérences péritonéales ou des adhérences avec le rectum, qui empêchent que l'organe puisse être replacé dans sa situation normale. Des adhérences à larges surfaces entre le vagin et l'utérus, dans toute l'étendue de leur contact dans la poche allongée que forme le cul-de-sac de Douglas, peuvent opposer à la réduction un obstacle invincible. L'hypertrophie de la paroi vaginale en inversion peut également rendre la réduction impossible, moins par l'augmentation de son volume que par la roideur qu'elle a acquise dans cette situation nouvelle; mais la majorité des prolapsus, même ceux qui ont existé depuis longtemps, sont réductibles sans la moindre difficulté. Nous parlerons, à la fin du chapitre, du traitement à appliquer aux prolapsus qu'on ne peut replacer.

MAINTIEN DE L'UTÉRUS REPLACÉ

§ 187. Bien plus difficile que la reposition de l'utérus prolabé est *son maintien* dans sa situation normale ou dans une situation qui lui ressemble.

Les moyens de traitement recommandés dans ce but
sont en partie du domaine opératoire, ou consistent
dans l'emploi d'appareils mécaniques de soutien de
l'organe. Les premiers modes de traitement ont été
appelés radicaux, les seconds palliatifs. Ces deux dénominations des moyens thérapeutiques ne sont pas bien
justifiées, nous ne les emploierons pas. Les moyens de
traitement pour combattre le prolapsus sont :

1° Ablation de la partie inférieure de l'utérus ;

2° Rétrécissement de la vulve;

3°   —   du vagin ;

4° Combinaison de ces deux moyens;

5° Soutien de l'utérus moyennant des pessaires;

6° Fixation péritonéale de l'utérus;

7° Extirpation de l'utérus.

ABLATION DU SEGMENT INFÉRIEUR DE L'UTÉRUS. INDICATIONS ERRONÉES
DE HUGUIER. MÉTHODE DE SIMS ET DE HÉGAR. EXCISION CUNEIFORMÉ
DE SIMON.

§ 188. *L'ablation du segment inférieur de l'utérus* comme
moyen radical de guérison du prolapsus utérin a été surtout proposée par *Huguier*. Partant de l'idée erronée que
l'allongement hypertrophique du col est la lésion essentielle du prolapsus utérin (il pensait que sur trente cas il
s'en trouvait à peine un où le prolapsus était causé
par une dislocation de l'organe (*Gazette hebd.*, 1858,
t. V, p. 20), il faisait l'ablation de la partie vaginale du
col, du col tout entier et quelquefois d'une partie même
du corps de l'utérus. L'allongement n'est cependant
qu'une lésion secondaire, et ce qui, pour la thérapeutique,
est encore plus important, elle diminue ou disparaît
même tout à fait spontanément peu après que la reposition a été faite et maintenue. A mon avis, le prolapsus ne

peut pas donner lieu à l'indication d'enlever une grande partie du col ou du corps de l'utérus après en avoir séparé la vessie.

L'ablation du segment inférieur de l'utérus ne doit être restreinte qu'aux cas où la portion vaginale est allongée, ou à ceux où les lèvres sont très épaissies et atteintes d'un ectropium si considérable, que leur retour à l'état normal et à la texture primitive ne sont plus à espérer.

Si la portion vaginale du col doit être amputée, l'ablation se fera le mieux au niveau de l'insertion vaginale, moyennant une incision circulaire. Pour arrêter l'hémorrhagie et constituer un moignon bien conformé, pour faire l'opération rapidement, et pour éviter toute infection, il est bon d'appliquer des sutures. Ou bien on suivra le procédé de Sims en recouvrant le moignon avec la mu-

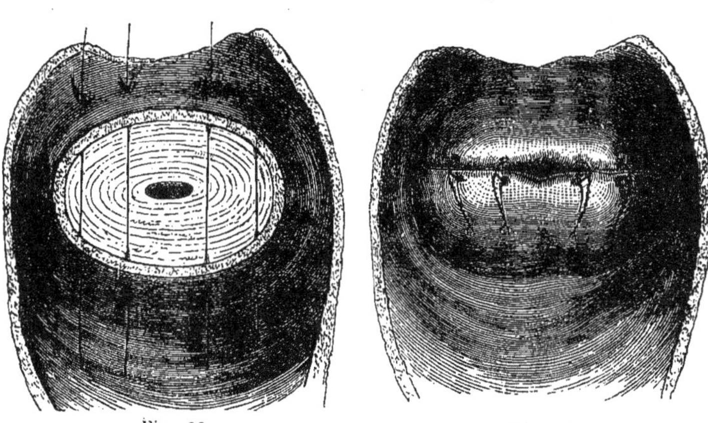

Fig. 98.   Fig. 99.

Procédé de Marion Sims pour recouvrir le moignon après l'amputation du col.

queuse vaginale, en réunissant de chaque côté les bords coupés de la muqueuse vaginale, et en ne laissant un

espace qu'au milieu, comme le représentent les figures
ci-dessus.

Ou bien, suivant le procédé de Hégar, les sutures ne
comprendront pas seulement les bords, mais aussi le fond
de la plaie utérine. Dans la partie médiane du moignon
la muqueuse vaginale sera réunie en avant et en arrière
à la muqueuse cervicale.
Ce n'est que sur les côtés
que la muqueuse vaginale
antérieure se trouvera
réunie à la muqueuse
vaginale postérieure. La
figure ci-contre repré-
sente le procédé de suture
de Hégar.

S'il faut enlever les lè-
vres du col hypertro-

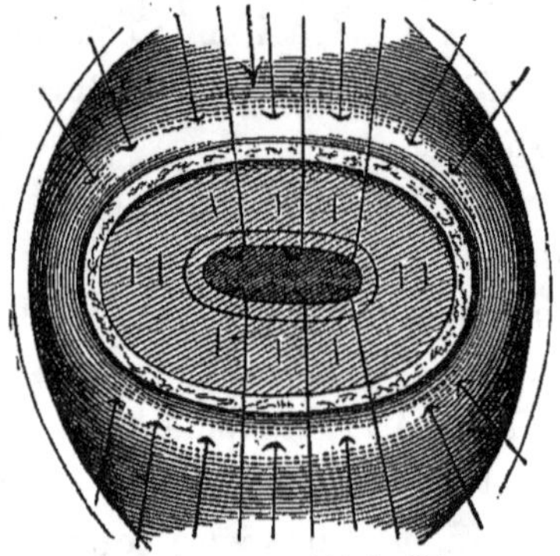

Fig. 100. — Procédé de Hégar.

phiées par un ectropium considérable, le procédé de
Simon est celui qui est le plus à recommander. On enlève
de chaque lèvre du col une portion en forme de coin
dont la base large est la surface de la lèvre renversée en
dehors et dont l'extrémité tranchante s'étend jusque dans
la substance du col, du côté de la cavité cervicale et du
côté vaginal, on ne laissera de la surface des muqueuses
que le tissu nécessaire à la réunion des surfaces correspondantes. Les figures ci-dessous 101 et 102 montrent la direction des sections et des sutures mieux que
ne pourrait le faire une longue explication.

RÉTRÉCISSEMENT DE LA VULVE. ÉPISIORRAPHIE

§ 189. *Le rétrécissement de la vulve*, pratiqué dans le but
de maintenir l'utérus prolabé, l'épisiorraphie, a été re-

commandée d'abord par Fricke et a été pratiquée par un
grand nombre d'opérateurs avec de nombreuses modifi-

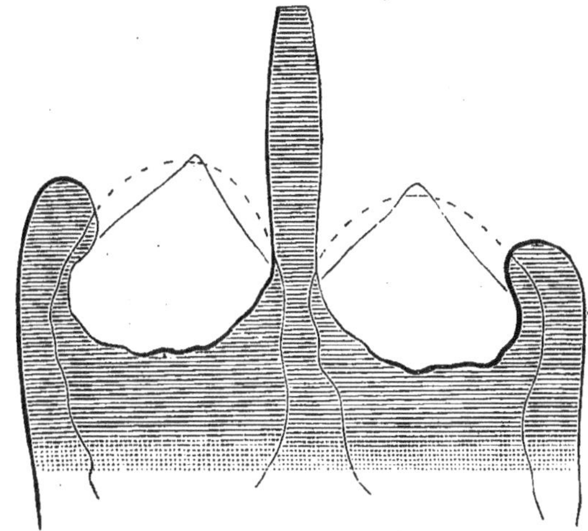

Fig. 101.

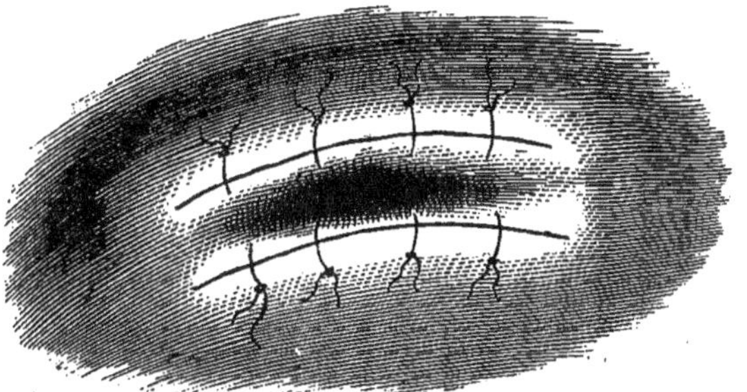

Fig. 102.

Excision cunéiforme des lèvres du col par Simon.

cations. Les grandes lèvres furent avivées largement
dans leurs deux tiers postérieurs, de façon à ce que les
plaies correspondissent au bord antérieur du périnée.
Les lèvres ainsi avivées furent réunies par une suture
profonde, ou mieux par une suture enchevillée, de façon

à ce que le périnée fût considérablement allongé en avant. Le résultat de l'opération n'a pas répondu aux espérances qu'il avait fait concevoir. L'occlusion cutanée est extensible, bien qu'au premier moment elle paraisse très solide. Au bout d'un an à peu près, le col de l'utérus entr'ouvre l'ouverture vaginale et en sort, car le col est dirigé en avant, puisque l'utérus était resté en rétroversion, et la cicatrice est repoussée en arrière ou vers un des côtés. L'épisiorraphie, comme rétrécissement simple de la vulve, est abandonnée, toutefois son idée fondamentale forme la base des opérations qu'on pratique habituellement pour obtenir la rétention du prolapsus utérin.

RÉTRÉCISSEMENT DU VAGIN. ÉLYTRORRAPHIE, COLPORRAPHIE

§ 190. *Le rétrécissement du vagin par la voie opératoire, l'élytrorraphie, la colporraphie,* ont pour but de rendre impossible le renversement du vagin et avec lui le prolapsus utérin. La première idée en est due à Gérardin (Harless Jahrb., X, 1825) et à Marshall hall. (*l. c.*). Heming en 1831 et Ireland en 1835 ont pratiqué l'opération avec succès. Dieffenbach opérait de la façon suivante : Il détachait de la paroi gauche et de la paroi droite du vagin un lambeau elliptique ayant une longueur de 3 pouces (8 centimètres), une largeur de 2 pouces (55 millimètres), et si la paroi antérieure faisait une saillie considérable, il en enlevait aussi un petit lambeau. Les bords de ces surfaces étaient réunis par la suture. D'autres fois, il enlevait dans toute la longueur du vagin et dans toute sa circonférence, des bandes de muqueuse de la largeur d'un 1/2 pouce (19 millimètres), et obtenait par la cicatrisation de ces surfaces le rétrécissement désiré du vagin. La réunion des bandes

longitudinales, obtenue par première intention au moyen
de la suture, n'était pas durable. Dieffenbach abandonna
ce mode opératoire et obtint de meilleurs résultats par
la cautérisation au fer rouge. Il pratiquait sur toute
la longueur du vagin, depuis le col jusqu'aux grandes
lèvres, trois ou six lignes avec le fer rouge.

Considérable est le nombre des méthodes par lesquelles
d'autres opérateurs ont cherché à obtenir le rétrécissement du vagin. On n'accorde plus aujourd'hui grande
confiance au rétrécissement seul du vagin comme moyen
de maintenir l'utérus. J'aurai occasion plus loin de parler
de deux procédés ingénieux nouveaux imaginés, l'un
par *Marion Sims*, l'autre par *Winckel*.

OPÉRATIONS CONTRE LE PROLAPSUS, DE SIMON, HÉGAR, BISCHOFF ET GRAILY HEWITT

§ 191. Sur le rétrécissement du vagin à sa partie postérieure, et l'agrandissement du périnée pratiqué en
même temps, reposent les tentatives opératoires, qu'aujourd'hui on oppose le plus souvent avec succès au prolapsus. Les principaux procédés sont ceux de *Simon,
Hégar, Bischoff* et *Graily Hewitt*.

Pour pouvoir être plus concis dans la description de
ces procédés, j'ai représenté schématiquement dans la
figure 103 les diverses formes de l'avivement. La figure
dont les limites supérieures sont marquées par les
lettres *b c b* donne la forme de l'avivement de Simon
pour la colporraphie postérieure. La figure triangulaire
dont le sommet est marqué par la lettre *d* est la forme de
l'avivement de Hégar pour la colpopérinéorraphie, la
figure *g e e g* celle de la colpopérinéoplastie de Bischoff.
La limite inférieure de l'avivement *a a* se trouve dans

les trois procédés dans la commissure postérieure, s'étendant en partie jusqu'aux grandes lèvres. Les opérations de Graily Hewitt sont esquissées dans les figures 104 et 105.

L'allongement vers l'anus, en forme de pointe *o*, représenté dans la figure 103, empêche la formation d'une éminence cutanée à cette place, quand la fourchette est intacte. On n'a pas besoin de faire remarquer que, dans les pertes de substance périnéale par suite de déchirures anciennes, le bord inférieur de l'avivement devra avoir une autre forme.

La patiente est chloroformée, puis placée en situation dorsale comme pour la taille, appuyant la région sacrée sur le bord d'une table. Les cuisses seront fléchies sur le bassin et maintenues en hautd e chaque côté par un aide. L'opérateur ayant la fenêtre derrière lui, se place audevant du champ opératoire. Chacun des deux aides a une main libre pour maintenir, l'un, moyennant le spéculum de Simon, la paroi antérieure du vagin, l'autre, pour fixer le champ opératoire, moyennant une pince ou un crochet, afin qu'il soit tendu devant le bistouri de l'opérateur. Un autre aide est encore nécessaire pour surveiller l'anesthésie, un autre pour éponger la plaie ou être à la disposition de l'opérateur pour lui tendre les instruments; en somme, cinq aides.

On comprend, sans qu'il soit nécessaire d'y insister, qu'il est indispensable que toutes les précautions antiseptiques soient prises; il faut dire seulement qu'à la place du spray on fait de temps en temps des irrigations sur le champ opératoire avec une solution phéniquée à 2 1/2 0/0 ou d'eau chlorurée, et des lotions avec le même liquide. Immédiatement avant l'opération, il sera fait dans le vagin une injection soigneuse avec de l'eau

phéniquée à 5 0/0; la cavité sera minutieusement nettoyée
et abstergée avec des éponges ou du coton phéniqué.

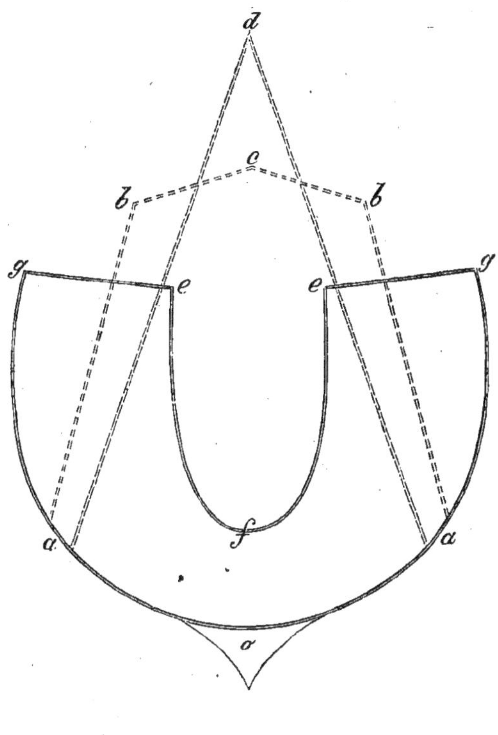

Fig. 103. — Modes d'avivement pour l'opération du prolapsus. Procédés
de Simon, Hégar et Bischoff.

D'après Simon, après que le vagin aura été maintenu
en tension moyennant le spéculum antérieur et deux
autres crochets plats latéraux et, au besoin, par un doigt
introduit dans le rectum qui pousse en avant la paroi
postérieure du vagin, l'avivement commencera par les
incisions *c b*, s'étendant jusqu'à 5 à 6 centimètres au-

dessus de la commissure postérieure; puis on fera les incisions *b a* et après l'incision en arc *a a* le long de la commissure postérieure. La surface à aviver sera ainsi délimitée. La muqueuse sera enlevée par lanières à travers le spéculum fenêtré de Simon. La plaie sera réunie moyennant des fils de soie qu'on placera profondément de droite à gauche, et qui ne seront visibles que dans une petite étendue au centre de la plaie, on y ajoutera des sutures superficielles moyennant lesquelles la plaie est réunie dans le milieu. On terminera en plaçant des sutures périnéales superficielles.

Hégar opère de la façon suivante : Après avoir placé le dépresseur de la paroi antérieure du vagin, il saisit la paroi vaginale postérieure moyennant une pince à balle en *d*, à 6 centimètres au-dessus de la commissure ; quand la procidence est considérable, il la prend plus haut, à 2 ou 3 centimètres au-dessous du col; la partie saisie est attirée vers l'ouverture vaginale et un peu soulevée, d'autres pinces sont placées à droite et à gauche, au côté interne des grandes lèvres, à une distance de 3 à 4 centimètres du raphé, et sont tendues de façon à ce que le segment inférieur de la paroi postérieure du vagin soit tendue perpendiculairement au-devant de la main de l'opérateur. On fait ensuite les deux incisions de délimitation *d a*, puis on saisit la pointe du lambeau *b* et on le dissèque par des incisions de droite à gauche et de gauche à droite. Quand les deux tiers du lambeau sont disséqués, on fait l'incision de délimitation inférieure *a a* et on achève l'enlèvement du lambeau. On unit avec des ciseaux la surface saignante, on incise les veines grosses qui peuvent se trouver au fond de la plaie, on attend l'hémostase et on réunit avec des fils d'argent ou avec des fils de soie, comme dans la méthode précédente.

Bischoff commence par circonscrire par une incision *e f e*, les rides de la colonne postérieure du vagin. Ce lambeau ainsi circonscrit de 6 à 8 centimètres de long, ayant en haut une largeur de 4 à 6 centimètres, reste en connexion avec le fond; puis il fait les incisions *e g* de chaque côté qui s'étendent jusqu'aux grandes lèvres (la figure montre les incisions *e g* en raccourci « à cause de la perspective »), les lambeaux *f e g* sont disséqués, puis on trace la ligne inférieure de délimination *g a a g*, et l'avivement des surfaces circonscrites est achevé. La colonne rugueuse est détachée comme un lambeau épais en *f* de sa surface profonde, et ses bords latéraux sont réunis aux bords de la plaie des parties latérales correspondantes du vagin *e g* en commençant par *e*, d'abord à gauche, puis à droite. Enfin on applique les sutures périnéales *a* à *a*, *g* à *g*, et toutes les surfaces avivées correspondantes sont réunies par des fils d'argent profonds. Ces sutures sont placées assez profondément pour comprendre aussi en partie le lambeau *e f e*. Immédiatement avant la réunion, Bischoff désinfecte la plaie; moyennant une solution phénique au 1/10.

Graily Hewitt opère d'une autre manière. Dans quelques cas, il ne fait qu'une épisiorraphie s'étendant très haut, avec un avivement de un pouce à un pouce et demi de hauteur (27 à 40 millimètres) et des sutures très profondes séparées ou enchevillées. Dans des opérations ultérieures, il a combiné cette opération avec une colporraphie postérieure s'étendant jusqu'au voisinage du col.

Il pratique cette dernière opération de deux manières : par l'ablation d'un lambeau médian, comme le montre la figure 104, ou en ménageant les colonnes rugueuses postérieures du vagin, en enlevant de sa surface posté-

rieure deux lambeaux triangulaires, comme le représente
la figure 105. Dans les deux cas, les parties avivées sont

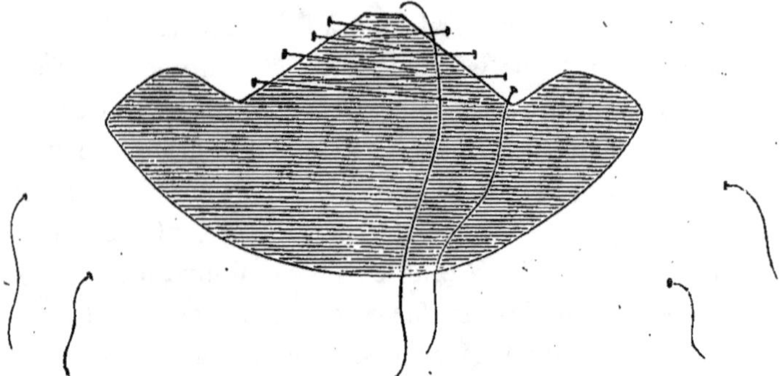

Fig. 104. — Première opération du prolapsus de Graily Hewitt.

réunies par la suture du peltier, moyennant des fils d'argent, comme on le voit sur la figure 104 ; la réunion de la
plaie périnéale sera faite avec des sutures profondes en-
trecoupées de sutures superficielles.

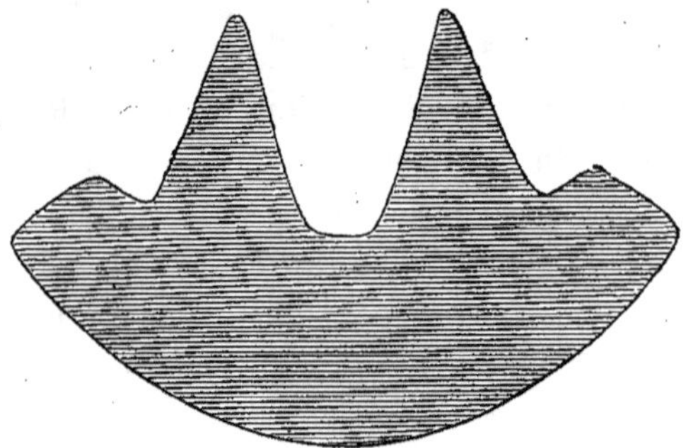

Fig. 105. — Deuxième opération du prolapsus de Graily Hewitt.

APPRÉCIATION DE LA VALEUR COMPARATIVE DE CES MÉTHODES

§ 192. Je connais les procédés de *Simon* et de *Hégar*
pour les avoir appliqués. Dans les premières années,
j'avais pratiqué assez souvent l'épisiorraphie avec suc-

cès, mais le résultat avait été incomplet à cause du peu de durée de la contention. Je n'ai de nouveau eu recours à la méthode opératoire pour guérir le prolapsus, que quand j'eus assisté à quelques opérations pratiquées par Simon, et que j'eus appris à en apprécier les résultats. Simon attachait une grande importance au « support » (postament) qui était constitué pour l'utérus, par le bord large que forme l'extrémité supérieure (fig. 103 *b c b*) de la colporraphie. On pouvait même espérer que si le col trouvait à sa descente un obstacle à la surface postérieure du vagin, l'utérus serait forcé de prendre sa situation normale. Ce résultat heureux ne fut toutefois pas constaté. L'utérus restait en rétroversion au-dessus de la colporraphie. La procidence était empêchée d'une manière plus durable que par les opérations antérieures, et quand la procidence occasionnait de nouvelles incommodités, ce qui n'était pas souvent le cas, le plancher pelvien ainsi renforcé prêtait un excellent appui à un pessaire en 8 relativement petit, pour maintenir la matrice dans sa situation normale. La modification opératoire apportée au procédé de Simon par Hégar constitue un perfectionnement réel. Plus monte haut le rétrécissement du canal vaginal, plus la paroi postérieure est renforcée et tendue transversalement, deux résultats obtenus par le procédé de Hégar, mieux on s'oppose d'une manière durable à la possibilité de l'inversion du vagin, et par conséquent à celle du prolapsus. Par l'opération de Hégar, l'utérus est forcé de se maintenir d'une manière durable avec le col à une hauteur à peu près normale. Le corps de l'utérus est le plus souvent en rétroversion, toutefois celle-ci ne cause pas d'incommodités, du moins dans un grand nombre de cas.

Par l'opération de Bischoff, on cherche et on trouve

comme résultat principal la flexion en avant du canal vaginal dans sa moitié inférieure, le rétrécissement de son calibre, et une augmentation sensible de la résistance du plancher pelvien.

Les avantages des procédés de Hégar et de Bischoff pour guérir le prolapsus, ont été, dans ces derniers temps, appréciés comparativement dans deux séries d'articles publiés par MM. Dorff et Matzinger dans les journaux de médecine de Vienne, années 1879 et 1880. Et les résultats de ces deux opérations sont si manifestement avantageux, qu'il n'est pas possible de donner la préférence absolue à d'autres procédés.

Plusieurs femmes sont accouchées après avoir été opérées par l'un ou l'autre procédé, sans que le résultat de l'opération ait compliqué l'accouchement, sans que celui-ci ait compromis le résultat de l'opération. Un autre motif pour lequel un mode opératoire doit être préféré à l'autre, quand bien même le résultat serait également avantageux, se trouve dans le peu de durée de l'opération, le peu d'hémorrhagie qui l'accompagne, et une meilleure chance de succès qui est obtenue, même par des mains peu expérimentées. Comme je ne connais pas l'opération par une expérience personnelle, je m'abstiens de la juger définitivement à ce point de vue. En général, les opérations plastiques avec formation de lambeaux sont les moins faciles à exécuter.

OPÉRATION CONTRE LE PROLAPSUS PAR COLPORRAPHIE ANTÉRIEURE
DE SIMS ET DE WINCKEL

§ 193. J'ai dit à la fin du § 190 que deux méthodes opératoires, pour obtenir la rétention de l'utérus, devaient encore être mentionnées, bien qu'elles n'aient pour but

essentiel que de produire un rétrécissement du canal
vaginal. Malgré les succès brillants obtenus par la colpopérinéorraphie et la colpopérinéoplastie, je crois que
ces deux méthodes opératoires qui n'ont d'autre but
que de rétrécir le vagin, peuvent conserver une place
honorable à côté des opérations dont il a été parlé
plus haut, puisqu'elles sont moins importantes et que
souvent elles peuvent suffire.

Une de ces deux opérations est la colporraphie antérieure de Marion Sims. La forme de l'avivement est représentée dans la figure 106 ci-contre. Au haut de la figure
se trouve le col, en bas l'orifice du canal de l'urèthre.

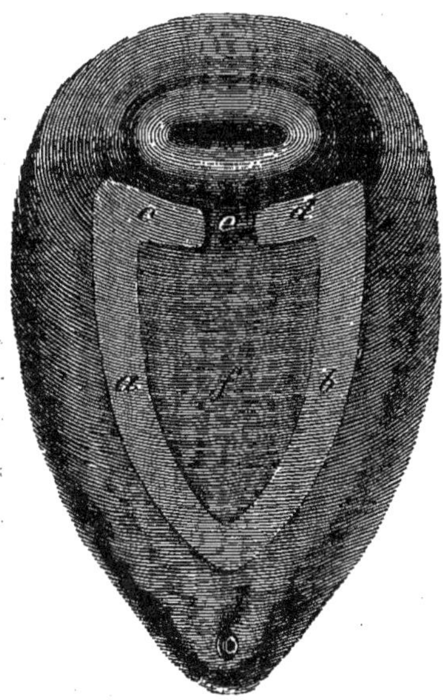

Fig. 106. — Colporraphie antérieure
de Marion Sims.

La forme de l'avivement
c a b d se fait par lanières
qui entourent la mu-
queuse vaginale intacte,
dessinant la forme d'une
truelle de maçon. Sims
appliqua la première fois
ce procédé opératoire à
un cas où, après l'exci-
sion d'un lambeau ova-
laire considérable, s'était
produite la récidive du
prolapsus. Sims opère en
place dans la situation
latérale gauche, après
avoir fait la réduction de
la procidence. Après l'in-
troduction du spéculum en forme de gouttière, le col est
placé au milieu et en arrière et maintenu dans cette
situation pendant toute l'opération, moyennant une
sonde utérine dont le bout est armé d'une fourche

pointue au lieu du bouton qui la termine ordinairement, elle forme une convexité dirigée vers la paroi
vaginale antérieure qu'elle déprime. A droite et à
gauche de la sonde, la muqueuse vaginale fait saillie
sous forme d'un large pli. Au sommet de ce pli, chaque
côté est la place appropriée pour l'avivement longitudinal a et b. Pour l'avivement des parties transversales c, d,
la sonde est enlevée et la surface est tendue moyennaut
des crochets. Pour l'application des fils, la sonde est appliquée de nouveau, et elle n'est enlevée que quand les
sutures sont arrivées dans le voisinage du col et que tous
les points de suture ont été fermement tendus.

Les branches d'avivement a et b devront diverger de
façon à ce que leur réunion se fasse sans trop grande
tension. a sera réuni à b, c à d sur toute la surface de
l'avivement. La lacune e est nécessaire pour donner issue au produit de la sécrétion de la surface muqueuse f.

L'opération de Sims ne peut pas produire une puissance de résistance à la pression intra-abdominale, qui
puisse être comparée à celle qu'on obtient par les opérations dont il a été question dans le paragraphe précédent, mais elle peut concourir à rendre meilleurs les résultats des autres opérations proposées pour combattre
le prolapsus. Quand, par la colporraphie antérieure de
Sims, le prolapsus qui existait a été maintenu — on ne
peut douter de la réalité des faits produits par Sims, —
il peut en résulter que, par l'effet de cette opération,
l'utérus soit mis et maintenu en antéversion. Par cette
opération qui se prolonge très avant sur la voûte vaginale antérieure, le calibre du vagin est considérablement
rétréci, et il est créé un obstacle à l'inversion. En même
temps, la solidité qui résulte de la superposition de deux
cavités l'une sur l'autre, est bien plus considérable que

celle obtenue par la cicatrice qui résulte simplement de la colporraphie antérieure; et je crois que, par suite du résultat ainsi obtenu par cette opération, le col est non seulement empêché de descendre, mais de se porter en avant. Sims n'a pas dit si les colporraphies qu'il a pratiquées, et qui ont maintenu le prolapsus, avaient en pour effet de placer l'utérus en antéversion : le résultat de son opération n'a pas été vérifié à ce point de vue. Si, comme on peut l'admettre, l'antéversion est l'effet de la colporraphie antérieure de Sims, cette opération pourrait être appliquée à deux catégories de cas.

Souvent, pour combattre le prolapsus, outre la colpopérinéorraphie, il est nécessaire de pratiquer encore la colporraphie; dans les 124 cas de Hégar, cela a été nécessaire 79 fois. Si, dans ces cas, au lieu de la colporraphie ovale antérieure, l'opération de Sims avait été pratiquée, elle n'aurait pas seulement empêché le prolapsus, mais peut-être aussi la rétroversion.

Sims dit plus loin qu'il a pratiqué plusieurs fois son opération avec succès sur des femmes âgées de soixante à soixante-dix ans. Comme la colporraphie antérieure de Sims seule, entraîne moins d'embarras et maintient le prolapsus, elle se recommande chez des femmes d'un âge avancé, et aussi parce que le traumatisme est moindre qu'avec la colpopérinéorraphie et la colpopérinéoplastie.

L'autre opération dont nous avons encore à parler est celle de *Winckel* qui se pratique sur la surface postérieure et latérale du tiers inférieur du vagin. La femme étant en situation pelvi-dorsale, les grandes lèvres seront écartées en dehors, et la paroi vaginale antérieure sera maintenue avec un cathéter métallique long et épais comme le pouce, la paroi postérieure sera tendue vers le fond. Un crochet double sera implanté sur la paroi postérieure du vagin au-dessus des restes de l'hymen, la muqueuse sera soulevée de façon à former un pli sous lequel on passera à plat un scalpel pointu dans une longueur de 2 centimètres à 2 centimètres et demi, qui le sectionnera suivant la ligne médiane. A partir de cette section médiane, on disséquera à droite et à gauche un lambeau de muqueuse vaginale de la largeur de 2 centimètres jusqu'à 2 centimètres et demi et d'une longueur de 6 centimètres dont la base en haut restera éloignée de l'orifice du canal de l'urèthre de chaque côté, d'environ 3 à 4 centimètres. La forme de l'avivement est représentée par la figure 107.

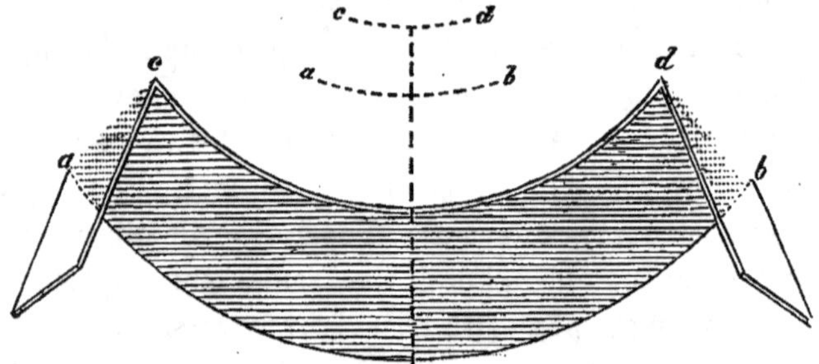

Fig. 107 — Prolapsus, opération de Winckel.

La base de chaque lambeau située à droite et à gauche, restera en connexion avec le vagin, de l'extrémité médiane (avant l'ablation, maintenant externe) de chaque lambeau, on enlèvera la moitié de sa longueur et les bords de cette section seront réunis par deux ou trois points de suture, de façon à ce que ces lambeaux réunis forment un pont au-dessus de l'avivement (postérieur). Alors on procèdera à la réunion des surfaces d'avivement, la gauche avec la droite, moyennant des sutures profondes, en commençant inférieurement, c'est-à-dire par le milieu, enfin avec le lambeau supérieur en forme de pont qui se trouve situé plus profondément, on recouvre ce qui reste de surface avivée, les côtés du pont seront attachés en haut et en bas aux bords de l'avivement, moyennant des sutures superficielles. La ligne ponctuée dans la figure 107 représente la ligne de réunion en forme de T.

L'opération que *Winckel* a proposée pour maintenir le prolapsus s'inspire encore de l'idée de former une barrière, principe qui a été décidément mis sur le second plan par les succès qui ont été obtenus par les opérations de Simon, de Hégar et de Bischoff. Toutefois, la barrière formée par l'opération de Winckel est située plus haut, et donne, pour ce motif, plus de garantie de solidité que celle qui est obtenue par l'épisiorraphie de Fricke; aussi Winckel, si je l'ai bien compris, n'a pas la pensée de se mettre en concurrence avec ces opérations. Winckel recommande son opération chez des femmes atteintes de prolapsus qui sont encore jeunes et qui ont encore l'espoir de devenir enceintes.

Il a été démontré depuis, par les statistiques fournies par MM. Dorff et Matzinger sur les résultats des opérations de Hégar et de Bischoff, qu'ils ne détruisent pas la possibilité de l'accouchement normal; toutefois, les complications qui peuvent être occasionnées par l'accouchement seront de moindre intensité après l'opération de Winckel qu'après celles de Bischoff et de Hégar. Des sept femmes opérées par Winckel, deux sont accouchées; le pont a dû être incisé, puis réuni plus tard.

RÉTROFLEXION PERSISTANTE APRÈS L'OPÉRATION. SOUFFRANCES RELATIVEMENT PEU CONSIDÉRABLES QUI EN RÉSULTENT. EMPLOI DE PESSAIRES APRÈS LA COLPORRAPHIE

§ 194. La situation de l'utérus, après que la colporraphie, ou d'autres opérations ont été pratiquées

avec succès, est le plus souvent la rétroversion ou la
rétroflexion. Dans la liste donnée par Hégar, aussi bien
que dans celle publiée par Bischoff, on note quelques
antéversions utérines. Si nous connaissions les conditions
sous l'influence desquelles l'antéversion se produit après
des opérations, nous pourrions peut-être les réaliser, et
la produire plus souvent; on peut présumer que, dans
des cas rares, il existait après l'opération une persistance
du processus inflammatoire et cicatriciel dans le tissu
cellulaire paramétrique, surtout dans les plis de Douglas, qui aura eu pour effet de raccourcir ces moyens de
fixation de l'utérus qui avaient été relâchés, résultat
que nous avons l'habitude de combattre toujours.

La rétroversion et la rétroflexion de l'utérus qui avait
été prolabé, ne cause pas de longtemps des incommodités
aussi considérables et des troubles si profonds de la santé
que la rétroflexion de l'utérus qui jusque-là avait été
en situation normale. Il est parfaitement connu que des
femmes qui, pendant des années, ont enduré les incommodités d'un prolapsus ou celles de mauvais pessaires font
à peine attention à celles bien moins considérables qu'elles
éprouvent quand elles en sont délivrées. La disposition
à occasionner des incommodités est, de la part de l'utérus rétrofléchi, bien moindre en effet, lorsqu'il a été en
prolapsus. Les souffrances que produit la rétroflexion ont
en grande partie leur cause dans la gêne de la circulation utérine par la torsion des ligaments larges, les
tiraillements du péritoine et l'irritation de cette séreuse
qui résulte du contact de ses surfaces pressées l'une contre
l'autre. Les tiraillements des ligaments larges et la gêne
de la circulation utérine qui en est la conséquence
étaient bien plus considérables pendant qu'existait le
prolapsus. La stase sanguine dans l'utérus est bien di-

minuée après sa reposition, quand bien même l'utérus
reste en rétroflexion, comme le démontre la rapidité de
la régression, et la diminution de sa longueur et la diminution de l'ectropium. Les incommodités qui avaient été
occasionnées par les tiraillements et les frottements du
péritoine diminuent sensiblement après la reposition.
Par suite de l'augmentation considérable de profondeur
du cul-de-sac de Douglas, qui est constante dans le prolapsus, l'utérus qui est replacé, et qui est en rétroversion
a une situation plus commode, et si la pression intra-
abdominale le pousse plus bas que cela n'eût été
possible avant l'existence du prolapsus, il ne causera
plus fatalement, comme auparavant, une tension du
péritoine.

L'utérus prolabé, replacé d'une façon durable, occasionnera toutefois encore assez de souffrances. La situation des ovaires dans la rétroflexion et la rétroversion,
sera à peine meilleure que quand l'utérus était en prolapsus, et dans le chapitre précédent, nous avons dit
qu'un grand nombre des souffrances qui accompagnent
la rétroversion devaient être attribuées à une situation
défavorable des ovaires. La rétroversion persistante prédispose à la récidive du prolapsus. Plus l'axe de l'utérus est en coïncidence avec l'axe du vagin, plus sont
menacés dans leur solidité les moyens opératoires qu'on
a opposés au prolapsus.

Comme jusqu'ici il n'est pas en notre pouvoir de
mettre par la voie opératoire en antéversion un utérus
qui était prolabé, il nous incombe le devoir de prendre
des soins pour qu'après sa reposition, l'utérus soit maintenu en antéversion, pour peu qu'il existe quelque danger
de voir reparaître ces souffrances. Un pessaire en 8 ou
en forme de traîneau trouvera sur le plancher pelvien

renforcé un excellent appui pour maintenir l'utérus en antéflexion.

Comme je ne puis pas apprécier les opérations proposées pour le prolapsus comme un moyen radical de guérison, je ne vois aucun motif de blâmer une malade opérée, si elle porte un pessaire. Dans un grand nombre de cas, j'ai pratiqué la colpopérinéorraphie chez des femmes qui n'étaient pas affectées de prolapsus, dans le but essentiel de donner au plancher pelvien la solidité nécessaire pour supporter un pessaire en 8 ou en forme de traîneau appliqué pour remédier à une rétroflexion persistante et faire disparaître les souffrances qui en étaient la conséquence.

TRAITEMENT DES PROLAPSUS UTÉRINS MOYENNANT DES PESSAIRES :
1° CEUX QUI NE FONT QUE MAINTENIR LE PROLAPSUS

§ 195. Les pessaires, pour soutenir l'utérus qui était prolabé, se divisent en deux classes principales : les uns n'ont d'autre but que d'empêcher le prolapsus de l'utérus et du vagin, les autres donnent à l'utérus sa situation normale.

Les pessaires de la première classe sont innombrables dans leurs variétés. Dans l'ouvrage publié par O. de Franque en 1860, le lecteur trouvera représentée sur cinq planches une collection instructive des principaux modèles de pessaires. Ceux inventés depuis vingt ans demanderaient au moins autant d'espace pour être représentés. Chaque année on en invente et on en fabrique de nouveaux et cette production si considérable démontre la grandeur de la consommation qu'on en fait.

Les conséquences fâcheuses du mauvais emploi de ces instruments, de la négligence qu'on y apporte ; la vaginite, les mortifications par une pression exagérée, les perforations du côté du rectum, de la vessie, du péritoine, ne doivent pas être attribuées au pessaire en lui-même, mais à son emploi défectueux, car les meilleurs moyens peuvent devenir nuisibles.

En regard de ces défectuosités il faut placer les soulagements qu'ils procurent aux femmes, quelle que soit la matière avec laquelle ils sont construits et la forme qu'ils puissent avoir.

Un grand avantage aux yeux d'un grand nombre de malades est aussi celui de pouvoir obtenir le soulagement qu'il procure sans que le médecin soit consulté pour des souffrances dont le siège se trouve dans les parties génitales, car, depuis bien longtemps, ce sont des empiriques mâles et femelles qui posent les pessaires. Il n'y a pas encore bien longtemps que nous autres médecins, quand nous étions consultés pour un prolapsus utérin, nous étions fort embarrassés de choisir, dans la collection d'instruments tout à fait impropres, celui qui pouvait procurer un soulagement douteux, car le traitement du prolapsus avec des chances de succès est une conquête des temps modernes. La véritable situation de la matrice commence à peine à être connue généralement, et l'habileté nécessaire pour lui rendre cette situation, là où elle n'existe plus, est loin encore d'être généralement répandue parmi les médecins.

Les *pessaires à tige* qui prennent un point d'appui sur un bandage en T fixé à une ceinture, ont, en dehors des incommodités qui leur sont inhérentes, la défectuosité importante de rendre inévitables pour la matrice les secousses du dehors.

Les *pessaires sans tige*, qui sont ceux qu'on emploie le plus, ne se maintiennent qu'en étendant et en relâchant le vagin, et pendant qu'ils produisent quelque soulagement, ils augmentent l'intensité de la cause qui a produit la déviation ; ils sont donc un moyen palliatif dans l'acception la plus mauvaise du mot. Avec cela les ovaires et l'utérus en rétroversion ou en rétroflexion sont situés au-dessus ou derrière les pessaires à tige ou sans tige.

Ces motifs suffisent pour démontrer que les pessaires de cette catégorie, c'est-à-dire ceux qui ont essentiellement pour but d'empêcher l'utérus de sortir de la vulve sont des moyens palliatifs qui ne *conviennent pas*. Malgré cela, le médecin ne pourra pas toujours éviter d'en faire usage, car il ne peut renvoyer les femmes avec leur prolapsus, quand elles refusent de se soumettre à une opération, ou quand celle-ci est contre-indiquée, ou bien quand elles ne peuvent rester assez longtemps en observation, pour qu'un pessaire convenable puisse être ajusté pour maintenir l'utérus à sa place normale.

Dans ces cas, le meilleur moyen pour maintenir l'utérus, est l'introduction d'un tampon de coton[1] ou d'une éponge. La patiente l'enlève le soir et le remet le matin elle-même, le maintient, au besoin, avec une simple bande en T.

Une éponge, si elle est lavée avec soin dans un liquide désinfectant, peut servir pendant plusieurs mois. Le coton et l'éponge peuvent en même temps être chargés de substances médicamenteuses.

Pour beaucoup de malades, surtout pour celles qui appartiennent à la classe laborieuse, ce moyen est trop embarrassant et prend trop de temps, et est aussi trop cher. Ce qui pour ces malades est le plus avantageux et

---

[1] Coton, non pas de la ouate qui est faite avec des déchets de coton aggluliné avec de la colle forte.　　　(*N. du Trad.*)

de plus abordable pour le maintien du prolapsus, c'est l'anneau élastique de Meyer en caoutchouc noir. Il devra être choisi assez gros pour qu'il soit en état de maintenir le prolapsus. Bien qu'il partage, avec tous les autres pessaires dont il a été parlé, l'inconvénient d'élargir le vagin, il n'a pas leurs inconvénients ni leurs dangers. Breisky donne les préceptes exacts pour en faire une application méthodique. L'anneau devra être appliqué pendant que la femme se sera placée sur les coudes et les genoux et après que le vagin aura été étendu par l'application d'un spéculum plein et se sera rempli d'air; moyennant ces précautions, l'utérus et les ovaires auront pris une situation aussi élevée que possible. Il est bon aussi que l'anneau ait été mis à l'unisson de la température du corps, afin qu'il s'applique bien dans la voûte vaginale et que le col se mette bien de suite dans l'ouverture de l'anneau. Si celui-ci est appliqué de cette manière, on réussit souvent à mettre l'utérus en antéversion stable.

Il est désirable que, le jour suivant, la situation de l'anneau soit vérifiée et qu'on puisse s'assurer si les états de plénitude du rectum et de la vessie, si la miction et la défécation n'ont pas modifié la situation de l'anneau, cette vérification devra être faite, si cela est possible.

La fréquence des injections vaginales détersives, le moment où l'anneau devra être remplacé, dépendent de la nature et de l'abondance des sécrétions vaginales. Il est de règle qu'une détersion complète du vagin est toujours nécessaire. La patiente pourra enlever elle-même l'anneau et le replacer après l'avoir nettoyé ou en replacer un autre; mais il est préférable naturellement qu'après quelques mois, le médecin fasse lui-même la vérification de l'état des parties.

2° PESSAIRES QUI MAINTIENNENT L'UTÉRUS DANS UNE SITUATION NORMALE

§ 196. Il en est autrement des pessaires de la seconde classe, de ceux qui sont construits de manière à maintenir l'utérus dans sa situation normale et naturellement à lui permettre ses mouvements normaux.

Ce but exige que le pessaire soit disposé de manière à pouvoir rester en place plus longtemps; car la malade ne peut pas elle-même mettre l'utérus dans la situation normale; le pessaire ne pourra donc ni être enlevé ni être replacé par elle.

Les pessaires qui maintiennent l'utérus dans la situation normale sont ceux qui sont confectionnés avec des anneaux en fil de cuivre recouvert en caoutchouc (ou d'étain malléable) et qui ont une forme de 8 ou celle d'un traîneau. Nous en avons parlé en nous occupant de la rétroflexion. Le pessaire en 8 exige comme soutien, certaine fermeté du plancher pelvien, pour donner à l'utérus un appui suffisant. Cette fermeté du plancher pelvien manque dans la plupart des cas de prolapsus utérin. Ce sont donc les diverses variétés du pessaire en traîneau qui, dans les prolapsus récents, sont capables d'assurer à l'utérus sa situation normale, sans un renforcement opératoire préalable du plancher pelvien.

Il est surprenant qu'un pessaire souvent de petite dimension ayant la forme d'un traîneau, puisse, s'il est bien construit, maintenir exactement un prolapsus considérable avec inversion du vagin. Ce pessaire, dont la première fonction est de maintenir l'utérus en antéversion, n'exerce pas une tension notable des parois du vagin; ce canal n'est ni élargi ni relâché pendant que le pessaire est porté; bien au contraire, souvent, quand j'ai revu les malades après des mois, j'ai trouvé qu'un pessaire plus petit pouvait suffire, et pouvait rendre les mêmes services qu'un plus grand, puisque la tonicité et l'élasticité du vagin avait augmenté pendant ce temps.

Il ne faut pas du tout renoncer à voir reparaître la solidité normale des moyens de fixation, si les sujets sont encore jeunes ou ne sont pas trop âgés. Si, pendant quelque temps, les agents nuisibles ont pu être maintenus éloignés, si un traitement tonique local a pu être appliqué, pendant qu'un pessaire convenable maintient l'utérus dans sa situation, l'état normal des parties génitales pourra être rétabli. Une couche et la période qui suit sont les conditions les plus favorables pour atteindre ce résultat.

Je donne le dessin de quelques autres pessaires en forme de traîneau qui ont réussi dans des cas de prolapsus. Ces formes à employer dans ces circonstances ne diffèrent pas essentiellement de celles qui maintiennent l'utérus à la suite des rétroflexions. La flaccidité du vagin, et quelques autres particularités des cas, donnent quelquefois beaucoup de peine jusqu'à ce qu'on soit arrivé à trouver la femme appropriée.

La femme L.., de U.., a toujours été bien portante ; elle fut menstruée à vingt ans, est accouchée à vingt-trois ans, à vingt-huit et à trente-cinq ans, elle eut des couches heureuses ; depuis la dernière, se développèrent peu à peu les incommodités qui accompagnent l'abaissement et le prolapsus utérin. L'état qui fut constaté le 25 février 1872 est représenté par la figure 108. La procidence de l'utérus en rétroflexion est complète ; une petite portion seule de la paroi postérieure du vagin n'est pas en inversion ; l'utérus n'est pas sensiblement augmenté de volume ; la sonde de 4 millimètres, mesure 75 millimètres. L'utérus est dessiné une seconde fois dans le bassin plus haut qu'à

l'état normal, mais dans la situation dans laquelle il se
laissa replacer, et le pessaire en forme de traîneau qui est
dessiné sous lui le maintient dans sa situation normale.

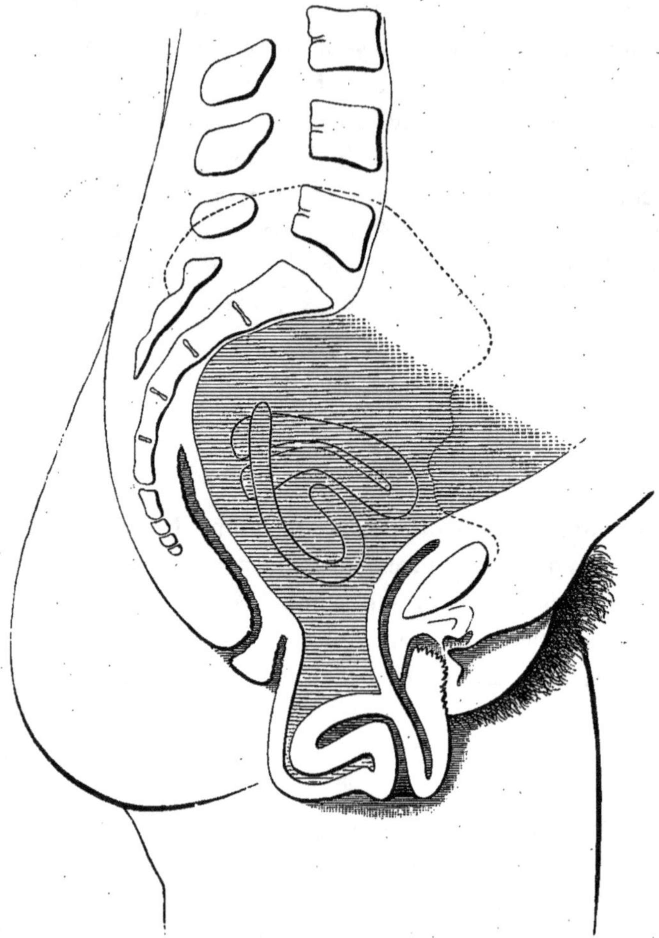

Fig. 108. — Providence complète de l'utérus rétrofléchi. Rétention
en situation normale par un pessaire en traîneau.

La femme R.., de B.., âgée de vingt-neuf ans, accoucha
une seule fois normalement il y a six ans ; ses couches

furent également normales. Après un travail fatigant, elle sentit des douleurs dans le bassin; la patiente dit n'avoir remarqué sa descente que depuis quinze jours, lorsque je l'examinai à la clinique le 12 juin 1875. Le prolapsus était complet, l'utérus en rétroversion était sensiblement augmenté de volume. On fit la reposition,

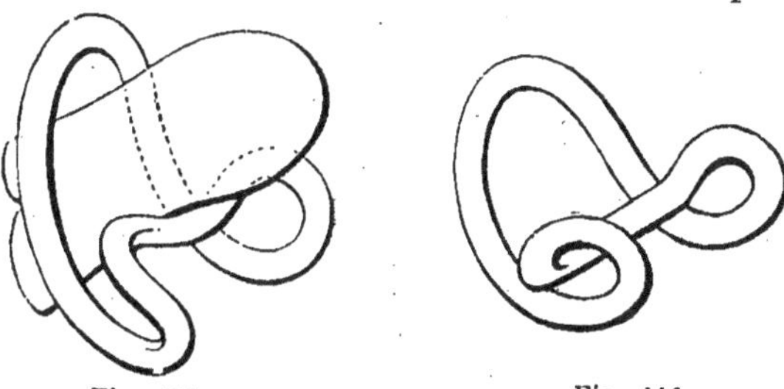

Fig. 109.   Fig. 110.

Pessaires en traîneau pour maintenir en situation normale un utérus qui avait été entièrement prolabé.

et un pessaire en forme de traîneau, tel que le représente la figure 109, fut appliqué. L'utérus fut maintenu dans sa situation à peu près normale, la femme n'éprouva aucune incommodité.

Un pessaire en traîneau d'une forme analogue, qui, dans de grands prolapsus contint très bien, est représenté dans la figure 110.

Si c'est le vagin relâché et élargi, dont l'inversion se produit particulièrement à côté du pessaire, et si l'utérus a peu de tendance à se mettre en rétroversion, ou si son involution sénile est assez avancée pour que sa situation dans le bassin n'ait plus grande importance, on pourra renoncer à donner à la partie antérieure de l'anneau une courbure en arrière pour fixer le col dans la partie postérieure du bassin (comme le fait le pessaire en traîneau), mais utiliser cette partie antérieure de l'anneau pour maintenir le vagin au-dessus de la vulve,

en lui donnant un appui plus large sur les parois du
bassin ; ce serait un vrai pessaire en *berceau*. La figure 111

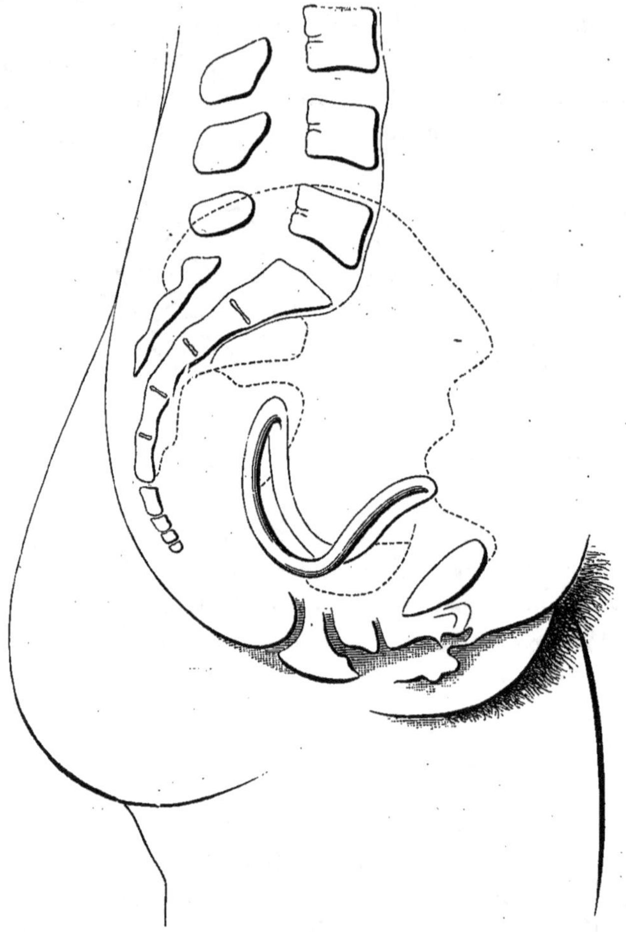

Fig. 111. — Pessaire pour la rétention du vagin en inversion et pour
obtenir le maintien de l'utérus en situation normale.

montre un pessaire qui a maintenu, sans causer le
moindre embarras, un prolapsus très volumineux avec
le vagin qui avait été complètement en inversion,

La femme H..., de F..., âgée de soixante-cinq ans, est accouchée plusieurs fois, et a toujours joui d'une bonne santé. Elle prétend ne s'être aperçue de l'existence du prolapsus que depuis un an seulement; en peu de temps, il s'est produit une inversion complète du vagin, en ce moment elle en est fort incommodée quand elle travaille. Dans le vagin en inversion, on trouve la matrice petite, par suite de l'involution sénile. Après qu'un pessaire en forme de traîneau de petite dimension se fut montré insuffisant, on appliqua, le 8 mai 1872, le pessaire que représente la figure 111 qui maintint le tout sans causer d'incommodité.

RÉSUMÉ DU TRAITEMENT DU PROLAPSUS

§ 197. Je résume encore succinctement les rapports qui existent entre les indications du traitement du prolapsus par les pessaires, et celui par les moyens opératoires.

1. Descente et prolapsus de date récente. — Si le périnée n'est pas encore atrophié ou s'il n'a pas été endommagé par des accouchements antérieurs, — on appliquera des pessaires qui maintiendront l'utérus dans sa *situation normale*, pessaire en forme de traîneau en fil de cuivre recouvert de caoutchouc en étain ou en aluminium.

On prescrira, en outre, un traitement pour tonifier les éléments contractiles du bassin (§ 136). On observera à la patiente que si elle devient enceinte, elle pourra être guérie à la suite de ses couches.

2. Prolapsus déjà ancien (atrophie consécutive du périnée) des pessaires défectueux ont déjà été appliqués sans succès. (Relâchement incurable du vagin.) Déchirure du périnée ou de la vulve, prolapsus de la première espèce, la malade ne peut ou ne veut pas se soumettre

pendant un temps assez long à la vérification du pessaire
qui pourrait être placé; on opérera de suite sans faire
l'essai du pessaire, c'est-à-dire qu'on exposera immédiatement à la malade qu'une opération est indiquée, qu'elle
est indispensable pour obtenir la guérison de son affection.

L'opération la mieux indiquée sera celle de Hégar,
colporraphie postérieure, et éventuellement aussi colporraphie antérieure.

Je répète ici que, personnellement, je préfère l'opération de Winckel chez les femmes jeunes qui peuvent
encore devenir enceintes, la colporraphie antérieure
de Sims chez les femmes âgées, si toutefois elles ne
sont pas chargées de travaux rudes et si le périnée est
encore intact.

3. Si on refuse de se soumettre à l'opération dans les
cas où elle est indiquée, il est préférable que le médecin
choisisse un anneau en gomme, et le place suivant les
préceptes donnés plus haut; cela vaut infiniment mieux
que d'abandonner la malade à des mains inhabiles de l'un
ou de l'autre sexe. L'anneau élastique élargit naturellement le vagin. Celui qui a une grande habitude dans
l'application des pessaires en fil de cuivre recouvert de
gomme pourra, dans les deux cas où l'opération serait
indiquée, trouver une forme de pessaire qui main-
tiendrait le prolapsus, sans causer de douleurs ou sans
exercer des pressions qui pourraient occasionner de la
gangrène. Cela n'infirme pas les deux indications posées
plus haut.

4. Si, en raison de l'âge avancé de la malade ou
d'autres infirmités, une opération est absolument contre-
indiquée, on appliquera sur le vagin en inversion des
topiques médicamenteux, puis on posera des tampons

de coton qui seront changés tous les jours, ce sera le meilleur moyen pour maintenir le prolapsus.

PROPOSITION DE MAINTENIR LE PROLAPSUS, MOYENNANT
UNE FIXATION PÉRITONÉALE

§ 198. Pour empêcher le prolapsus utérin de se reproduire *moyennant la fixation péritonéale de l'organe*, on a proposé deux procédés.

Mieux que comme une curiosité doit être qualifiée la pensée de *Seyfert* qui propose de rendre adhérent l'utérus en rétroflexion. La transformation de l'utérus prolabé en utérus en rétroflexion peut être observée tous les jours dans les cas où le prolapsus est replacé par une main inexpérimentée, et maintenu par un pessaire ordinaire. Quand un utérus ainsi replacé, est avec le fond dans le cul-de-sac de Douglas qui, dans les prolapsus anciens, s'étend jusque sur le périnée même, il contracte des adhérences péritonéales, celles-ci ne mettent aucun obstacle à un nouveau prolapsus, même partiel, quand le pessaire est enlevé.

Sérieuse est la proposition de Müller, qui a été exécutée par lui avec succès, de faire de la laparotomie dans des cas de prolapsus se reproduisant sans cesse, de repousser l'utérus dans la plaie abdominale moyennant la sonde utérine, de pratiquer l'amputation susvaginale de l'utérus et de faire adhérer le moignon dans la plaie. Si par d'autres motifs, il est indiqué de pratiquer la laparotomie et l'amputation susvaginale de l'utérus, l'idée est excellente de prévenir le retour de l'inversion du vagin en faisant contracter au moignon utérin des adhérences avec la plaie. Mais, à mon avis, le prolapsus utérin ne peut pas par lui-même donner lieu à l'indication de pratiquer la laparotomie. L'opération, en tout cas, ne pourrait être pratiquée que sur un utérus qui serait susceptible d'être replacé, et dans ce cas, il y a des moyens bien moins dangereux pour en obtenir le maintien durable.

EXTIRPATION DE L'UTÉRUS PROLABÉ

§ 199. Enfin il existe des cas de prolapsus utérin dans lesquels les incommodités et aussi les dangers de la souffrance qui se sont produites atteignent un degré d'intensité telle, qu'en l'absence de la possibilité de les combattre avec succès d'une manière autre, notamment dans des cas d'irréductibilité absolue, *l'extirpation de l'utérus prolabé* paraît imposée. La procidence de l'utérus en inversion sera étudiée dans le chapitre xi. L'extirpation de l'utérus prolabé et non investi a été pratiquée quatre fois dans ces derniers temps (Kehrer, *l. c.* Edwards, Chopin, de Langenbeck et Kehrer), dans les trois premiers cas avec succès, avec issue funeste dans le quatrième.

Comme ce sont des complications spéciales qui donnent lieu à l'indication de pratiquer cette opération, la conduite du chirurgien devra nécessairement varier. Dans tous les cas il sera important, très difficile parfois, de séparer la vessie de la matrice et de ménager les uretères, Les vaisseaux utérins, qui rampent dans les ligaments larges, seront liés en masse avec le péritoine, par fragments ou isolement. Les méthodes opératoires pour l'extirpation de l'utérus carcinomateux proposées par Billroth [1] et par Schröder [2] suffiront pour l'extirpation de

[1] Dr Mikulicz, Ueber die Total extirpation des Uterus. (Wiener med Wochenschr, 1880 et 1881.)

[2] Karl Schröder, Ueber die theilweise ünd vollstandige Ausschnei-

l'utérus prolabé. Les ovaires devront-ils être également enlevés? Cela dépendra de l'âge de la femme : chez celles qui seront encore menstruées, cette ablation est à conseiller [1].

düng der carcinomatösen Gebärmutter. *Zeisschr. f. Geburtsk. u Gynækol,* 1881, IV, 243.

[1] Elle est indiquée formellement pour éviter une grossesse qui serait nécessairement extra-utérine; le cas de Koeberle le prouve.

(N. du Tr.)

CHAPITRE X

HERNIE UTÉRINE, HYSTÉROCÈLE

Sᴏᴍᴍᴀɪʀᴇ : Définition. Diverses espèces de hernies. — Mode de formation de la hernie utérine. — Diagnostic. — Traitement.

Hystérocèle, hernie utérine. L'utérus passe ordinairement par le canal inguinal, rarement par le canal crural. Les hernies utérines par l'anneau ischiatique, le trou ovale, souvent mentionnées, n'ont jamais été observées. En cas de grossesse, l'opération de la cure radicale de la hernie, l'avortement, l'opération de Porro peuvent être indiquées.

DÉFINITION. DIVERSES ESPÈCES DE HERNIES

§ 200. La présence de la matrice (du corps de l'organe seulement) dans un sac herniaire est très rare. Parmi les cas signalés dans la littérature ancienne, on n'en a observé qu'après le commencement d'une grossesse ; quelques-uns de ces cas, par exemple, celui de Ruysch, n'étaient que des hernies ventrales avec un *venter pendulus* énorme causé par la grossesse elle-même. Pour les autres, on s'est demandé s'il ne s'agissait pas plutôt d'une grossesse extra-utérine développée dans un sac herniaire plutôt que d'une hernie utérine.

Dans la plupart des cas observés, il s'est agi de hernies inguinales ; on a aussi observé des hystérocèles crurales.

La hernie ischiatique citée n'était pas une hystérocèle. (Ancien cas de Papen et un autre de Chopart. Mesner paraît les avoir empruntés aux éléments de chirurgie de Richter.) Dans la description de ces cas, on trouve la mention que, dans les deux, le sac herniaire était énorme, renfermait la plus grande partie du tube digestif, que la matrice ne s'y trouvait pas, mais seulement près de l'orifice herniaire.

Il en est ainsi de la hernia foraminis ovalis (hernie du trou ovale) de Klob. Kiwisch, qui est cité comme autorité responsable, dit expressément que, dans la pièce anatomique qu'il connaît, l'ovaire droit et la trompe avaient passé à travers le pertuis vasculaire du trou ovalaire droit, que l'utérus était pressé jusque tout *près de l'ouverture herniaire*.

MODE DE FORMATION DE LA HERNIE UTÉRINE

§ 201. La hernie utérine peut sans aucun doute se produire de diverses manières : dans les hernies crurales dans lesquelles on a trouvé dans le sac herniaire, l'épiploon et l'intestin, ceux-ci étaient adhérents à la matrice ; l'explication qui paraît la plus plausible est : que ces adhérences préexistaient, et que les intestins qui s'étaient herniés avaient attiré la matrice avec eux. Plus plausible est une explication que je trouve chez Klob, elle s'applique aussi aux cas où l'adhérence n'existait pas, c'est la suivante : l'agrandissement incessant du sac herniaire se fait aux dépens de la surface péritonéale qui enveloppe le ligament large ; l'utérus est ainsi attiré vers l'ouverture du sac herniaire et forcé de s'introduire dans le sac. Ce mode de formation peut bien s'appliquer aux hernies crurales qui sont les plus rares. Si la hernie crurale peut se produire ainsi, on peut admettre que cela peut se passer de même dans la hernie inguinale.

Le mode de formation de la hernie utérine inguinale est manifestement autre dans la majorité des cas, et repose sur une modification dans le développement fœtal. Parmi les cas rares en somme d'hystérocèle inguinale, on rencontre des cas relativement nombreux, dans lesquels on a trouvé l'utérus bicorne, malformation avec laquelle on en a trouvé d'autres dans le développement des organes génitaux, qui se rapprochent du type masculin. Si l'ovaire, attaché au ligament rond comme le testicule à l'organe analogue, au gubernaculum de Hunter, descend, si, comme chez le fœtus masculin, un entonnoir péritonéal se développe plus court dans le canal inguinal, bien que dans ce cas l'ovaire ne passe pas dans le canal inguinal, il existe dès lors une disposition à ce que l'ovaire s'engage dans la hernie inguinale qui pourra se produire, et à ce que le ligament rond, court d'après le type masculin, entraîne après lui la corne utérine correspondante. Faut-il admettre qu'il y a eu une disposition congénitale préexistante dans les cas où primitivement il n'existait pas de hernie, dans lesquels, après une grossesse normale et l'accomplissement absolument normal des fonctions génitales, une hernie s'est produite subitement sous l'influence de l'augmentation de la pression intra-abdominale, hernie dans laquelle on n'a trouvé que l'ovaire et plus tard l'utérus, comme dans les deux cas d'Ashwell? cela paraît ne pas être douteux.

DIAGNOSTIC

§ 202. Le diagnostic ne peut pas présenter de difficultés si les organes génitaux ont une conformation normale. Il devient plus scabreux si l'utérus est bicorne, comme dans le cas d'Olshausen, ou rudimentaire avec atrésie vaginale. comme dans le cas de Léopold. L'utérus bien conformé, peut-être un peu grossi, sera très bien reconnu, dans la hernie, par la palpation, par sa forme et sa consistance, si le panicule graisseux n'est pas trop développé; dans tous les cas, l'exploration bimanuelle sera employée pour l'examen complet du bassin, éventuellement le toucher par le rectum, la malade ayant été préalablement anesthésiée.

TRAITEMENT

§ 203. Les règles qui peuvent être appliquées au *traitement* sont les suivantes : si l'utérus trouvé dans un sac herniaire est susceptible d'être réduit, il faudra le faire rentrer dans l'abdomen, c'est le meilleur traitement, et comme la matrice peut facilement devenir irréductible par suite du gonflement qui lui survient dans le sac herniaire, il faut surveiller avec le plus grand soin le maintien, dans les cas où l'on a réussi à le réduire. La plupart des cas de hernie utérine qui ont été observés étaient irréductibles. Dans les cas d'Ashwell et celui d'Olshausen la matrice était réductible. Si l'utérus est sain la réduction immédiate est, à mon avis, impérieusement indiquée; il n'y a donc pas de temps à perdre pour attendre des phénomènes d'étranglement. Dans les cas où la hernie utérine est irréductible, si la femme n'est pas souffrante, ni exposée au danger d'une grossesse, l'opération de la hernie est indiquée avec la reposition de la matrice, comme Madurowicz l'a fait dans le cas de Bylicki.

Si, comme dans le cas de Léopold, l'utérus et le vagin sont à l'état rudimentaire, l'ablation de l'ovaire qui se trouve dans la hernie est absolument indiquée, ainsi que celle de l'utérus rudimentaire.

Si on observe une hernie utérine compliquée de grossesse, l'avortement artificiel sera indiqué, comme Scanzoni l'a pratiqué, en raison des dangers considérables qui accompagneraient la grossesse utérine dans le sac herniaire.

Si la grossesse est à terme, ou assez voisine de ce moment, et si l'ouverture herniaire n'est pas assez largement dilatée pour permettre l'accouchement par la voie normale, l'hystérotomie sera indiquée et la meilleure méthode de la pratiquer sera celle de Porro, avec amputation de l'utérus et adhérence du moignon utérin dans l'anneau herniaire. La peau qui couvrira la plaie qui sera en excès sera retranchée.

CHAPITRE XI

INVERSION DE LA MATRICE

Sommaire : Définition. Degrés de l'inversion. — Divers degrés et stades de l'inversion représentés par un cas de réinversion spontanée. — Prolapsus de l'utérus en inversion. — Anatomie. Étiologie. — Symptômes et marche. — Diagnostic. — Traitement. Examen des indications. — Reposition de l'utérus inverti. — Opération de G. Thomas et indications de l'ablation de l'utérus en inversion. — Ablation de l'utérus en inversion. — Formes particulières d'inversion partielle : 1° Attraction en entonnoir d'une partie limitée de la paroi utérine. — 2° Inversion du col, Ectropium. — Trois causes de l'ectropium. — Diagnostic de l'ectropium. — Symptômes de l'ectropium. — Pronostic de l'ectropium. — Traitement de l'ectropium.

Un cas de réinversion spontanée après ablation d'une humeur implantée sur le fond de l'organe, a été observé à la suite d'une inversion.

Pour le diagnostic, il est important de démontrer que le corps utérin ne fait pas saillie dans l'abdomen, qu'à la place du fond de l'organe se trouve un entonnoir. La palpation bimanuelle rectale et abdominale avec fixation d'une sonde à gros bouton appliquée au fond du vagin donnent cette certitude.

Indications : Les myomes sont enlevés de l'utérus inverti, et on attend la réduction spontanée. Dans une inversion simple quoique très ancienne, la réduction manuelle est indiquée, on ne doit employer que le tampon en gomme. Des inversions datant de plusieurs années sont encore réductibles. Dans les inversions irréductibles l'amputation est indiquée. Chez les femmes jeunes, il conviendra d'employer le procédé de Thomas avant de se résoudre à l'amputation : la laparatonie et la dilatation de l'infundibulum d'inversion

par le péritoine peuvent être pratiquées. Si de cette façon la réduction n'est pas possible, on enlèvera les ovaires. L'amputation
pourra être pratiquée suivant le procédé de Braun moyennant
un fil rougi, ou suivant le procédé de Hégar par la ligature.

L'inversion partielle, l'attraction en entonnoir de la paroi utérine,
qui arrive pendant l'accouchement, lors de l'insertion de grands
myomes près du fond de l'utérus, exigent, lors de l'extirpation,
les plus grandes précautions.

On peut aussi considérer l'*ectropium* comme une inversion partielle. L'ectropium peut ressembler beaucoup à un carcinome ;
c'est un terrain très favorable au développement de ce néoplasme
(Breisky).

En corrigeant la situation de l'utérus, en fendant les follicules,
en traitant le catarrhe, on arrive à la régression d'un grand nombre
d'ectropiums. Ceux qui sont très considérables devront être traités
par l'excision en forme de coin de Simon. Les ectropiums qui sont
le résultat de déchirures devront être traités par l'opération
d'Emmet.

DÉFINITION. DEGRÉS DE L'INVERSIÓN

§ 204. L'inversion utérine, le renversement de la matrice sur elle-même, est cette déviation de l'organe dans
laquelle la surface interne de l'organe devient surface
externe, la surface externe, surface interne. Le renversement que subit la paroi de l'utérus pendant l'inversion
n'est pas toujours le même ; on distingue par conséquent
divers degrés d'inversion. Il y a, sur un petit segment de
la paroi utérine, particulièrement de celle du col, une
inversion limitée partielle, celle-ci sera examinée à part
à la fin de ce chapitre. L'inversion vraie se présente avec
trois degrés naturellement délimités. Dans le premier
degré, le fond de l'utérus se trouve encore au-dessus, ou
au niveau de l'orifice externe du col. Ce premier état
d'inversion, à son état de développement commençant, a
été appelé du nom de *dépression* ; à un degré un peu plus
avancé, il a reçu la dénomination de *renversement en de-*

dans (Einstülpung), c'est la forme la moins rare, mais qui ne dure que peu, puisque ce renversement cesse bientôt ou se complète pour former *l'inversion complète*.

Dans le deuxième degré, le fond de l'utérus a dépassé l'orifice externe du col, un segment plus ou moins considérable de l'utérus renversé sur lui-même est situé au dehors du col. Le col de l'utérus tout entier ou une partie de celui-ci a conservé sa direction primitive et entoure, par son canal ou par l'orifice externe du col, la base de la tumeur que forme le réstant de l'utérus renversé sur lui-même, cet état est la forme de l'inversion chronique devenue stable.

Le troisième degré est caractérisé par le renversement sur lui-même de l'utérus tout entier, y compris le col. Le liseré même du col, qui se trouve là où le col et le vagin se touchent, disparaît, ou son bord libre est dirigé en haut. Cette inversion complète de la matrice paraît être assez rare à l'état chronique, puisque son existence simple sans procidence concomitante a été révoquée en doute par beaucoup d'auteurs.

DIVERS DEGRÉS ET STADES DE L'INVERSION REPRÉSENTÉS PAR UN CAS
DE RÉINVERSION SPONTANÉE

§ 205. Ces trois différents degrés de l'inversion sont, pour la plupart des cas, les différents stades du développement de la maladie qui, à l'état aigu, se succèdent très rapidement, et à l'état chronique, se transforment plus lentement l'un dans l'autre.

Le plus souvent l'inversion commence par le fond de l'organe, dans quelques cas par une partie latérale de la paroi utérine. Le renversement de la matrice sur elle-même peut-elle commencer par le col, et s'étendre de là au

corps, c'est là une question qui n'est pas encore bien
éclaircie.

On a rarement l'occasion d'observer successivement
ces trois degrés de l'inversion. Elle ne pourrait même se
présenter que bien rarement, et l'observation n'en serait
pas nette, car si on en avait l'occasion, on se croirait
dans l'obligation d'empêcher l'inversion de se compléter.

J'ai observé, il n'y a pas longtemps, la succession des
trois stades, mais, dans le sens inverse : la réinversion de
l'utérus qui avait été en inversion complète. Comme par
l'observation de ces trois stades le mode suivant lequel
l'inversion se produit s'est révélé d'une façon très
instructive, je donne la représentation graphique des
dernières phases successives de ce cas, comme je les ai
notées après chaque examen, dans mes schémas pelviens.
La figure 114 représente le premier degré d'inversion,
la figure 113 le second, et la figure 112 l'état d'inversion
complète.

La femme L..., de H..., cinquante ans, menstruée à
dix-sept ans, a eu neuf enfants, deux fois des jumeaux ;
dernier accouchement il y a dix ans. La femme L...
fut bien portante et régulièrement menstruée jusqu'à
Noël 1876 ; depuis ce moment, elle fut prise d'hémorrhagies internes et durant longtemps à intervalles courts et
réguliers. A Noël 1877, elle éprouve de vives douleurs,
« comme des douleurs d'accouchement » qui durèrent
pendant plusieurs jours. Depuis ce moment, les hémorrhagies ont cessé, mais elle éprouve des douleurs de
reins, du ténesme vésical, de la difficulté d'aller à la selle,
les matières fécales sont expulsées aplaties et avec de
grands efforts. Amaigrissement depuis ce temps.

Le 24 mai 1878, la patiente fut admise à la clinique.
Le résultat de l'exploration est représenté par la figure 112.

Le vagin est rempli par une tumeur bosselée à surface
lisse ; les voûtes du vagin se continuent nettement avec

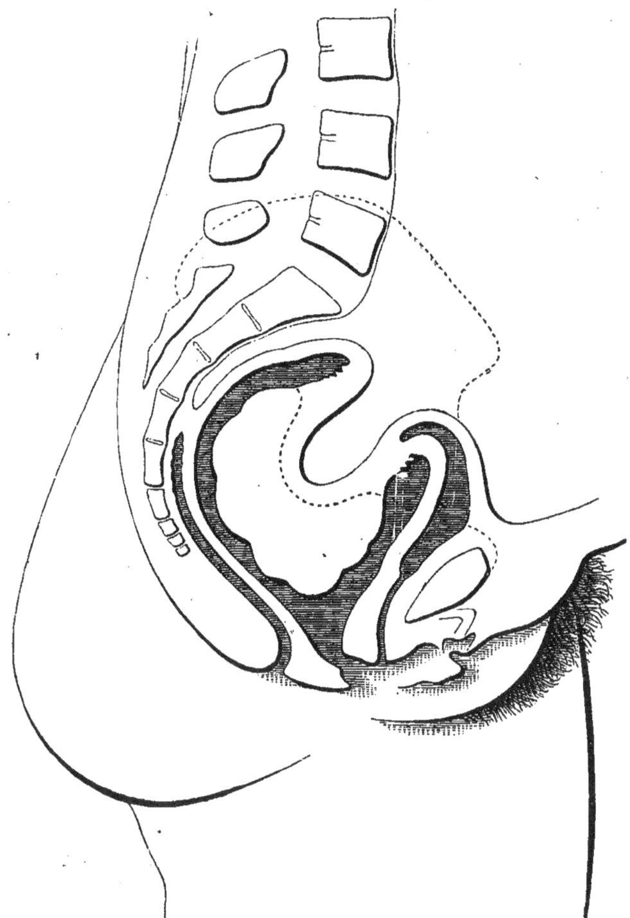

Fig. 112. — Inversion complète de l'utérus dont la muqueuse
est couverte de tumeurs.

la tumeur. Le liseré du col est senti assez nettement, en
avant sous forme d'un rebord léger à la base de la tumeur,

seulement en arrière dans une petite étendue, latéralement, ce bord a disparu. Le doigt introduit dans le

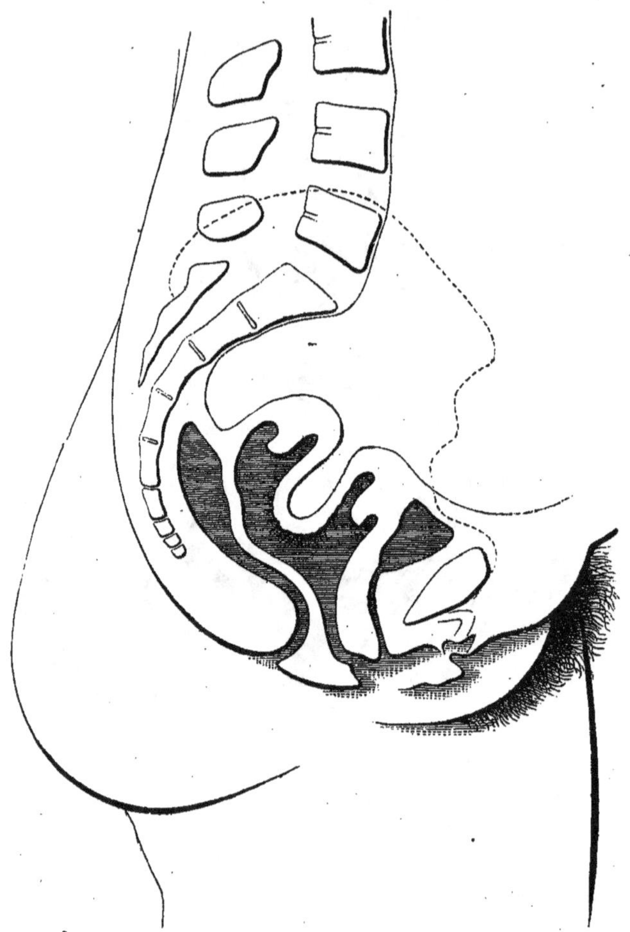

Fig. 113. — Réinversion spontanée de l'utérus après l'ablation
des tumeurs.

cul-de-sac postérieur et dans le cul-de-sac antérieur du
vagin est nettement perçu à travers les parois abdomi-

nales. Point de tumeur utérine qui proémine dans l'abdomen. La tumeur se laisse déprimer assez facilement pour que les deux doigts introduits par le rectum puissent reconnaître l'entrée de l'entonnoir. La sonde utérine, courbée d'une façon convenable, introduite dans la vessie, peut être sentie à l'entrée de l'entonnoir par les doigts introduits par le rectum. Diagnostic : inversion totale de l'utérus et aussi du col. Le corps de l'utérus est le siège de tumeurs qui paraissent être des myomes implantés sur la muqueuse. Les anamnestiques rapportent à l'époque de Noël de l'année précédente l'inversion utérine causée par les tumeurs qui occupent le fond de l'organe. Indications : ablation des tumeurs, et dans le cas où, lors de l'ablation de celle-ci, le péritoine serait mis à nu ou lésé, ablation de l'utérus. L'opération fut pratiquée le 18 juin 1878. La partie inférieure des tumeurs est saisie avec une pince de Museux et attirée sans peine jusqu'au dehors de la vulve. On constate la limite des tumeurs en haut et vers le col, et elles sont enlevées moyennant la cuiller tranchante et avec les doigts, sont énuclées en partie isolément, quelques-unes réunies, de l'implantation cellulaire de leur base. Comme l'hémorrhagie était assez importante, on applique un tube de caoutchouc autour du col. La séparation entre la tumeur et l'utérus est représentée par la ligne ponctuée qui se trouve dans la figure 112. Les tumeurs enlevées pesaient ensemble 340 grammes. Le péritoine n'a été mis à nu nulle part, la paroi utérine restante paraît encore sensiblement épaissie partout. Après l'enlèvement du tube de caoutchouc, l'hémorrhagie se reproduit encore avec assez d'abondance. Il ne parut pas prudent de repousser avec violence le fond de l'utérus pour réduire l'inversion, on réapplique le tube de caoutchouc qu'on fixe avec un fil de

soie. Injections phéniquées abondantes, repos absolu et
régime confortant.

Comme il n'y avait pas de symptômes de péritonite,

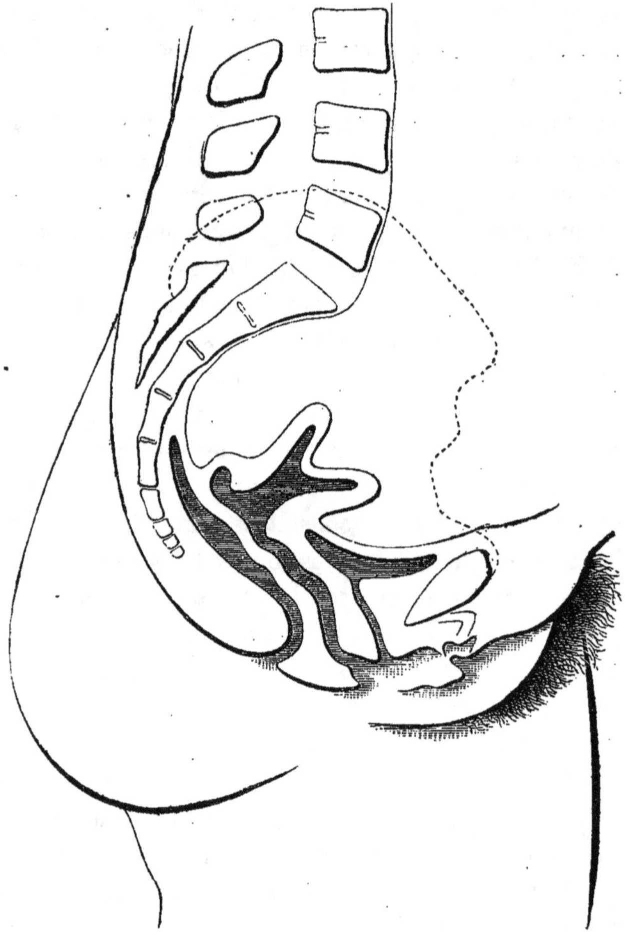

Fig. 114. — Réinversion spontanée de l'utérus après l'ablation
des tumeurs.

aucune élévation de température, et que l'utérus avait
un bon aspect, le tube de caoutchouc ne fut enlevé

qu'après quarante-huit heures. Quelques heures après, élévation de température de courte durée à 39, 2 ; puis, bien être parfait et augmentation sensible des forces.

L'utérus commence à se retourner d'abord par le col. L'état des parties du 29 juin, neuf jours après l'enlèvement de la ligature, est représenté dans la figure 113. Le 3 juillet, la réinversion est dans un état tel que la partie la plus profonde de l'utérus correspond à la hauteur de l'orifice interne du col. La figure 114 représente l'état de choses de ce jour-là. Le 7 juillet, le col laisse encore passer le doigt, le fond de l'utérus proémine encore dans la cavité de l'organe; à sa surface externe correspond une surface *plate* qui, quelques jours après, avait disparu. La palpation bimanuelle pratiquée de nouveau, pour explorer la surface extérieure de l'utérus, ne constata plus aucune trace de tumeur. La malade se rétablit rapidement, augmenta de poids et quitta l'hôpital au commencement du mois d'août.

Les tumeurs enlevées présentaient l'aspect de myomes, malheureusement on n'a pu en faire l'examen microscopique, car elles furent perdues.

La femme L... se présenta de nouveau à la clinique, en juin 1879, à cause de douleurs et d'hémorrhagies ; elle dit s'être trouvée très bien jusqu'à il y a trois semaines. L'utérus forme une tumeur qui s'étend jusqu'à la hauteur de l'ombilic. De petites tumeurs sont implantées à la paroi postérieure de l'abdomen, il existe un peu d'ascite. Le col est large, infiltré, béant, admettant le doigt dans une profondeur de 5 à 4 centimètres. L'utérus est peu mobile, attaché à la paroi pelvienne postérieure par des adhérences courtes. Comme cet état ne donnait pas lieu à une indication opératoire, elle préféra se retirer dans sa fa-

mille. Elle y a succombé dans le courant de cette année (1881); l'autopsie n'a pas été faite.

PROLAPSUS DE L'UTÉRUS EN INVERSION

§ 206. Une complication relativement fréquente de l'inversion utérine est la procidence du vagin et *la procidence de l'utérus inverti*. Il n'est pas exact de dire que cet
état est le 3ᵉ ou 4ᵉ degré de l'inversion, car l'inversion
du vagin peut se produire avec chacun des trois degrés
d'inversion décrits ci-dessus, et elle peut manquer avec
le degré le plus considérable, comme la figure 112 le
montre dans l'inversion complète de l'utérus. L'utérus inverti à l'état permanent, à ce degré, peut aussi être prolabé
ou être alternativement dans le vagin.

Ce qui a été dit s'applique à l'inversion devenue chronique, qui est celle dont nous nous occupons ici. Dans
la production aiguë de l'inversion, pendant ou après l'accouchement, l'inversion du vagin et la procidence de
l'utérus en inversion sont à considérer comme le dernier
degré de l'inversion du canal génital.

ANATOMIE

§ 207. L'utérus inverti se présente sous l'aspect
d'une tumeur volumineuse de consistance molle, élastique, recouverte d'une muqueuse, qui remplit les
deux tiers supérieurs de la cavité vaginale, ou qui est
située au-dehors de la vulve, s'il existe en même temps
une inversion vaginale. La forme de la tumeur est le plus
souvent symétrique, un peu pyriforme, toutefois des tumeurs situées dans les parois utérines peuvent faire varier cette forme. Il existe à la partie supérieure de la

tumeur un amincissement constant, limité à sa circonférence par le liseré du col, qui ne se présente pas toujours
comme un rebord saillant continu sur toute la circonférence de la tumeur, mais quelquefois comme une fente
plus ou moins profonde ; la profondeur de cette fente
est très variable, suivant la part plus ou moins considérable que le col a prise à l'inversion de l'utérus. Souvent,
mais pas toujours, le col subit le sort du vagin. Aussi
longtemps que l'utérus reste dans le vagin, le col n'est
pas inverti, le sillon qu'il forme autour de la base
de la tumeur peut avoir une profondeur de 4 centimètres ;
souvent il est plus profond en avant qu'en arrière. La
cause pour laquelle le canal cervical a conservé en avant
une plus grande hauteur qu'en arrière, que l'inversion
de l'utérus s'étend plus sur le col en arrière qu'en avant,
se trouve vraisemblablement, comme Freund l'a très
bien dit, dans cette disposition anatomique : la surface
postérieure du col est revêtue par le péritoine, tandis
que la surface antérieure est en connexion avec le tissu
cellulaire pelvien. La figure 115 ci-contre, dessinée d'a-
près W.-A. Freund, représente un cas où ces rapports
du col sont très bien exprimés. La femme J..., âgée de
trente-sept ans, est accouchée deux fois spontanément et
rapidement, la dernière fois, il y a cinq ans ; immédiatement après la naissance de l'enfant, il se produisit une inversion et une procidence de la matrice. La procidence fut
réduite, mais l'inversion persista. Après cinq ans on réussit à produire la réinversion.

Aussitôt que l'utérus en inversion sort de sa vulve, le
vagin et tout le col subissent l'inversion, le sillon que
représentait le restant du canal cervical disparaît, et la
paroi de l'utérus en inversion se continue avec celle du
vagin ; quelquefois cette continuité est interrompue par

une bande saillante étroite qui est ce qui reste du col. Dans le prolapsus de l'utérus inverti produit artificielle- ment, les dispositions du col sont les mêmes.

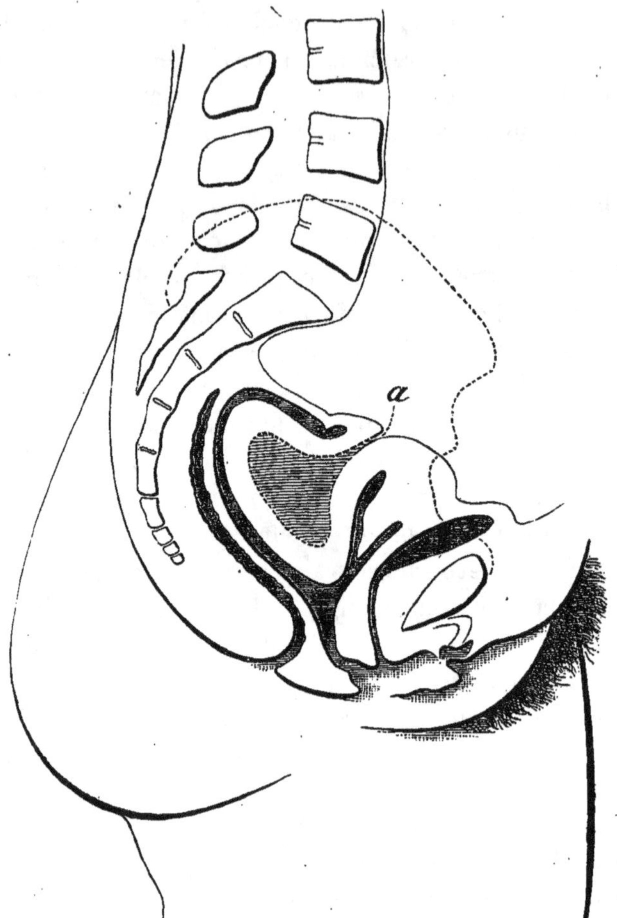

Fig. 115. — Inversion puerpérale ancienne de l'utérus, d'après W.-A. Freund.

Du côté du péritoine, au lieu du corps de l'utérus, il existe entre la vessie et le rectum, un enfoncement passablement étroit, dans lequel le péritoine s'engage sous forme de plis rayonnés. Les ligaments ronds, les ligaments larges et les ligaments de Douglas convergent vers cet enfoncement, quand le col est aussi inverti. Dans une inversion puerpérale récente, les trompes et les ovaires, quelquefois aussi des anses intestinales se trouvent dans l'utérus inverti. Après que la régression utérine est achevée, ou quand l'inversion s'est produite en dehors de la puerpéralité, les ovaires et les extrémités abdominales des trompes sont, dès le début de l'inversion, situées en-dehors de l'utérus, et les anses intestinales n'y trouvent en général pas place.

La paroi utérine a été trouvée dans des états bien divers. La constriction qu'exercent sur l'utérus inverti les fibres musculaires de l'orifice interne du col, ainsi que les tractions considérables qui sont exercées sur les vaisseaux veineux, ainsi que leur torsion, peuvent produire une stase sanguine, l'inflammation de l'organe et même sa gangrène.

Si la période aiguë s'est passée sans schock, sans péritonite, sans gangrène, sans étranglement intestinal, ou, ce qui se produit le plus souvent, sans hémorrhagie mortelle, les conditions de la nutrition de la matrice peuvent se rétablir presque à l'état normal, l'utérus peut subir la régression puerpérale, plus tard la régression sénile normales, les autopsies l'ont démontré. Dans beaucoup de cas, on trouve sur les parois de l'utérus inverti quelques tumeurs soulevant la muqueuse, myomes ou sarcômes qui, dans l'immense majorité des cas, doivent être considérés comme la cause de l'inversion.

Dans un certain nombre de cas d'inversion ancienne, on a trouvé des adhérences péritonéales sur les surfaces en contact, l'espace creusé par l'inversion complètement comblé; dans d'autres cas, on trouve la surface autrefois interne de l'utérus, qui avait dû être ulcérée, soudée à la muqueuse vaginale avec laquelle elle a été en contact.

ÉTIOLOGIE

§ 208. L'élargissement de la cavité utérine, le ramollissement partiel des parois de l'organe, particulièrement du fond, sont les conditions nécessaires pour que l'inversion utérine puisse se produire. Aussitôt que, dans ces conditions, la pression intra-utérine est au-dessous de la pression intra-abdominale, il se produit une inversion de la partie de l'utérus qui est relâchée. Une condition préalable pour que l'inversion se produise au 2e ou 3e degré est l'élargissement ou la dilatabilité suffisante du col pour qu'il puisse laisser passer le corps de l'organe.

Immédiatement après la délivrance, ces conditions se trouvent réalisées le plus souvent. Plusieurs faits semblent faire penser que, pendant la puerpéralité, quelques jours, quelques semaines encore après l'accouchement, l'inversion peut encore se produire. Plusieurs auteurs ont combattu cette possibilité en s'appuyant sur des raisons théoriques (Beigel, *l. c.* II, 322). Quand on réfléchit au temps si long pendant lequel l'utérus peut rester flasque après l'accouchement, ou le redevenir, ces raisons paraîtront peu solides. J'ai été appelé chez une femme quatre semaines après son accouchement, qui, selon toutes les apparences, avait été normal. Depuis les premiers jours de ses couches, elle avait été astreinte à faire des ouvrages assez pénibles, s'était sentie bien portante, sauf un sentiment de faiblesse et une métrorrhagie peu intense, mais continue. Je trouvai le fond de l'utérus au-dessus du niveau de l'ombilic d'une consistance pâteuse, l'orifice et le col ou-

verts, et la cavité utérine remplie de caillots. J'introdui-
sis la main entière, enlevai les caillots et m'assurai qu'aucune partie du placenta n'était restée dans la cavité utérine. L'utérus se contracta sur ma main. La régression
puerpérale fut suivie prématurément de la régression
sénile. Dans ce cas, qui certes n'est pas unique, se trouvaient les conditions d'une inversion qui aurait pu se produire plus tard, autant du moins que nous pouvons les
apprécier. Suivant les faits rassemblés par Crosse, un
tiers des inversions arrivées pendant la période puerpérale se termine par la mort, les deux autres tiers passent à l'état chronique.

En dehors de cela, il faut parler des tumeurs dont la
présence dans la matrice peut occasionner des inversions. Crosse [1] note 50 inversions sur 400, occasionnées par des tumeurs. Scanzoni (Beitr. T. V.) a pu réunir vingt-deux cas de tumeurs utérines avec inversion
dans le littérature médicale des années 1838-68. Dans
un très petit nombre de cas seulement, on avait noté
avec précision le mode d'implantation de la tumeur.
Depuis ce temps, on n'a recueilli qu'un petit nombre de
cas bien observés. De cet ensemble d'observations il n'a
pas été possible de tirer de conclusions suffisantes pour
établir toutes les circonstances qui, dans le nombre si
considérable des tumeurs, ont été nécessaires pour produire un si petit nombre d'inversions. D'après la majorité
des cas bien observés, ce ne sont pas les tumeurs pédi-
culées, les polypes, comme Scanzoni l'a fait remarquer
avec raison, mais les tumeurs à base large, sous-mu-
queuses ou interstitielles, qui ont occasionné l'inversion.

---

[1] Essay litterary and practical on Inversio uteri, in *Transact. of
the prov. med. and surger. Assoc.* Lond. N, p. I.

Sans aucun doute, Scanzoni a raison quand il attribue une influence considérable, dans la production de l'inversion, à la destruction de l'élément musculaire dans le lieu d'implantation de la tumeur. Quand la tumeur est arrivée jusqu'à l'orifice interne du col, et quand les contractions utérines qui se réveillent toujours pendant la menstruation ont suffisamment élargi l'orifice, il arrive un jour que la pression abdominale et la contraction de la matrice les poussent hors de l'orifice, alors la paroi relâchée de l'utérus sur laquelle la tumeur est implantée suit celle-ci dans son abaissement. Une conformation particulière, toute individuelle de la paroi utérine, peut-être une atrophie circonscrite du tissu musculaire d'une région, sont nécessaires à la production de l'inversion, c'est là une opinion appuyée par Baudeloque, Tayler, Smith et autres, qui repose sur ce fait, que chez une même femme, l'inversion s'est produite à la suite de plusieurs accouchements, et dans celui d'une inversion qui s'est produite à la suite de l'ablation d'une tumeur intra-utérine. C. Braun qui, parmi les gynécologues du jour, a rassemblé le plus grand nombre de faits d'inversion, cite deux cas de ce genre.

SYMPTÔMES ET MARCHE

§ 209. Quand les symptômes aigus sont passés, il persiste un écoulement abondant de sécrétion séreuse et purulente. La menstruation devient profuse, dure longtemps et elle se produit aussi en dehors de l'époque normale ; il en résulte une anémie profonde.

Les souffrances locales peuvent être relativement peu intenses, si, dans l'utérus inverti, il s'est fait un travail de régression convenable. Les fonctions de la vessie peu-

vent ne pas être troublées si le col n'a pas subi l'inversion, et les fonctions de défécation aussi peuvent ne
pas être altérées.

S'il se produit un prolapsus de l'utérus en inversion,
les souffrances prendront une intensité bien plus considérable. Il surviendra des syncopes, des vomissements,
un sentiment insupportable de pression et de tiraillements dans la région lombo-sacrée, symptômes qui se
rapportent aux tiraillements du péritoine, ils cessent de
suite, après la reposition de l'utérus dans le vagin.

Il y a quelques cas d'inversion utérine puerpérale dont
la durée a été de vingt à trente ans (Denman, d'Outre-
pons, de la Motte, Charles Lee, Lisfranc, Whitte), il y a
même des cas où les secours de l'art n'ont pas été invo-
qués et qu'on n'a trouvés que par hasard à l'autopsie.

Il y a quelques cas authentiques où l'on a constaté
qu'une inversion qui existait depuis longtemps s'é-
tait réduite spontanément (Latscher, Baudeloque,
Meighs); naguère un cas semblable a été publié par Spiegelberg.

L'inversion qui se produit à la suite de tumeurs de
l'utérus paraît bien rarement s'accompagner de phénomènes brusques. Des hémorrhagies, des écoulements sé-
reux, des douleurs sous forme de contractions utérines,
avaient quelquefois, pendant des années, accompagné le
développement de la tumeur. Ces symptômes prennent
une intensité de plus en plus grande jusqu'au moment
où l'inversion se produit à la suite d'une hémorrhagie plus
considérable. Les sécrétions séreuses et sanguinolentes
augmentent ordinairement après que l'inversion s'est produite. Dans quelques cas, les anamnestiques ne donnent
pas d'indication précise sur le moment où l'inversion
s'est produite. On a aussi observé la gangrène de l'uté-

rus inverti par une tumeur, produite en partie par des
lésions directes ou par la compression exercée par l'orifice interne du col, se terminant par la mort, parfois par
la guérison.

On connaît plusieurs cas où la réinversion de l'utérus
s'est produite spontanément après l'ablation de la tumeur;
celui d'Arbanell, un autre publié naguère par Schwartz
et le mien publié plus haut.

DIAGNOSTIC

§ 210. Le diagnostic de l'inversion utérine chronique
est dans quelques cas aussi facile que celui de l'inversion puerpérale aiguë; dans d'autres, il peut occasionner
de sérieuses difficultés. La tumeur formée par l'utérus
en inversion qui fait saillie dans la cavité vaginale a plus
la grande ressemblance avec un myome sorti de la
cavité utérine. Les doutes qui peuvent obscurcir le
diagnostic entre ces deux affections n'est pas toujours
facile à éclaircir. Ces deux affections peuvent coexister,
l'utérus inverti et un myome peuvent se trouver ensemble
dans le vagin.

Les anamnestiques sont importants pour le diagnostic,
car, dans la plupart des cas, les symptômes peuvent être
rapportés à l'état puerpéral et aux symptômes caractéristiques d'une inversion puerpérale aiguë.

Le diagnostic objectif qui détermine si la tumeur
située dans le vagin ou au-devant de la vulve est l'utérus,
se fait directement dans un grand nombre de cas. La
forme de la tumeur, la constitution invariable de la muqueuse du corps de la matrice, les orifices des trompes
ont, dans quelques cas, été très caractéristiques. Toutefois,
en l'absence de ces signes, on ne serait pas autorisé à

rejeter l'existence d'une inversion. La consistance de la
tumeur est le plus souvent molle, élastique, toutefois il
paraît que l'utérus en inversion peut avoir une consistance si variable, qu'elle peut ressembler à celle d'un
myome utérin. La sensibilité au toucher, aux piqûres
d'épingles a été notée par plusieurs auteurs, sensibilité
que le myome utérin ne possède positivement pas, mais
elle peut manquer aussi dans l'inversion utérine. Le
signe caractéristique de l'inversion du deuxième degré,
dont la forme est la plus fréquente dans les inversions
chroniques, est la continuité de la surface de la tumeur
à une petite distance de l'orifice externe, en haut et tout
à l'entour avec le col replié sur lui-même ; celui de l'inversion complète (voy. fig. 112), la continuité de la tumeur
tout à l'entour avec la voûte du vagin ainsi repliée. Pour
constater ces rapports, il sera nécessaire de déprimer la
tumeur par les parois abdominales, ce qui s'exécute le
mieux quand la malade est profondément anesthésiée, et
par le toucher vaginal pratiqué en même temps ; la moitié
de la main sera nécessaire. parce que deux doigts ne
peuvent atteindre assez haut en arrière pour déterminer
les limites de la tumeur. De la non-constatation de ces
limites tout à l'entour, on ne pourra pas conclure à la
non-existence de l'inversion, car l'espace du sillon produit par l'inversion n'est souvent pas assez large pour que
le doigt puisse y pénétrer pour en mesurer la profondeur.
Si on peut constater ce sillon moyennant la sonde, on
aura un signe positif. En tout cas, on devra exclure l'inversion avec certitude, si la sonde pénètre facilement
quelque part entre la tumeur et le bord de l'orifice de la
matrice à une profondeur de 7 centimètres. Si la sonde ne
parvient pas à pénétrer dans la cavité utérine, une tumeur
peut exister néanmoins, car quand il existe des myomes

utérins, la sonde ne parvient pas toujours à pénétrer facilement dans l'orifice interne,

Décisive pour le diagnostic est la constatation de l'absence du corps utérin au-dessus des culs-de-sac vaginaux, et, à sa place, celle d'une dépression ridée ronde ou transversale qui correspond à la base de la tumeur.

Bien plus importante que l'exploration moyennant la sonde est l'exploration combinée recto-abdominale pratiquée dans une anesthésie profonde. Deux doigts, s'ils ne sont pas trop courts, introduits par le rectum, atteignent assez haut pour pouvoir être rencontrés au-dessus de la tumeur par la main qui palpe par les parois abdominales, et pour pouvoir constater positivement si, au-dessus de la tumeur, l'utérus existe, ou si la tumeur est l'utérus lui-même. Pendant cet examen il est recommandé, à celui même qui est exercé, d'introduire dans le vagin, au moins de temps en temps, le pouce de la main qui explore par le rectum. Pour celui qui n'a encore que peu d'habitude, ce mode d'examen combiné est indispensable pour se constituer une représentation exacte de l'état des choses obtenu par l'exploration vaginale faite déjà antérieurement, et celle par le rectum et l'abdomen dont nous venons de parler.

Pour compléter l'image exacte de l'état des parties, il faudra ajouter aux données fournies par l'exploration recto-abdominale et à celles obtenues par l'exploration vaginale pratiquée antérieurement, les renseignements fournis par le mode d'exploration suivant : Une sonde garnie d'un fort bouton du diamètre de 10 à 12 millimètres sera introduite le long du doigt explorateur dans le vagin, et placée là où s'était trouvé le point le plus élevé dans le cul-de-sac vaginal ou du canal cervical. Cette sonde sera confiée à un aide sûr qui la maintiendra exactement à la place indiquée, pendant que le médecin lui-même pratiquera de nouveau l'exploration bimanuelle par le rectum et la paroi abdominale.

La figure suivante (d'après W. A. Freund) éclaircit les difficultés de l'exploration et en démontre la sûreté.

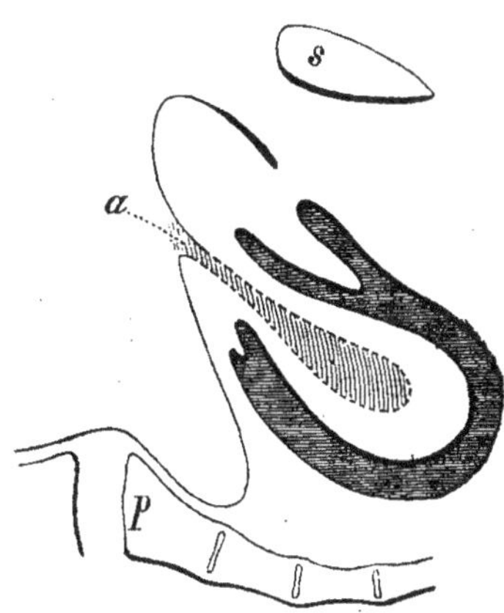

Fig. 116. — Figures schématiques pour le diagnostic de l'inversion utérine d'après W.-A. Freund.

Le cas déjà cité de Freund d'inversion puerpérale ancienne sert de base à cette figure. La femme est représentée en situation pelvi - dorsale ; *p* est le promontoire, *s* la symphise, les dispositions qui avaient jeté du doute sur le diagnostic sont représentées avec un peu d'exagération. Tous ceux qui sont exercés, savent bocimen il est difficile d'apprécier avec exactitude la distance qui se trouve entre la main qui explore par la paroi abdominale et le doigt qui touche par le rectum, et découvre ainsi l'épaisseur exacte du corps placé entre eux, combien, par conséquent, les erreurs sont faciles, et salutaires les doutes qu'on peut avoir.

La paroi antérieure du col très épaissie, qui, dans le cas de Freund, était très hypertrophiée à la place où elle se renversait, est représentée encore plus proéminente ; elle est dans le cas d'en imposer, dans la palpation combinée du corps de l'utérus. La mensuration, moyennant la sonde, après que la direction de ce corps aura été constatée par l'exploration bimanuelle, sera en état de dissiper souvent cette erreur, mais il faut songer que l'utérus peut être à la fois atteint d'un myome et d'un état d'atrophie, qu'un myome ou un sarcôme peut avoir son implantation au fond de l'organe, en même temps que partiellement sur sa paroi antérieure ou postérieure, deux cas dans lesquels la cavité utérine peut être trouvée très courte sans qu'il y ait inversion. Comparez les figures 21, 115 et 116. Des masses d'exsudats, où les ovaires situés dans le voisinage de l'entrée de l'inversion peuvent avec leurs annexes constituer une tuméfaction qui peut faire naître des doutes. Le signe diagnostique le plus important est donné par la palpation directe de l'entrée de l'inversion à la surface péritonéale *a*, dans les figures 115 et 116. Les doigts introduits par le rectum la reconnaissent distinctement comme une ouverture plus ou moins large, ronde ou transversale, comme une solution de continuité à la place où devait s'élever le corps de l'utérus. Une sonde introduite en même temps dans la voûte vaginale, ou dans ce qui reste du canal cervical, ou une sonde introduite dans la vessie, qui peut être sentie par le rectum et les parois abdominales, dissipera les derniers doutes qui pourraient subsister encore sur les rapports topographiques des parties.

Un signe important a été indiqué par G. Veit et Scanzoni, il se trouve dans un grand nombre de cas, mais pas dans tous; c'est le complètement de l'inversion sous l'influence de tractions énergiques. Ce qui reste du canal disparaît, quand le corps de l'utérus inverti est tiré en bas avec force; un polype qui aurait son origine dans le col ferait avancer toute la matrice, sans déterminer de changement de forme, si une traction énergique était exercée sur lui. J'attache une grande importance à ces signes distinctifs, parce qu'il est des cas où l'on n'a pas songé à une inversion, dans lesquels le prétendu polype a été saisi avec une pince, attiré pour être coupé, au moment où il n'était pas encore trop tard pour que l'attention de l'opérateur ait pu avoir été éveillée et éclairée sur la véritable situation des choses.

TRAITEMENT. EXAMEN DES INDICATIONS

§211. — Pour le traitement, il y a deux voies à suivre, suivant qu'il s'agit d'une inversion puerpérale ancienne, ou d'une inversion compliquée de tumeur utérine.

Dans ce dernier cas, on peut présumer que la tumeur a été la cause de l'inversion, et qu'après l'ablation de la tumeur, l'inversion se réduira spontanément, qu'en tout cas, l'ablation de la tumeur se fera plus facilement sur l'utérus en inversion, et qu'après l'ablation, l'inversion sera plus facile à réduire. L'indication variera suivant la nature de la tumeur. Si c'est un myome, on procédera à son extirpation, et on attendra pour voir si la réinversion se fait spontanément. Si la tumeur est maligne, on profitera de l'inversion, occasion très favorable pour faire l'ablation du corps de l'utérus par la voie sous-vaginale, au lieu de la pratiquer après une laparotomie.

REPOSITION DE L'UTÉRUS INVERTI

§ 212. Si l'inversion est simple, la première indication sera de faire la reposition le plus tôt possible. Plus on est près du moment où l'inversion s'est produite, plus on a de chances de réussir. Mais on a réussi aussi après que l'inversion avait eu plusieurs années de durée. Beigel donne à cet égard les statistiques suivantes : *Daillez* a réduit une inversion datant de huit mois ; *West*, une de douze mois ; *Berrier*, une de quinze mois ; *Birnbaum*, une de deux ans ; *Bockendahl*, une de six ans ; *Tyler Smith*, une de douze ans ; *Noeggerath*, une de treize ans ; *Whitte*, une de quinze et une de trente ans ; Beigel lui-même en réduisit une de neuf ans et une autre de trois ans, Marion Sims une de douze mois. La malade de Marion Sims est accouchée après, même plusieurs fois, celle de Taylor Smith, chez laquelle l'inversion avait duré douze ans, accoucha également.

Les obstacles principaux à la reposition sont : la rigidité et l'augmentation de volume des parois de l'utérus, puis le rétrécissement du col, et enfin les adhérences péritonéales.

Les adhérences péritonéales ne peuvent pas entrer en ligne de compte dans l'établissement des indications, parce que l'on ne peut pas les diagnostiquer dans la poche que forme l'utérus inverti, on serait conduit à suivre le conseil de Thomas [1] : faire le laparotomie avant de réduire l'utérus inverti. Si on n'agit pas ainsi, les adhérences de peu d'importance céderont pendant la reposition sans qu'on s'en doute ; celles qui sont plus considérables opposeront à la réduction un obstacle insurmontable, nous n'en constaterions l'existence que quand l'utérus amputé aurait été examiné, et nous comprendrions alors seulement pourquoi la réinversion n'a pas pu être pratiquée.

L'augmentation de volume de l'utérus est causée en partie par la stase sanguine qui existe dans l'utérus, et en partie par le travail inflammatoire dont il a été le siège. Si l'anémie de la malade contre-indique l'emploi des émissions sanguines, on se bornera à la maintenir

---

[1] Thomas, *Diseases of women*, p. 427.

pendant quelques semaines dans une position horizontale, en entretenant la liberté du ventre et en provoquant éventuellement d'abondantes évacuations. On fortifiera l'action du tissu musculaire par des applications froides, des injections sous-cutanées de solution d'ergotine, pour provoquer de temps en temps des contractions de la matrice, puisqu'elles sont un moyen puissant pour aider le travail de résorption.

Pour combattre l'obstacle à la réduction dépendant de l'étroitesse du col, Marion Sims a donné le conseil de faire dans la partie cervicale de la matrice, des incisions longitudinales en plusieurs places, afin d'obtenir le relâchement de ce sphincter musculaire, conseil qui mérite bien d'être pris en considération, avant qu'on se décide à pratiquer l'amputation de la matrice.

Pour arriver à ce résultat, S. Thomas donne le conseil de dilater l'entonnoir d'inversion du côté du péritoine, moyennant des instruments mousses. Nous reviendrons sur cette proposition.

Dans tous les cas, il convient de tenter tout d'abord de reposer l'utérus avec la *main*. La situation pelvidorsale et une anesthésie profonde sont nécessaires. A l'époque menstruelle, ou quand, en dehors de cette époque, il survient une métrorrhagie, l'utérus est ordinairement plus mou. Il faut donc choisir ce moment pour tenter la reposition. Quelques-uns ont réussi en repoussant d'abord le fond de l'utérus ; d'autres recommandent de commencer d'abord par faire la réinversion du col. Dans les *inversions complètes*, notamment dans les inversions puerpérales récentes, aucune de ces méthodes ne peut *à priori* être préférée à l'autre. Il en est autrement pour les inversions anciennes, et dans la forme la plus fréquente de celle-ci, dans le second degré d'inversion, où le segment inférieur ou le col entier de l'utérus ont conservé leur direction normale. Dans ceux-ci, le plan de commencer d'abord par reposer la partie invertie du col a plus de chances de succès, d'après ma manière de voir. Dans cette forme d'inversion qui est la plus fréquente, il y a deux anneaux de la paroi utérine l'un dans l'autre, comme les lignes noires larges des figures 117 et 118 ci-dessous le représentent schématiquement. Pour faciliter la démonstration, la paroi utérine normale est représentée par un trait mince, le sac utérin en inversion par un trait plus large.

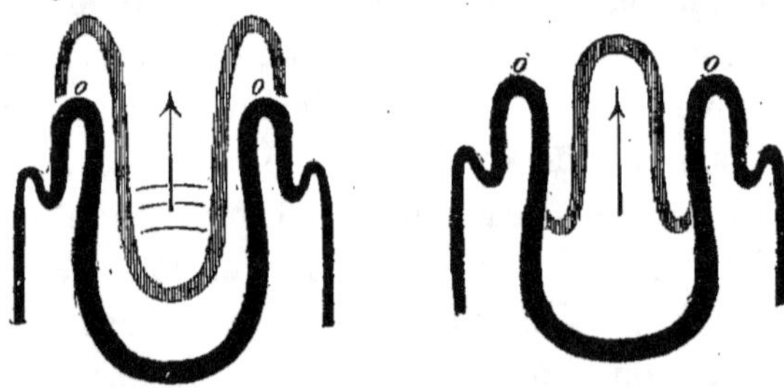

Fig. 117 A.   Fig. 118 B.

Figures schématiques pour la démonstration des diverses méthodes
de reposition de l'inversion utérine.

Si on commence la reposition par le fond de l'utérus, en le repoussant en haut dans la direction de la flèche comme le montre la figure 118, on repoussera dans les deux anneaux concentriques un troisième, procédé qui n'a de chances de réussir, que s'il y a beaucoup d'espace avec une grande largeur de l'entonnoir d'inversion. Si, au contraire, on saisit le corps de l'utérus inverti sans le retourner sur lui-même, comme le représente la figure 117, si on le repousse en haut dans la direction de la flèche, de façon à ce que le col utérin prenne d'abord sa situation et sa forme normale, à aucun moment il n'y aura trois

anneaux de la paroi utérine les uns dans les autres. Il
est évident que la méthode A exige moins d'espace dans
l'entonnoir d'inversion que la méthode B, alors cependant
que le grand obstacle à la réduction est justement l'étroitesse des parties. La méthode A correspond aussi, comme
les figures 113 et 114 l'apprennent, au mécanisme de la réinversion spontanée.

Par contre, la méthode B a l'avantage de permettre
l'emploi d'une force plus grande, notamment puisque
le bord de l'entonnoir d'inversion peut, dans son emploi,
être mieux fixé du côté des parois abdominales, ou du
coté du rectum, et puisque la pression exercée sur la
partie *o o*, dans la direction ci-dessus décrite, soutient
l'effet de la manipulation exercée sur le fond de l'utérus ;
avantages qui ont leur importance aussi dans les inversions puerpérales récentes, où il importe d'obtenir un
succès rapide et où le tissu utérin est extensible partout.

Dans un cas d'inversion du deuxième degré, je com-
mencerais par essayer d'abord la méthode A, après avoir
fait un traitement préparatoire ; je saisirais le corps de l'u-
térus avec les doigts étendus tout autour, je le comprime-
rais d'une manière soutenue et, sans cesser de l'exercer, je
repousserais en haut le corps de l'utérus pour diriger en haut et faire rétrograder tout d'abord la partie
invertie du col. Il est nécessaire naturellement que cette
manœuvre soit surveillée par la main appliquée sur les
parois abdominales. Une pression exercée par elle préserve la voûte du vagin d'une trop grande traction. (Il est
arrivé qu'on a arraché l'utérus de la paroi vaginale.)
Mais il faut bien savoir que cette contre-pression qui
s'exerce essentiellement sur les points *o o* ; agit en sens
contraire de la réduction de l'utérus. Bien plus rationnelle
que la contre-pression sur le bord de l'entonnoir d'inver-

sion est le procédé de Freund qui fixe inférieurement le
col. Il appliqua sur plusieurs points de la circonférence
du col des lacets de soie larges et, pendant qu'il faisait sur
eux une traction en bas, il repoussait le corps de l'utérus
en haut, ce qui constitue une double manœuvre pour la
réduction de l'utérus inverti.

Dans son cas d'inversion datant de douze mois, Marion
Sims a obtenu un succès remarquablement rapide ; après
que tout le corps de l'utérus avait été repoussé jusque dans
le col, il fit, par une pression énergique, passer d'abord
un des angles de l'utérus.

Kiwisch vante ce procédé comme
donnant un bon résultat. Pate (Cin-
cinati) replaça facilement une inversion datant de longues années
en dilatant l'anneau de l'inversion
en agissant avec les doigts par le
rectum et la vessie, et en pressant
sur l'utérus avec les deux pouces.

Si, après un emploi répété plusieurs fois à plusieurs jours d'intervalle, on n'obtenait aucun résultat,
j'essaierais le procédé suivant, pour
retirer de la méthode B tous ses
avantages, sans en subir les inconvénients. Après avoir anesthésié
profondément la malade, j'attire-

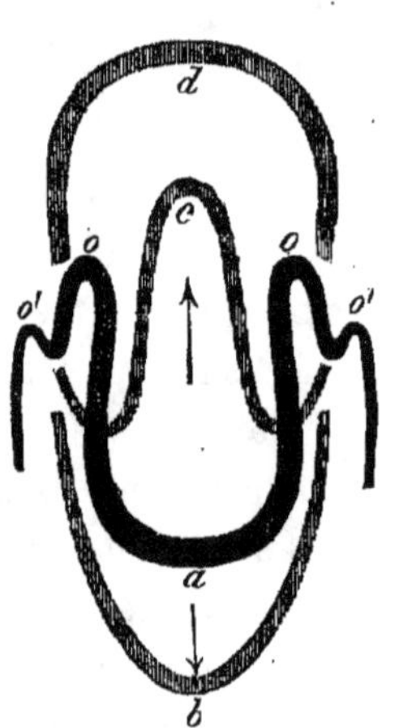

Fig. 119. — Figure sché-
matique pour la démons-
tration de diverses mé-
thodes de reposition de
l'inversion utérine.

rais l'utérus en inversion de *a*, vers *b*, assez bas pour
produire l'inversion du reste du col, le bord de l'entonnoir d'inversion qui de *o* se serait reporté vers *o'* serait fixé
du côté des parois abdominales ou du rectum, et le *fond*
serait repoussé en haut vers *c*, puis finalement vers *d*,
comme la figure ci-dessus le représente schématique-

ment. Dans cette manœuvre, on pourrait employer la plénitude des forces (volle Kraft) sans avoir besoin de mettre trois anneaux les uns dans les autres. Peut-être l'attraction préalable du corps de l'utérus aurait-elle l'avantage secondaire de relâcher les adhérences péritonéales.

La ligne *a* représente la forme primitive de l'inversion, par la traction en bas vers *b*, l'inversion s'est complétée ; le fond a ensuite été repoussé vers *c*. Comme le lieu où s'est fait primitivement l'inversion utérine *o o*, et celui de la paroi normale du col qui rétrécit aussi en *o* notablement l'entrée de l'entonnoir d'inversion ont été modifiés par cette manœuvre, de façon à ne plus rétrécir le passage ; il en résultera une facilité plus grande de repousser la paroi utérine vers *d*, en reposition complète. Cette manœuvre ne s'applique qu'au cas où la partie la plus rétrécie, le col de la tumeur, est formé par l'utérus inverti, col qui est essentiellement dilatable.

Il serait peu prudent de remplacer le doigt dans les tentatives de réduction par des instruments divers à tête large, ou en forme de béquilles, comme des auteurs anciens et récents l'ont proposé, car leur action ne peut pas être appréciée avec autant de précision que celle du doigt. Il faut rejeter complètement le conseil d'exercer une pression continue sur le fond de l'utérus inverti, moyennant des corps solides fixés dans le vagin. Par contre, des applications temporaires de tampons de caoutchouc gonflés d'air ou d'eau ont paru très efficaces dans un grand nombre de cas (*Tylor Smith*), notamment dans ceux où la réduction du fond n'avait réussi que jusqu'à un certain degré, par exemple, à le refouler jusqu'à la hauteur de l'orifice interne du col. Plusieurs fois la réinversion de l'utérus s'est complétée pendant que le tampon était en place ; il en fut ainsi dans le cas de Freund, dans lequel le seigle ergoté fut administré à l'intérieur et par la voie sous-cutanée, et où la réduction se fit pendant de fortes contractions.

Emmet a proposé, dans les cas où la réduction du corps de l'utérus n'avait réussi qu'à faire dépasser le col, de fermer son orifice par des sutures.

Rares sont les cas d'inversion ancienne où dans la première tentative, l'on réussit à réduire l'utérus. Après des essais répétés et infructueux, il ne faut pas abandonner l'espoir de réussir. La réaction locale, l'ébranlement de l'état général après plusieurs tentatives inutiles, imposeront de donner du repos à la malade. On en profitera pour chercher à obtenir la résolution des infiltrations anciennes, appliquer sur l'utérus de l'iodure de potassium (10 sur 100 de glycérine). Freund a obtenu des succès à la suite de son emploi.

OPÉRATION DE G. THOMAS ET INDICATIONS DE L'ABLATION DE L'UTÉRUS
EN INVERSION

§ 213. Si, à la suite de tentatives de réduction répétées et infructueuses, l'emploi judicieux des intervalles pour obtenir le ramollissement de l'utérus, on est persuadé qu'elle est impossible, il faudra bien apprécier les symptômes que cause l'inversion, car c'est moins celle-ci que les symptômes qui diront s'il faut ou non se résoudre à faire l'ablation de l'utérus.

Si la malade est près de la ménopause, on peut espérer qu'avec la cessation de la congestion menstruelle les hémorrhagies cesseront aussi, qu'à la suite du travail de régression sénile de la matrice les souffrances diminueront. Voyez, dans *Marion Sims*, les cas de *H. Sevens* et *Charles Lee*.

Si la malade est encore jeune, il faudra, avant de perdre l'espoir d'un succès ultérieur, avoir bien devant les yeux que l'amputation de l'utérus est une mutilation grave. Il faut penser encore que l'amputation de l'utérus sans l'ablation des ovaires met la femme dans un état qui peut conduire à des éventualités graves. Ces considérations sont de nature à se demander si, chez des femmes en âge d'activité génitale et affectées d'inversion puerpérale ancienne, on ne ferait peut-être pas bien, si toutes les tentatives de réduction ont échoué, de suivre le conseil de *Thomas*, de faire la laparotomie, pour pouvoir faire la dilatation instrumentale de l'entonnoir d'inversion par la voie péritonéale, et de tenter la reposition par la manœuvre bimanuelle directe, avant de se décider à pratiquer l'ablation de l'utérus. Cette opération ne serait pas plus dangereuse que l'ablation de l'utérus et, en cas de succès on n'aurait pas mutilé la malade, mais replacée dans la situation normale. Des deux malades opérées par Thomas, une a été guérie complètement. Si la reposition (par le procédé de Thomas) ne réussissait pas, on aurait à pratiquer la castration. De cette manière, on conjurerait les symptômes vraisemblement les plus graves de l'inversion. Les ménorrhagies cesseraient, et l'involution sénile de l'utérus se ferait prématurément ; et si la persistance de l'inversion continuait à troubler la santé, à menacer la vie de la malade, on pourrait pratiquer l'amputation de l'utérus sans la crainte de laisser des ovaires sans utérus en pleine activité fonctionnelle ; c'est là le motif principal pour lequel je me suis déclaré pour la castration dans les cas où la reposition n'aurait pas réussi par le procédé ae Thomas.

ABLATION DE L'UTÉRUS EN INVERSION

§ 214. L'ablation de l'utérus en inversion a toujours été pratiquée au moyen de la ligature, j'excepte les cas où elle l'a été à la suite d'une erreur de diagnostic. La ligature cause, le plus souvent, d'intolérables douleurs, parfois, les manifestations graves du shock, si bien qu'on a dû y renoncer. La gangrène lente de l'utérus a causé les dangers d'une infection grave. De quarante-cinq opérées par la ligature, trente-trois ont succombé ; dans deux cas, l'opération a dû être interrompue, et il y a eu dix guérisons d'après les statistiques de West. Le procédé était donc bien loin de réaliser les trois célèbres conditions : *Tuto, cito et jucunde* [1].

Plus tard, on a appliqué la ligature, et on a fait l'amputation quand on pensa que l'adhérence entre les surfaces

---

[1] Depuis la publication du Traité de M. le professeur Schultze, la littérature française s'est enrichie de l'importante monographie de M. le professeur Denucé, de Bordeaux : « *Traité clinique de l'inversion utérine* » (1. v. de 650 p. avec 103 figures dans le texte ; Paris, chez J.-B. Baillière 1883), dans lequel on trouve une série très importante, et aussi complète que possible, d'inversions utérines traitées par des procédés divers.

Nous ne retiendrons ici que les chiffres des tableaux statistiques qui terminent les chapitres qui sont consacrés au traitement de l'inversion, par trois procédés de ligature, qui montrent que les résultats obtenus par ce mode de traitement, ne sont pas si fâcheux que le croit l'auteur de ce livre, et qu'il y a lieu de les prendre en sérieuse considération, quand il s'agira de faire choix d'un procédé d'amputation de l'utérus en inversion.

						Traité. Pages.
Ligature fixe,	opérées	29	guéries 21	mortes	9	506
—	progressive	63	— 53 [1]	—	10	578
—	élastique	14	— 12	—	2	644
		106		96		24

[1] Une malade a été opérée 2 fois.   (*N. du Tr.*)

péritonéales était établie. West signale trois guérisons sur dix opérations ainsi combinées.

Que l'utérus soit amputé par la ligature, l'écraseur, l'anse galvano-caustique ou le bistouri, outre les dangers du shock et de l'infection septique, il y en a d'autres encore très graves ; si la poche de l'inversion n'est pas fermée par d'anciennes adhérences péritonéales, ce qui ne peut être diagnostiqué d'avance, le moignon du col peut subir la réinversion, quelquefois immédiatement ou avant la guérison complète, ce qui peut occasionner une hémorrhagie, de la suppuration, ou une décomposition septique dans la cavité péritonéale. Ces dangers diminuent en raison de l'âge de l'inversion, puisque, dans les inversions anciennes, l'adhérence des surfaces péritonéales est plus fréquente que dans les cas plus jeunes ; mais, comme cela a été dit, ces adhérences ne peuvent être reconnues d'avance.

Du reste, l'ascension dans la cavité péritonéale de la surface de section n'a pas été dans tous les cas, suivie d'accidents fâcheux. Ch. Braun, qui a fait cinq fois l'ablation de l'utérus en inversion avec l'anse galvano-caustique ou l'écraseur, et toujours avec succès, note deux opérées en 1874 chez lesquelles la réinversion du col se fit immédiatement après l'opération ; la cavité péritonéale resta ouverte, une sonde pouvait y pénétrer profondément et la guérison fut obtenue. La réinversion immédiate est plus favorable que la réinversion tardive, en supposant qu'il ne se produise pas d'hémorrhagie.

Il est en tout cas plus sûr d'empêcher que le col se réinvertisse. Pour parer à cet accident, il est nécessaire de fixer l'une contre l'autre les surfaces péritonéales de l'entonnoir utérin, avant de faire l'ablation de l'organe. Dans le cas cité plus haut, j'avais, pour éviter l'hémor-

rhagie, entouré la base de la tumeur d'un tube de caoutchouc. Pendant l'ablation des tumeurs, l'ouverture du
péritoine peut toujours donner lieu à l'indication d'am-
puter la matrice; dans ces cas, j'aurais, avant de la pratiquer, placé entre le lien de caoutchouc et la ligne de
section, aussi loin que s'étend la surface péritonéale, une
série de ligatures serrées pour empêcher que le moignon
ne glisse en haut et pour comprimer les vaisseaux des
ligaments larges qui pourraient être sectionnés.

Hégar et *Kaltenbach* donnent, pour garantir le moignon,
un plan d'opération que j'accepte volontiers. Ils disent:
« La fermeture de la cavité péritonéale s'obtient par l'application d'une suture régulière pratiquée pendant l'opération bien mieux et plus sûrement que par la ligature
en masse pratiquée avant l'opération. Le premier temps
de l'opération consistera donc à placer quatre ou cinq
sutures métalliques, ou avec de la soie, dans la direction
d'avant en arrière à travers l'utérus inverti. Ce qui reste
de l'utérus sera fixé sûrement par ces sutures, ainsi que
les ligaments larges qui sont empêchés de reglisser dans
la cavité abdominale. Au-dessous de ces sutures peut
être faite la section de l'utérus avec toute sécurité, aussi
bien avec le bistouri qu'avec des ciseaux, et les surfaces
lisses de la plaie pourront être fermées moyennant des
sutures. Ce mode opératoire a, en outre, l'avantage considérable de se rendre maître de l'hémorrhagie, moyennant ces sutures de compression ».

Comme acte préliminaire de cette opération, la suture
métallique est certainement préférable à la ligature en
masse. L'application des sutures se fera le mieux avec des
aiguilles lancéolées droites et assez courtes qu'on appliquera, la patiente étant dans la situation latérale, en passant d'abord d'arrière en avant, puis d'avant en arrière

à travers l'utérus inverti. On pourrait ainsi saisir toute la matrice invertie ou seulement la partie médiane, moyennant trois ou cinq anses métalliques qu'on serrerait modérément. Ces sutures produiraient d'autant plus facilement une adhérence complète de l'entonnoir péritonéal, sans préjudice, c'est-à-dire sans causer d'état septique ou des phénomènes de péritonite intense, qu'on pourrait les laisser en place pendant un temps assez long.

J'opérerai le premier cas qui se présentera, suivant ces préceptes. J'accorde la plus grande confiance aux sutures passées par la partie moyenne de la tumeur, comme acte préliminaire de l'opération, pour obtenir la fixation des ligaments larges et la compression des vaisseaux. En raison de cela, les sutures de réunion ne pourront être appliquées qu'après l'ablation de la matrice.

FORMES PARTICULIÈRES D'INVERSION PARTIELLE : 1° ATTRACTION EN ENTON-
NOIR D'UNE PARTIE LIMITÉE DE LA PAROI UTÉRINE

§ 215. Au commencement de ce chapitre j'ai dit qu'il y avait encore des formes d'inversion partielle de la matrice qui se distinguent essentiellement des formes habituelles initiales de l'inversion, consistant en une dépression ou enfoncement (Einstülpûng).

Une de ces formes, qui se présente sur le corps utérin, paraît être très rare : c'est *l'attraction en forme d'entonnoir profond d'une partie très limitée de la paroi utérine*. Je l'ai observée une seule fois et, pour toute explication, je me bornerai à l'exposé de ce cas.

Mme Sophie V... de T.., âgée de cinquante-sept ans, débile pendant son enfance, fut réglée à dix-huit ans, accoucha une première fois avant terme à l'âge de vingt-huit ans d'un enfant mort, qui, dit-on, était hydrocéphale, avorta à la suite de la grossesse suivante, et accoucha à trente-deux ans d'une fille qui vit encore. La menstruation cessa à quarante-cinq ans; cinq ans plus tard elle eut des hémorrhagies à des intervalles irréguliers. Quand la malade se présenta à la clinique le 16 juin 1866, ceux qui l'accompagnaient disaient que depuis quatorze semaines elle perdait constamment, et que depuis ce temps à peu près, une tumeur faisait saillie au-dehors des parties génitales.

La malade a beaucoup de fièvre, son intelligence est troublée, au dehors des parties génitales pend une masse du volume de 10 pouces cubes, charnue, décomposée, répandant une odeur cadavéreuse. Le fond de l'utérus

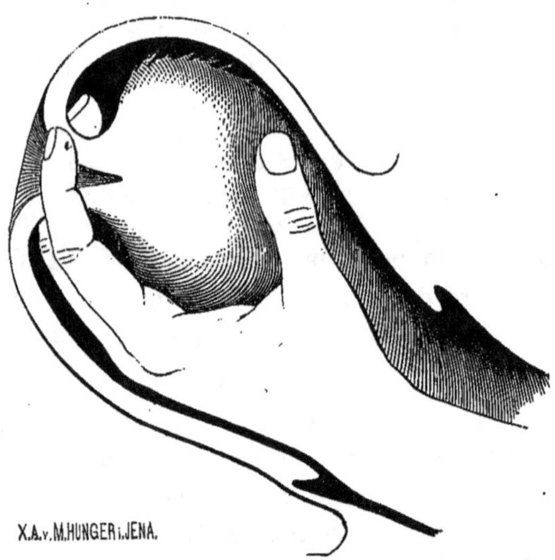

Fig. 120. — Attraction infundibuliforme d'une portion de la paro utérine par un myome.

dépasse la symphise de la largeur de la main. Le doigt explorateur constate l'existence d'une tumeur autour de laquelle il passe librement; le vagin est court, la tumeur s'étend jusque dans la matrice à travers l'orifice largement ouvert. La main introduite dans la matrice atteint, à la paroi postérieure, près du fond de l'organe, l'insertion de la tumeur sous forme d'un pédicule court ayant (fig. 120) un diamètre de un pouce (27 millimètres). La main qui explore extérieurement ne constate aucune altération de la forme ronde de la surface de la matrice, si bien que l'idée d'une inversion paraissait devoir être exclue. Après que la tumeur eut été désinfectée avec de l'eau chlorurée, je la saisis à sa base avec l'index et le médius de la main introduite dans les parties génitales, comme le montre la figure 120, et je sectionnai le pédicule avec les ciseaux de Seibold, en rasant de près la surface palmaire de mes doigts. L'injection d'eau chlorurée pratiquée immédiatement après, derrière la tumeur qui se détachait, comme cela avait été prescrit, détermina une douleur très vive chez la malade, qui jusque-là n'avait rien manifesté ; elle poussa un cri. L'examen de la tumeur fit voir que sur la surface de section il y avait une petite fente étroite béante de la longueur de 2 centimètres et qui avait une profondeur de un centimètre et demi, formant un entonnoir revêtu d'une surface lisse. L'examen microscopique ne laissa aucun doute sur la nature du revêtement intérieur de cet entonnoir ; 6 centimètres quarrés avaient été enlevés. L'utérus se contracta bien et d'une manière durable. Il survint de la péritonite. Après trois semaines, la malade quitta le service bien guérie. Elle se présenta à nous plus tard pour demander nos conseils pour sa fille, et nous avons pu constater que la guérison s'était maintenue.

Sur la figure 120 l'entonnoir péritonéal de la partie enlevée a été complété pour que la lésion puisse être bien comprise. Je ne crois pas que ce cas puisse être considéré comme la période initiale interrompue d'une inversion ordinaire. Il me semble, au contraire, que cet entonnoir péritonéal tiré en longueur montre avec quelle tenacité et avec quel succès l'utérus de la femme V... a réagi contre une action qui, dans d'autres cas, produit l'inversion.

2° INVERSION DU COL, ECTROPIUM

§ 216. L'autre forme d'inversion partielle, qui ici ne doit pas être passée sous silence, est l'*ectropium du col*. Cet état est caractérisé par le renversement en dehors de la muqueuse du canal cervical qui fait saillie dans la cavité vaginale, ou qui est exposée à l'air, quand il y a procidence de l'utérus. L'ectropium du degré le moins avancé, comprenant environ le quart de la longueur du col, est un état très fréquent; ce n'est que dans des cas très rares, que l'ectropium s'étend à une hauteur plus considérable du col, pour mettre à nu son orifice interne (Klob). Et il n'est pas même sûr que l'orifice supérieur du col oppose une barrière à cette inversion à son début. *Isaak Taylor* s'appuie sur des observations pour affirmer que cette inversion peut se poursuivre sur le corps de l'utérus et conduire finalement à une inversion complète. Je n'ai pu prendre connaissance personnellement du travail original de Taylor, je ne puis donc le juger que d'après les travaux de Beigel et de Braun.

TROIS CAUSES DE L'ECTROPIUM

§ 217. L'ectropium est produit essentiellement par trois causes, dont chacune seule suffit pour l'établir, mais qui, pour des motifs qui seront exposés plus loin, entrent souvent en action simultanément ou successivement dans les mêmes cas ; ces causes sont :

1. Un tiraillement excentrique en dehors du col de l'utérus, il se produit de la manière la plus égale et la plus durable tout à l'entour du col dans la procidence de l'utérus. L'inversion du vagin se continue sur le col, et tiraille en dehors sa surface inférieure. Dans la procidence ancienne avec un utérus flasque et non infiltré, cette inversion partielle par une traction excentrique du vagin est le mieux exprimée. La surface interne du col, bien reconnaissable à sa coloration rouge, à son reflet humide (épithélium cylindrique à couche unique), à ses plis, même quand la lésion située au-dehors est très développée, reprend sa situation normale quand l'utérus est replacé et que la traction de la paroi vaginale ne s'exerce plus. L'excitation à laquelle la muqueuse cervicale déplacée est exposée, les troubles de la circulation qui résultent de son changement de position, causent souvent un gonflement notable de la partie du col renversée ; cette forme de l'ectropium se complique souvent avec la suivante, et ne disparaît pas naturellement ou du moins pas immédiatement à la suite de la régularisation de la position de la matrice.

2. Dans d'autres cas, l'ectropium se produit à la suite du gonflement de la muqueuse du col et des tissus voisins, le plus souvent sous l'influence d'une endométrite qui existe en même temps. Il n'est pas rare que ce gonflement soit le résultat de stases locales ; il en est ainsi dans l'ectropium qui existe surtout sur la lèvre postérieure du col, et qui accompagne la rétroflexion. Là où nous trouvons un ectropium sans qu'il soit accompagné d'un changement de situation de l'utérus, sans que le pourtour du col présente des déchirures profondes, (et

on le trouve parfois développé à un degré très considérable sur un utérus vierge accompagné de tuméfaction notable du tissu sous-jacent), nous sommes fondé à admettre l'existence primitive d'une affection de la muqueuse cervicale, qui se révèle d'ailleurs par la saillie de follicules nombreux et par une sécrétion abondante de mucosités purulentes.

3. Une troisième cause d'ectropium est la déchirure unilatérale ou bilatérale du col, produite le plus souvent par un accouchement. On reconnaît facilement la cicatrice de la déchirure, à la limite entre la muqueuse vaginale et la muqueuse cervicale, et souvent on voit une cicatrice pâle s'étendre jusqu'à la voûte du vagin.

DIAGNOSTIC DE L'ECTROPIUM

§ 218. A propos du diagnostic, nous devons encore faire remarquer que la muqueuse cervicale qui n'a subi aucune altération, ou qui est simplement tuméfiée par un catarrhe, se distingue si nettement de la surface vaginale du col, par sa coloration plus rouge, l'humidité de sa surface, et la proéminence de ces plis, que la limite entre les deux se distingue avec certitude et ne peut être confondue avec une *ulcération* que par un œil peu exercé. Le mot *érosion* a été défini d'une manière très défectueuse ; l'état qui a été désigné sous ce nom est le plus souvent de l'ectropium. Si le traitement de la métrite et de l'endométrite, dans lesquelles l'érosion se présente souvent, est conduit d'une manière convenable, si notamment on s'abstient de cautérisations banales de la prétendue muqueuse, on pourra observer que la guérison ne consistera que pour la moindre partie dans le recouvrement de cette surface par l'épithélium vaginal, mais pour la plus grande dans le retour à sa place normale de la surface interne du col.

Il convient d'appeler l'attention de ceux qui sont moins expérimentés, sur la tension qu'exerce le spéculum sur le col; les parois du vagin sont très tendues, un col large, mou ou déchiré devient plus béant, et s'il existe un ectropium, il paraîtra plus considérable.

C. Mayer (Klin. Mittheil.) Scanzoni (Chronische Metritis) ont fait remarquer avec raison qu'avec un spéculum cylindrique, celui surtout dont l'extrémité est coupée perpendiculairement, on peut produire artificiellement un ectropium si le col est mou et dans un degré léger d'inversion. Ce fait a certainement causé de nombreuses erreurs de diagnostic et conduit à maintes bévues thérapeutiques.

Si on veut constater l'existence d'un ectropium et en apprécier exactement l'étendue, on explorera par le toucher, et moyennant un spéculum en gouttière, qui sera bien préférable au spéculum cylindrique.

Même quand les lèvres du col sont fortement hypertrophiées, la limite originaire entre la muqueuse cervicale et la muqueuse vaginale reste très distincte. Des ulcérations, des végétations papillaires, et les cicatrices qui ont été produites par des cautérisations profondes ne produisent que rarement du doute sur l'existence d'un ectropium.

Un ectropium volumineux à lèvres fortement gonflées, avec une muqueuse facilement saignante, accompagné peut-être d'anciennes fixations paramétriques, complication qui n'est pas rare, peut en imposer pour un carcinome du col avant la période de l'ulcération; l'apparence est trompeuse. La marche de la maladie qui conduit à la guérison ou à une aggravation, à supposer que le traitement ait été convenable, l'examen microscopique d'un fragment de la tumeur excisé, assureraient le diagnostic.

SYMPTÔMES DE L'ECTROPIUM

§ 219. Comme l'ectropium du col est presque toujours accompagné d'autres états morbides de l'utérus, il n'est pas facile d'établir quels sont les symptômes qui, dans le cas particulier appartiennent précisément à l'ectropium, ceux qui appartiennent au catarrhe cervical qui existe aussi, au catarrhe du corps de l'utérus, et ceux qui sont la conséquence du changement de situation de la matrice ou des autres affections inflammatoires coexistantes.

Une augmentation relativement notables du produit de la sécrétion provient presque toujours de la partie renversée de la muqueuse cervicale. Dans quelques cas rares, il est vrai, j'ai pu constater que le contact de la muqueuse renversée causait immédiatement de la douleur, ou un sentiment indéterminé de malaise, ou quelques sensations morbides qui faisaient partie du cortége des principales souffrances de la malade : des douleurs d'estomac, des douleurs dans la région ombilicale. Dans beaucoup de cas j'ai vu, après la guérison de l'ectropium, ces sensations pénibles subjectives, l'état général de la nutrition s'améliorer sensiblement, quand bien même il existait encore des complications inflammatoires qui n'avaient pas encore pu avoir été modifiées. Je me crois autorisé à dire en terminant que, parmi les symptômes morbides multiples causés par la métrite chronique, il en est une notable partie qui résultent de l'ectropium quand il coexiste avec la métrite.

§ 220. Après ce que nous venons de dire des symptômes, il paraît que, dans beaucoup de cas, l'ectropium a une part qui n'est pas peu importante dans la production des souffrances et dans le trouble de la nutrition générale, qui sont le cortége de la métrite chronique. Le col renversé prend part, dans la majorité des cas, à la regression sénile de l'utérus ; cependant il pourrait ne pas en être ainsi, et l'ectropium du col pourrait avoir sur l'état général de la malade, bien au-delà du temps de la ménopause, une influence plus considérable que nous ne le savons. Si nous cherchons la cause du carcinome utérin dans une irritation de la muqueuse, et si on pense que la muqueuse renversée du col est en tout cas exposée à des causes plus nombreuses d'irritation qu'à l'état normal, que le cancer du col siège dans la muqueuse, dans les périodes initiales de son éxistence, que c'est là qu'il se développe tout d'abord, que dans son développement ultérieur, il présente l'image d'un ectropium parfaitement développé, on est conduit à penser que la relation entre l'ectropium n'a pas seulement de l'importance au point de vue du diagnostic, mais au point de vue de l'étiologie. Je crois que le col atteint d'ectropium est bien plus prédisposé à une affection carcinomateuse que le col qui n'a pas d'ectropium. Je partage complètement l'opinion de Breisky, dont les observations fournissent à ma manière de voir un si puissant appui.

§ 221. Les ectropiums qui coexistent avec un prolapsus ou une rétroflexion, ou du moins qui sont causés par ces changements de situation de l'utérus, comme cela a été dit plus haut, se réduisent le plus souvent notablement quand il a été remédié à la déviation. La cessation des tiraillements sur le col, des obstacles à la circulation, ont pour effet de faire disparaître avec une rapidité étonnante le renversement en dehors du col et l'infiltration de ses lèvres.

Me basant sur ces faits que j'ai observés, je procède immédiatement à la reposition, même quand les déviations sont accompagnées d'un ectropium notable, avec gonflement sensible des lèvres renversées. Quand l'utérus est resté pendant quelques mois dans sa situation normale, il est réduit à son volume normal, ou peu s'en faut; le catarrhe du col et l'ectropium ont disparu. Ce n'est que dans un nombre de cas relativement très petit, que l'augmentation de volume des lèvres du col est restée permanente, et qu'il a été nécessaire d'instituer un traitement opératoire.

Dans les cas aussi, où sans déviation utérine existait une métrite sub aiguë avec un catarrhe cervical interne et de l'ectropium, nous avons vu cette dernière affection disparaître sous l'influence d'un traitement dirigé contre la métrite chronique. Des injections phéniquées dans la cavité utérine, fréquemment répétées, des scarifications profondes des lèvres gonflées du col, l'ouverture large des follicules muqueux proéminents dans le canal cervical ont une grande influence sur la régression de l'ectropium.

Il est très important de bien tracer tout d'abord un plan de traitement rationnel contre la métrite chronique, dont la symptomatologie est si variée et si complexe. Exposer ces points de vue importants à l'occasion du traitement de l'ectropium, nous entraînerait au-delà des limites imposées à ce travail; mais je voudrais éviter une surprise que

des propositions ci-dessus pourraient occasionner, en po
sant la question suivante : dans le traitement de tout
ectropium, faut-il chercher à obtenir sa régression au
moyen de la reposition de l'utérus, ou par tout autre
moyen de régularisation des conditions de nutrition de
l'organe? Beaucoup d'ectropiums seront reconnus par un
œil exercé pour ne pouvoir être traités que par une opération. Dans d'autres cas, il faut faire observer que la guérison d'une métrite subaiguë entraîne parfois aussi celle
de l'ectropium qui en a été la conséquence, et que la
guérison par la voie opératoire d'un ectropium ancien, a
l'influence la plus favorable sur la guérison de la métrite
chronique.

Que l'ectropium soit une manifestation partielle d'une
métrite générale, ou soit occasionnée plutôt par des conditions locales, notre attention sera en éveil au plus haut
degré, on n'oubliera pas les relations étiologiques qui
existent entre l'ectropium et le carcinome, ni le devoir
de ne pas laisser subsister un ectropium permanent.

La guérison d'un ectropium, qui est causé essentiellement par le gonflement des tissus des lèvres du col et de
la muqueuse, s'obtient le mieux par l'excision en forme
de coin de l'une ou des deux lèvres avec suture consécutive, d'après Simon. (Voy. les fig. 101 et 102 de ce livre.)

Mais dans les cas où l'ectropium a été causé par une déchirure latérale des lèvres, et où n'existe pas encore une
altération des tissus des parties renversées, qui pourrait
motiver leur ablation, la seule chose rationnelle consiste
à aviver les bords écartés à l'exemple d'Emmet, et à les
réunir au moyen de sutures.

BIBLIOGRAPHIE

Les traités d'anatomie normale et pathologique ainsi que les manuels et les traités de gynécologie renferment, dans les chapitres analogues à ceux de ce livre, beaucoup de choses précieuses sur les sujets que nous avons traités. Il ne nous a pas paru nécessaire de les mentionner dans cette liste bibliographique.

Il n'est pas entré dans notre plan de donner une indication complète des cas cliniques si nombreux qui se trouvent relatés dans les annales de la science. Nous avons tâché de ne laisser de côté rien d'essentiel.

La Bibliographie a été rangée suivant les divers chapitres du livre. Les ouvrages se rapportant à plusieurs à la fois ont été mentionnés dans la partie générale.

PATHOLOGIE GÉNÉRALE

Chapitre Ier. — Situation normale de l'utérus.

Boulard : Quelques mots sur l'utérus. Thèse. Paris 1853. — Derselbe : Gaz. des hôp. 1853. No. 115. — Derselbe : De l'antéflexion considérée comme une disposition normale de l'utérus avant la grossesse. — Cusco : Sur l'antéflexion et la rétroflexion de l'utérus. Thèse de concours pour l'agrégation. Paris 1853. — Depaul : Gaz. des hôp. 1854. No. 36. — Derselbe : Die normale Richtung des Uterus im leeren Zustande. — Avrard : Gaz. méd. de Paris. 1854. p. 208. — Kohlrausch : Zur Anatomie und Physiologie der Beckenorgane. Leipzig 1854. — Chiari, Braun u Spath : Klinik der Geburtshülfe und Gynäkologie. 1855. S. 375. — Heschel : London Lancet. 1855. p. 287. — Prochat : Ibid. — Bennet : On anteflexion of thé uterus considéred as a normal anatomical condition. Doublin quarterly journal. 1857. p. 314. — Aran : Etudes

anatomiques et anatomo-pathologiques sur la statique de l'utérus.
Arch. gén. de méd. 1858. p. 139 u. 310. — Farre : Uterus and its
appendages in Todd Cyclopaedia of anatomy and physiology.
Vol. V. 1859. — Pirogoff : Anatome topographica. 1859. — Lazare-
witsch : Coup d'œil sur les changements de forme et de position
de l'utérus. Paris 1862. — Henning : Der Katarrh der inneren
weiblichen Geschlechtstheile 1862. — Klob : Pathologische Anatomie
der weiblichen Sexualorgane. Wien 1864. S. 54. — Herrgott : Considérations sur la situation normale de l'utérus. Thèse. Strassbourg
1864. — Max B. Freund : Die Lageentwickelung der Beckenorgane
cet. in Betschler, Klinische Beitrage zur Gynakologie. II. 1864. —
Sappey : Traité d'anatomie descript. Paris 1864. Tome III. p. 657. —
Holst : Ueber den Stand des Scheidentheils im Becken, in Holst, Beitrage zur Gynakologie und Geburtskunde. I. 1865. — Claudius : Ueber
die Lage des Uterus. Zeitschrift für rationelle Medicin. III. Reihe.
Bd. 23. S. 349. — B. S. Schulftze : Wandtafeln zur Schwangers-
chafts-und Geburtskunde. Leipzig 1865. Taf. II u. III. — Legendre :
Anatomie homalographique. Paris 1868. — Panas : Recherches
cliniques de la direction de l'utérus chez la femme adulte. Arch.
gén. de méd. 1869. p. 174. — Breisky : The normal position of
the female pelvic organs. Journ. of the gynaecol. soc. of Boston.
Vol. I. 1869. p. 83. — Credé : Beitrage zur Bestimmung der nor-
malen Lage der Gebärmutter. Arch. f. Gynakol. I. 1870. S. 120. —
Braune : Topographisch-anatomischer Atlas. Leipzig 1872. Taf. II.
B. S. Schultze : Ueber Versionen und Flexionen cet. Arch. f.
Gynakol. IV. 1872. S. 373. — Pfannkuch : Ueber den Einfluss der
Nachbarorgane auf die Lage und Involution des puerperalen
Uterus. Arch. f. Gynakol III. 1872. S. 327. — E. Martin : Ueber
Lage und Gestalt des Uterus im Wochenbette. Berl. Beitr. zur
Gebk. u. Gynakol. I. 1872. S. 97. — John Williams : On the me-
chanism of the protuction of certain displacements of the uterus.
London Lancet. 1873. Aug. 30. — Pansch : Anatomische Bemerkungen über Lage und Lageveranderungen des Uterus. Reichert
u. Dubois Archiv, 1874. S. 702. — Holstein : Ueber Lage und Beweglichkeit des nichtschwangeren Uterus. Dissert. Zürich. 1874. —
Savage : Anatomie of the female pelvic organs. Plate VIII. London 1874. — B. S. Schultze : Ueber die pathologische Anteflexion
cet. Arch. f. Gynak. Bd. VIII. 1875. S. 134. — Hasse : Beobach-
tungen über die Lage der Eingeweide im weiblichen Beckenein-
gange. Ebendas. S. 402. — Van de Warker : Normal movements
of the unimpregnated uterus. New-York med. journ. 1875. April.
— E. Martin : Ueber die physiologische Lage und Gestalt der Ge-

barmutter im lebenden Weibe. Zeitschr. f. Geburtshülfe u. Frauenkrankh. von E. Martin u. Fasbender. I. 1876. S. 375. — Schröder:
Noch ein Wort über die normale Lage und die Lageveranderu-
rungen der Gebärmutter. Arch. f. Gynakol. Bd. IX. 1876. S. 68.—
B. S. Schultze : Zur Kenntniss von der Lage der Eingeweide im weiblichen Becken. Ebendas. S. 262. — Braxton Hicks : On the displa-
cement of the uterus by distension of the bladder, as shown by
experiments on the dead body. Obst. transact. XVIII. 194. 1876.—
Hach : Ueber Lage und Form der Gebärmutter. Dissert. Dorpat
1877. — Braxton Hicks, Goodhart, John Williams und Snow Beck :
Transactions of the obstetrical society of London. Vol. XVIII.
1877. p. 194 bis 209. — Frankenhauser : Ueber die Lage der inneren Genitalien. Correspondenzblatt für Schweizer Aerzte. No. 14.
1877. — B. S. Schultze : Die exacte Ermittelung der Lage des Uterus
in der lebenden Frau. Centralbl. f. Gynakol. 1878. No. 11. — His :
Ueber Praparate zum Situs viscerum cet. Arch. f. Anat. u. Phys.,
Anatomische Abtheilung. 1878. S. 77. — Langerhans : Ueber 40
Sagittalschnitte durch gefrorene Leichen neugeborener Madchen.
Referat im Arch. f. Gynakol. 1878. Bd. XIII. S. 305. — Vedeler :
Die Lage der Gebärmutter. Norsk. Mag. for Lagevidenskab. 1878.
Bd. VIII. Heft. 2. — Van de Warker : Normal position and move-
ments of the unimpregnated uterus. Americ. journ. of obst. 1878.
April u. Juli. — Aveling : Influence of posture of woman cet.
Obst. journ. Great Britan and Ireland. Vol. II. 1878. p. 609. —
Küstner : Untersuchungen über den Einfluss der Korperstellung
auf die Lage des nicht graviden, speciell des puerperalen Uterus.
Arch. f. Gynakol. XV. 1879. — Frank P. Foster : A contribution
to the topographical anatomy of the uterus and its surrondings.
The Americ. journ. of obst. Vol. 13. No. 1. 1880. Jan. p. 30. — Jo-
seph : Zur Rehabilitirung des Uterus. Ztschr. f. Gebh. u. Gynak.
1880. V. S. 125.

Chapitre II. — Définition des déviations, division, sta-tistique.

Deville : Sur la fréquence des anté et rétroflexions de l'utérus.
Revue méd.-chir. 1849. Decbr. — Rockwitz : Ueber Anteflexio und
Retroflexio der nicht schwangeren Gebärmutter und deren Be-
handlung. Verhandl. der Ges. f. Geburtsh. in Berlin. V. 1852. S. 82.
— Scanzoni : Beitrag. zur Pathologie der Gebärmutterknickungen.
Beitr. I. 1853. S. 40. L. Meyer : Verhandl. der Gesellsch. f. Ge-
burtsh., 24. Marz 1863. Monatsschr. f. Gebh. XXI. 1863. S. 426. —

V. Hueter : Die Flexionen des Uterus. Leipzig 1870. — Protheroe
Smith : Ueber Lageveränderungen der Gebärmutter. Brit. med.
journ. 1872. Mai 4. 18. — Graily Hewitt : Frauenkrankheiten,
deutsch von Beigel. 1873. S. 3. — Emmet : The etiologie of uterine flexure. Transact. of the American gynaecol. society. I. 1877.
p. 48. — M. Horwitz : Die übermässige Beweglichkeit des Uterus
als klinische Form. Wratsch, 1880, No. 1. S. 6.

**Chapitres III et IV. — Symptômes et diagnostic des dé-
viations. Anatomie, étiologie et indications.**

Meissner : Die Dislocationen der Gebärmutter und der Mutter-
scheide. 3 Bde. Leipzig 1821 u. 1822.— Schreiner : Ueber die Vor-
und Rückwartsbeugung der Gebärmutter bei Nichtschwangeren.
Würzburg 1826. — Boivin et Dujès : Traité pratique des maladies
de l'utérus. Paris 1833. — Roos : Ueber Lageveränderung der Gebärmutter. N. Z. f. G. VI. 163. 1838. — Tiedemann : Von den Du-
verney'schen Drüsen des Weibes und der schiefen Gestaltung und
Lage der Gebärmutter. Heidelberg u. Leipzig 1840. — Reichardt :
Schieflage der nichtschwangeren Gebärmutter. N. Z. f. G. IX. 460.
1840.—James Y. Simpson : Vorschlage zur Verbesserung der Diagnose der Uteruskrankheiten. London and Edinb. monthly journ.
1843. August. — Derselbe : Beitrage zur Pathologie und Behandlung der Gebärmutterkrankheiten. Ibid. Juni. Aug., Nov. 1843,
Marz 1844. — C. Cassin : Ueber Diagnose und Behandlung der Uteruskrankheiten. Journ. de Montpellier. Juni 1845. — Velpeau :
Ueber Inflexion der Gebärmutter. Gaz. des hôp. Juli 1845. — Edw.
Rigby : Ueber Gebärmutterkrankheiten. Times. Sept. 1844, Juli
1845. — J. C. W. Lever : Diagnose der Krankheiten des Uterus und
seiner Anhange. Lond. Gaz. Nov. 1845. — Jos. Bell : Ueber Lageveranderungen des nicht graviden Uterus. Monthly journ. Sept.
1848. — Derselbe : Neubildung und Hypertrophie der einen Wand
als Ursache von Knickung. Ibid. — Velpeau : Discussion der Acad.
de méd. zu Paris. 1849. 9. Oct. bis 20. Nov. — Derselbe : Rev.
méd.-chir. 1849. Dechr.—Virchow : Verhandl. der Ges. f. Geburtsh.
u. Gynäk 1849. IV. S. 80. — M. Axenfeld : Lumbo-Abdominalneu-
ralgie als Folge von Uterusaffectionen. L'union. 1850. N. 48 u. 49.
— F. C. Sommer : Beitrage zur Lehre von den Infractionen und
Flexionen der Gebärmutter. D. i. praeside Vogel. Giessen 1850.—
— Valleix : Les diverses espèces de déplacement de la matrice.
Gaz. des hôp. 1850. 129. — Kiwisch : Neues Instrument zur Behandlung der Inflexionen des Uterus. Verh. der Ges. f. Gebh IV. 185.

1851. — Meyer : Erfahrungen über dasselbe Ibid. p. 190. 1851. —
James Y. Simpson : General remarks on uterine diagnosis. Edinb.
monthly journ. of med. science. Febr. 1851. p. 455. — E. J. Till :
On diseases of menstruation and ovarian inflammation. New York.
1851. p. 63 ff. Exploration by double tuch. — Valleix : Des dévia-
tions utérines. Leçons cliniques recueillies par Gallard. Paris 1852.
M. Duncan : On uterine displacements. Edinb. med. journ. Apri.
1854. — Depaul : Traitement des déviations utérines cet. Paris 1854.
— Scanzoni : Beitrag zur Lehre von den Uterus knickungen. Mon.
f. Geb. III. 226, IV. 142. 1854. — Scanzoni, Spaeth, Habit, Kilian,
Retzius, Grenser : Verh. der 32. Vers. deutscher Naturf. u. Aerzte.
Wien. 1856. — Faye : Ore Uterin-Deviationer. Christiana 1856. —
Hennig : Ueber die Behandlung der Verkrümmungen des Uterus.
Mon. f. Gebh. IX. 72. 1857. — Lumpe : Bemerkungen zur Lehre
über Inflexionen des Uterus. Woch. d. Zeitschr. d. Ges. d. Aerzte
zu Wien. No. 15. 1857. — Becquerel : Die Lageveranderungen des
Uterus. Gaz. des hôp. No. 61. 1857. — Détschy : Die Instrumental-
behandlung als Palliativ u. Radicalverfahren cet. Wien. med.
Wochenschr. No. 29 u. 30. 1857. — Holst : Einiges uber die Knic-
kungen des Uterus Scanzoni's Beitr. III. 143. 1858. — Brachet :
Ueber die heilsame Wirkung der Schwangerschaft bei Ruckwarts-
beugung und Vorfall der Gebärmutter. Gaz. méd. de Paris. 22.
1858. — Savage : Med. times and gaz. 1858. Febr. — Brosius : Ueber
Uterus-congestion und Gemuthsleiden. Med. Centralz. 27. 1858. —
Clemens : Deutsche Klinik. 1858. 34, 43, 45. 1859. 4, 5, 26, 27. —
Virchow : Ueber Lageveranderungen des Uterus. Mon. f. G. XIII.
168. 1859. — Derselbe : Ueber den Uterus und seine Flexionen.
Allg. Wiener med. Ztg. 21. 1859. — Derselbe : Ueber die Entstehung der Uterusflexionen. Ebendas. 4. 5. 6. 1859. — Rokitansky :
Ueber den Uterus und seine Flexionen. Ebendas. 17. 1859. — Le
Gendre : De la chute de l'utérus. Paris 1860. — Marotte : Neuralgia
lumbosacralis und Gebärmutterleiden. Arch. gén. April u. Mai.
1860. — A Mayer : Die Bedeutung des Ruckenschmerzes bei Erkran-
krung der Genitalorgane. Arch. d. Heilk. I. 4. 1860. — Breslau :
Zur Kenntniss eines schottischen von mir modificirten Hystero-
phors. Mon. f. Geb. XVIII. 1861. — Holst : Empfangniss, Schwan-
gerschaft, Geburt und Wochenbett bei Uterusknickungen. Ebendas
XXI. 303. 1863. — v. Haartmann : Einiges zur Lehre der Devia-
tionen der Gebärmutter im ungeschwangerten Zustande. Ebendas.
XXII. 467. 1863. — Huter : Ueber den habituellen Abortus bei
Knicknngen der Gebärmutter. Ebendas XXIV. 199. 1864. — B.
Brown : Ueber Behandlung der Retroflexio, Retroversio und Ante-

flexio der Gebärmutter. Lancet. 1864. Aug. 13. — Spiegelberg :
Bemerkungen uber Hebelpessarien. Wurzb. med. Ztschr. VI. 3. u.
4. 1865. — E. Martin : Ueber die Behandlung der Neigungen und
Beugungen des Uterus. Mon. f. Geb. XXV. 403. 1865. — Derselbe :
Ueber die Behandlung der Neigungen und Beugungen des Uterus
mittels der sogenannten Hebelpessarien. Berl. klin. Wochenschr.
II. 23. 1865. — Spiegelberg : Bemerkungen uber Hebelpessarien
und Hartgummisonden. Wurzb. med. Ztschr. VI. 3. 4. S, 117.
1865. — Hildebrandt : Ueber die Anwendung der Intrauterinpes-
sarien. Mon. f. Geb. XXVI. 1865. — R. Barnes : Ueber Dysmenor-
rhoe. Obst. trans. VII. 1866. p. 120. — E. Martin : Neigungen und
Beugungen cet. Berlin 1866 u. 1870. — Henry G. Wright : Ueber
Uterusflexionen und ein neues Instrument zu ihrer Heilung.
Lancet. 1866. 4. Febr. Weir (Aveling) : Spring-intrauterin-stem.
Obs. transact. VIII. 248. 1866. — Meadows : New intrauterin-stem.
Ibid. 135. 1866. — Olshausen : Zur Therapie der Uterusflexionen.
Mon. f. Gebk. XXX. 5. S. 353. 1867. — G. Braun : Behandlung der
Neigungen und Begungen mit Hebelpessarien. Wien, med. Wo-
chenschr. XVII. 31. 39. 1867. — Hildebrandt : Die Bedeutung
des Musc. levator ani fur die Brauchbarkeit der Pessarien. Mon. f.
Gebk. XXIX. 300. 1867. — Olshausen : Zur Therapie der Uterus-
flexionen. Ebendas. XXX. 353. 1867.—Tilt : Ueber die Incision des
Halses der Gebärmutter. Obst. Trans. VIII. 262. 1867. — Furst :
Klinische Betrachtungen uber die verschiedenen Lage- und Gestalt-
veranderungen der Gebarmutter mit specieller Berucksichtitung
der Schieflage. Berl. klin. Wochenschr. 1868. No. 27. — Abegg :
Zur Geburtshulfe und Gynakologie. Berlin 1868. S. 92 ff.—A Meadows : Ueber Lageveranderungen des Uterus. Lancet. II. 3. 4. Juli
1868. — Derselbe : Obst. transact. X. 1869. p. 204. — V. Huter :
Die Flexionen des Uterus. Leipzig 1870. — v. Scanzoni : M. Sims'
Lehre von den Ursachen und der Behandlung der Sterilitat Beitrage. VII. 1870. — Virchow : Ueber Chlorose, etc. Beitr. z. Gebh.
u. Gynak. I. 1870-72. S. 323. — v. Swiderski : Subcutane Injection
von Ergotin gegen Gebärmutterleiden. Berl. klin. Wochenschr.
1870. 50. u. 51. — Rasch : On a novel way of using the uterine-
sound in uterine-flexions. Obst. transact. XIII. 247. 1871. — Tri-
pier : Lésions de forme et de situation de l'utérus ; leurs rapports
avec les affections nerveuses de la femme. Paris 1871. — Spiegelberg : Ueber Intrauterinpessarien. Arch. f. Gyn. III. S. 158. 1872.
—Winckel : Die Behandlung der Flexionen des Uterus mit intrauterinen Elevatoren. Berlin 1872. — Squarey : On the causation of
acquired flexions of the uterus and their pathology. Obst. transact.

XIV. 344. 1872. — Blake : Modification of Hodges pessary. Ibid.
137. 1872. — Loeventhal : Die Lageveranderungen des Uterus.
Heidelberg 1872. — Williams : Pessary for treatment of flexions
of the ut. Obst. transact. XIV. 308. 1872. — E. Martin : Ante und
Retroflexio uteri durch mangelhafte Ruckbildung der Placentars-
telle. Berl. Beitrage. I. 149. 1872.—B. S. Schultze : Ueber die Lageveranderungen der Gebärmutter. Volkmann's Sammlung. 50.
1872. — H. Beigel : Ueber den Einfluss der Lageveranderungen
der Gebärmutter auf die Sterilitat. Wien. med. Wochenschr. 1873.
No. 12. — J. Williams : Ueber den Mechanismus der Entstehung
gewisser Lageveranderungen der Gebärmutter. Lancet.[II. 9. Aug.
1873. Joseph : Beitrag zur Aetiologie der Uterusflexionen. Berl.
Beitrage. II. 108. 1873.—Routh : On the use of intrauterine-stems
in uterine-diseases. Obst. trans. XV. 252. 1873. —Levy : Der Gyp-
sabguss, ein diagnostisches und therapeutisches Mittel fur Form-
und Lageveranderung. Aerztl. Intelligenzbl. 1873. No. 51.—Squarey:
Flexible stems for the cure of flexion of the uterus. Obst. trans.
XV. 224. 1873. — J. Williams : On the mechanism of the production of certain displacements of the utérus. London Lancet. Aug.
30. 1873. — J. Amann : Zur mechanischen Behandlung der Versionen und Flexionen des Uterus. [Erlangen 1874. — Sack : Eine
neue Form von Pessarien. Arch. f. [Gynak. VI. 1874. — Jordan :
Some remarks on a new pessary and intrauterine-stem for the
cet. Obst. transact. XVI. 125. 1874. — C. H. F. Routh : Nutzen in-
trauteriner Stutzapparate. Obst. trans. Vol. XV. 252. 1874. Discussion daruber. Vol. XVI. 1875. — Williams : On the relation bet-
ween congestion of the uterus and flexion of the organ. Ibid. 203.
1874. — Ely van de Warker : The treatment of uterine flexions.
Buffelo med. and surg. journ. April 1874. — Thom. A. Emmet :
The philosophy of uterine disease. New York med. journ. July 1874.
— Hempel : Lage- und Gestaltanomalieen des nichtschwangeren
Uterus und deren Behandlung. Deustche med. Wochenschr. I. No.
11. 1875.—v. Grunewaldt : Ueber die Sterilitat geschlechtskranker
Frauen. Arch. f. Gyn. VIII. 3. S. 414. 1875. — Abegg : Ueber die
Flexionen des Uterus. Ebendas. VII. 1875. — Levy : Der Gypsab-
guss als diagnostiches und therapeutisches Hulfsmittel bei Form-
und Lageveranderungen der Gebärmutter. Edenbas. VIII. 1876. —
Campbell : Pneumatic-self-replecement in dislocations of the gravid
and non gravid uterus. Gyn. trans. of. Am. I. 198. 1876.—Emmet :
Etiologie of uterin-flexures with the proper mode of treatment in-
dicated. Ibid. 48. 1876. — E. Wallace : Electrische Behandlungs-
methode cet. Amerik. journ. of med. sc. 1876. Jan. p. 69. Emmet :

Die Aetiologie der Uterusflexionen. Verh. der. amer. Ges. f. Gyn. zu Boston. 1877. p. 48. — Verneuil : Todtliche Myelitis durch ein Pessar hervorgerufen. Brit. med. journ. 1877. Jan. 13. — Kath. Gonstcharoff : Beitrag zur Behandlung der Uterusflexionen. Thèse de Paris, 1877. — Van de Warker : The present status of the intrauterine stem in the treatment of flexions of the uterus. Gyn. trans. of Am. II. 214. 1877.—F. Benicke : Besprechung der neueren Arbeiten uber die Versionen und Flexionen des Uterus. Ztschr. f. Geb. u. Gyn. 1877. I. 1. — Busey : Alternating anterior and posterior version of the uterus. Gyn. trans. of. Am. III. 199. 1878. — Elischer : Ueber die Lageveränderungen des nicht graviden Uterus mit Rucksicht auf deren Behandlung. Orvosi hetilap. 1878. 1. 2. 4. 5. Cohnstein : Die Therapie der Neigungen und Beugungen des Uterus. Deutsche med. Wochenschr. 1878. No 30. — Clifton E. Wing : Einige Winke bezüglich des Gebrauches von Pessarien. Doston med. and surg. journ. 1878. — Wilhoft : Ist das Hodge'sche lever-pessary ein Hebe- oder Hebelpessar ? Ztschr. f. Gyn. u. Gebh. III. 2. 1878. — Routh : Ueber die Behandlung gewisser Formen von Uterus-flexion. Brid. med. journ. 1878. Septbr. 28. — Ernst Borner : Ueber die orthopadische Behandlung der Flexionen und Versionen des Uterus Stuttgart 1880. — H. Fritsch : Die Lageveranderungen der Gebärmutter. Stuttgart 1881. (In Billroth's Handbuch der Frauenkrankheiten.)

PATHOLOGIE SPÉCIALE

Chapitre VII. — Antéversion et Antéflexion.

Kyll : Ueber Anteversio uteri im nichtschwangeren Zustande. v. Siebold's Journ. Bd. XVII. S. 1. 1838. cf. auch. N. Z. f. G. IX. 302. 1840. — Convay Thom. Edwards : Ueber Anteversion des Uterus. (The Lancet. June 1846.) — Busch : Ueber Anteversio uteri. N. Z. f. G. XXVIII. 394. 1849.—Edwards : Fall von Anteversio. N. Z. f. G. XXXIII. 394. 1852. — C. Mayer : Ueber Anteversio uteri und ihre Behandlung mit Hulfe von Gummiringen. Mon. f. Gebk. XXI. 416. 1863. — Gustave Braun : Anteflexio, Behandlung mit Hebelpessarien. Wiener med. Presse. VI. 4. 7. 1865. — Clay : On the use of wireloops, horses hoe-wires cet. for correcting anteversion cet. Obst. transact. V. 177. 1863.—C. Lumpe : Ueber die durch Uterusflexion bedingte Sterilitaet. Wiener med. Wochenschr. XVI. 12. 1866. — Sims : Clinical notes on uterine surgery. 1866. — Graily Hewitt : Transact. of obst. soc. IX. 1868. — Credé : Anteflexio des

fotalen Uterus. Arch. f. Gynäk. I. 1870. — Olshausen : Practisches
und Statisticshes zur intrauterinen Behandlung. Ebendas. IV. 3. S.
471. 1872. — Ahlfeld : Angeborene Anteflexio, hervorgebracht durch
abnormen Verlauf des Rectum auf der rechten Seite. Ebendas. V.
1873. — Playfair : Pessary for cases of anteflexion. Obst. trans. XV.
124. 1873. — Williams : Shield for supperting a vulcanite stem-pes-
sary in anteflexions of the uterus. Obst. trans. XV. 346. 1873. —
Galton : On the treatment of anteflexion of the uterus without intra-utérine stem. Obst. trans. XVI. 171. 1874. — B. S. Schultze :
Ueber die pathologische Anteflexion der Gebärmutter und die Pa-
rametritis posterior. Arch. f. Gyn. VIII. S. 134. 1875. — P. Muller :
Zur Anteflexionsfrage. Ebendas. X. 1. S. 176. 1876. — Ely van de
Warker : The treatment of anteflexions of the uterus New York.
med. journ. June 1876. — B. S. Schultze : Zur Frage von der pa-
thologischen Anteflexion der Gebärmutter. Arch. f. Gyn. IX. 1876.
— Roper : Some clinical remarks on a certain class of cases of
anteflexion of the uterus with certain correlated conditions. Obst.
trans. XX. 304. 1878.

Chapitre VIII. — Rétroversion et Rétroflexion.

Rodericus a Castro (1627) : De universa mulierum medicina opus.
Pars II. p. 274. Hamburg 1603. — Saxtorph : Collectanea Havniensia.
Vol. II. p. 129. 145. 1775. — Jahn : Dissertatio de utero retroflexo. In
Schlegel's Syll. op. min. 1787. — Kirschner : Retroflexio uteri. Stark's
Archiv. IV. S. 637. Jena 1792. — Osiander : Handbuch der Entbin-
dungskunst. Tübingen 1810. Bd. I. S. 228. — Schweighauser :
Aufsätze über einige physiologische und practische Gegenstände
der Geburtshülfe. Nürnberg 1817. S. 254. — Schmitt : Ueber die
Zurückbeugung der Gebärmutter bei nicht Schwangeren. Wien
1820. — Peter Frank : Opuscula posth. p. 78. Viennae 1824. —
D'Outrepont : Gem. Zeitschr. f. Geb. Bd. I. 331. 1827. — Hervez de
Chégoin : Mémoires de l'acad. de méd. Tome II. p. 319. 1833. —
Mansfeld : Ueber Retroversio uteri im nicht schwangeren Zustande.
N. Z. f. G. I. 69. 1834. — Steinberg : Erfahrungen etc. Schmidt's
Jahrb. 6. S. 297. 1835. — Albert : Retroversio uteri. N. Z. f. G..
285. 1836. — Drejer : Retroversio uteri completa bei Schwangerschaft ausserhalb der Gebärmutter. v. Siebold's Journ. Bd. XV. cf.
auch. N. Z. f. G. IV. 434. 1836. — Busch : Retroversio uteri. N. Z.
f. G. V. 270. 306. 1837. — Buzin de Bassereville : Mémoire sur la
rétroversion de l'utérus. 1837. — Merrem : Retroversio completa
uteri non gravidi. Med. Zeit. d. Verein f. Heilk. in Pr. 1839. No. 1.

— Hesse, Mayer, Dubois, Reid, Schnakenberg, Gundelach-Koellen, Bergheim: Ueber Retroversio. cf. N. Z. f. G. VIII. 122. 123. IX. 299 — 302. 1840. — Lockner: Bemerkungen über Gebärmutter-blutflüsse ausserhalb des Epoche der Schwangerschaft, der Geburt und des Wochenbettes. Oesterr. med. Jahrb. 1842. — Alken : Beobachtung einer vollstandigen Rückwartsbeugung der nicht schwangeren Gebärmutter bei einem 26 jahrigen Madchen. N. Z. f. G. XIV. 311. 1843. oder Caspar's Wochenschr. 1844. S. 230. — Osiander: Ueber den Gebrauch des Trommelstocks bei der Kur der Retroversio uteri. N. Z. f. G. XX. 19. 1846. — E. Rigby : On retroflexio of the unimpregn. uterus. Med. times. 1846. p. 292. u. 1845. Nov. 124. — Hoffmann : Von der Retroflexio uteri. N. Z. f. G. XIX. 153. 1846. — Beatty : Doubl. journ. 1847. Nov. — Hensley : Retroflexion of the uterus. Prov. med. and surg. journ. 1848. Jan. — James Y. Simpson: On retroflexion of the unimpregnated ute-rus. Doubl. quart. journ. May 1848. — Lee : Retroflexion of the uterus. Lond. gaz. 1848. June. — Amussat : Gaz. méd. de Paris. 1850. 9. — Favrot: Note sur un nouveau mode de réduction des déviations de la matrice par le réducteur à air. Rev. med. chir. 1851. Nov. — Van Praag: Ueber Rückwartsbeugung der Gebar-mutter. N. Z. f. G. XXIX. 219. 1851. — Saffort Lee : Ueber Retro-flexio. cf. N. Z. f. G. XXXIII. 395. 1852. Orig. London gaz. Juni 1849. — J. Y. Simpson : Hufigkeit und Diagnose der Retroversio uteri. cf. N. Z. f. G. XXXII. 437. 1852. Orig. Dubl. journ. Mai 1848. — Rigby, Retroversio, Ursache der Unfruchtbarkeit. cf. N. Z. f. G. XXXIII. 394. 1852. Orig. Med. times. 1849. Oct. — Bond : Zwei Falle von Retroversio. cf. N. Z. f. G. XXXIII. 395. 1852. Orig. Gaz. des hôp. Aug. 1849. — Valleix : Traitement des Déviations en arrière. Bull. de thérap. Septbr. 1853. — Garin : De la rétroversion de la matrice. Gaz. méd. de Lyon. 1854. Août et Sept. — v. Misley u. Guichard : Zwei Falle von Retroversio uteri. Med. Times and Gaz. 1855. April 21. — Lehmann : Retroflexio uteri. Neederl. Weekbl. f. Geneesk. No. VIII. 23 Febr. 1856. — Breslau : Aeusserst hatnackige Menorrhagia bei vollstandig retroflectirtem Uterus. Mon. f. G. X. S. 274. 1857. — J. Moir : Ueber Retroflexio uteri non gravidi. Edinb. med. journ. V. p. 70. Febr. 1860. — Massmann : Ueber Behandlung frischer Falle von Gebärmutterknickung mittels der Uterussonde. Mon. f. G. XVII. 436. 1861. — Mattei : De la rétro-version de l'utérus. Paris 1862. — Freund jun : Erworbene primare Rückwartsknickung der Gebärmutter. Mon. f. Geb. XX. S. 454. 1862. — Hardey : Three cases of retroversion of the uterus. Obst. trans. V. 267. 1863. — C. Mayer : Fall von hochgradiger Retroflexio uteri M.

f. Geb. XXVII. 407. 1866. — Schetelig: Ueber eine Radicaloperation zur Beseitigung der Retroflexio und Retroversio uteri. Ebendas XXXIV. 238. — Atthill : On retroflexion of the uterus. Dubl. quart. journ. 1869. Febr.— J. Holst: Ueber Hebelpessarien, besonders in ihrer Anwendung bei Retroversio uteri. Scanzoni's Beitrage. V. S. 364. 1869. — B. S. Schultze : Ueber Versionen und Flexionen, speciell über die mechanische Behandlung der Rückwartsbeugungen der Gebärmutter. Arch. f. Gyn. IV. 1872. S. 373. — Stadtfeld: Ueber Retroflexio uteri. Ugeskr. f. Laeger. 3. R. XVI. 22. 1873. — Phillips : Retroflexion als Ursache vom Abort Obst. trans. XIV. 1873. p. 45. — Eklund : Till retroflexionernas aetiologi och therapi. Stockholm. 1875. — Abeille : Gaz. de Paris. 29. 30. 1875. — F. Steinmann : Ueber Retroversionen und Retroflexionen der Gebärmutter und deren Behandlung. Dissert Erlangen 1875. — Breithwaite : On a new mode of treating certain cases of retroflexion of unimpregnated uterus. Obst. trans. XIX. 122. 1877. — Grenser: Die Rückwärtslagerungen der Gebärmutter bei Jungfrauen und Multiparen, nebst Remerkungen zu Retroflexio uteri congenita. Arch. f. Gyn. XI. 1877. — Ruge : Zwei Falle von Retroflexio bei Neugeborenen. Ztschr. f. Geb. u. Gyn. II. 1. 1877. — Mahmond Sidky: Retroflexio uteri. Montpellier med. bull. XXXIX. No. 3. 1877. — Braxton Hicks : Ueber Blutungen bei Retroflexio uteri. Brit. med. journ. Oct. 6. 1877. — Koeberlé : Gastrotomie dans un cas de Rétroversion utérine. Gaz. méd. de Strassbourg. 1877. No. 3. — Bozeman : The mechanism of retroversion and prolapsus considered in relation to the simple lacerations of the cervix uteri and their treatment by bloody opérations. Gyn. trans. of Am. III. 399. 1878. — F. Wilhoft : Die mechanische Behandlung der Rückwartslagerungen des Uterus The Amer. journ. of obst. XII. No. 4. 1879. Oct. — Aug. Erich : Seven cases of retroflexion of the uterus with peritoneal adhesions of the fundus cet. treated by forcible separation of adhesions. Amer. journ. of obst. and dis. of won. and child. Vol. XIII. No. IV. Oct. 1880.

Chapitre IX. — Descente et Prolapsus de l'utérus.

D'Outrepont : Der Mutterkranz als Vorbeugungsmittel gegen Wiederkehr des Prolapsus uteri. N. Ztschr. f. G. II. 380. 1835. — Fricke: Fernere Erfahrungen über die Episiorrhaphie. Caspar's Wochenschr. 1835. No. 12. — Ireland : Dasselbe Thema. Dubl. journ. Jan. 1835. — Gérardin : Même sujet. Gaz. méd. de Paris. No. 13. 1835. — Velpeau : Même sujet. Journ. hebd. No. 35. 1835.

— A. Laugier : Cautère actuel pour la guérison du Prolapsus. Acad. de méd. 25 Aug. 1835. — Dieffenbach : Ueber Mutterkränze und Radicalcur des Scheiden- und Gebärmuttervorfalles. Med. Ztg. vom Verein f. Heilk. in Pr. No 31. 1836. — Heming: Von den verschiedenen Methoden zur Radicalheilung des Gebärmuttervorfalles. N. Z. f. G. IV. 456. 1836. Orig. London. med. gaz. 1836. Jan. 23. — Busch: Vorfall der Gebärmutter. N. Z. f. G. V. 304. 1837. — Bellini : Colpodesmorrhaphie, Radicalheilung des Vorfalles der Gebärmutter. N. Z. f. G. VI. 288. 1838. — Putzer : Von dem Vorfall des Uterus. Würzburg. Dissert. inaug. 1838. — Cruveilhier : Anat. path. livr. 20. II. 4. 1838. — Biörkmann : Tidschrift for Lokare. 1839. No. 12. — Seegert : Hufeland's Journ. 1839. 9. — Dommes : Holscher's Hannov. Annal. V. 1. St. 20. 1843. — Krauss : Württemb. med. Correspondenzbl. N. 20. 1843. — Bellini : Ueber die operative Behandlung des Gebärmuttervorfalls. Filiatre Sebezio. 1843. Mai. — Lisfranc : Sur la cause la plus fréquente de la procidence utérine. Bull. gén. de thérap. 1843. Avril. — Blasius : Neue Operations-Methode beim Gebärmuttervorfall mittels kreisformiger Ligaturen. Pr. Ver. Ztg. 1844. No. 41. — Virchow : Ueber Vorfall der Gebärmutter ohne Senkung ihres Grundes. Verh. der Ges. f. Gebh. in Berlin. II. 1847. — Alquié : Ueber Vorfall der Gebärmutter und dessen Behandlung. N. Z. f. G. XXIII. 117. 1847. — Derselbe : Mise à nu, attraction et raccourcissement des Ligaments. Bull. de l'Acad. de méd. Novbr. 1844. — Hohl : Dasselbe Thema. N. Z. f. G. XXIV. 320. 1848. — Plasse : Vorfall der Gebärmutter nack u. s. w. N. Z. f. G. 1848. XXIV. 255. — Hofmann: Ueber Vorfall der Gebärmutter. N. Z. f. G. XXVII. 1. 1850. — Busch : Ueber Prolapsus uteri. N. Z. f. G. XXVIII. 393. 1849. — Nunn : Ueber Behandlung des Prolapsus uteri. Lancet. April 1850. — Kilian : Neue Bandage gegen Prolapsus uteri. N. Z. f. G. 31. 433. 1852. — Seyfert: Prolapsus uteri, geheilt durch Retroflexion. Mon. f. G. I. 468. 1853. — Desgranges : Sur le Traitement du prolapsus utérin et le pincement du vagin. Gaz. méd. de Paris. 1853. No. 5, 7, 9, 11, 19, 25. — Schilling : Neues Verfahren, den Gebärmutter- und Scheidenvorfall zu heilen. München 1853. — Schieffer : Neues Verfahren bei Prolapsus uteri. Allg. med. Centralz. 1855. 61. 1. Aug. — Zwank : Hysterophor, ein Apparat gegen Prolapsus uteri. M. f. G. I. 245. 1853. — J. Matthews Duncan : On uterine displacements. Edind. med. and surg. Journ. April 1854. — Simon : Zur Geschichte der Episiorrhaphie mit Beziehung auf Küchler's angebliche Radicalheilung. Deutsche Klinik. No. 30. 1855. — Retzius: Einfluss des Prolapsus uteri auf die Urinwege.

Hygiea. XVIII. 56. 1857. — Eulenberg: Zur Heilung des Prolapsus
uteri. M. f. G. X. 478. Wetzlar 1857. — Aug. Meyer: Ueber Gebär-
mutter- und Scheidenvorfalle. M. f. G. XII. 1. 1858. — Clem. Olli-
vier : Ueber den Nutzen der Pessarien gegen Uterindeviation. Gaz.
des hôp. 112. 1858. — Jobert : Sur la procidence de la matrice.
Union m. 95. 1858.—Küchler : Ueber die Wirkung der Doppelnaht
zur Sicherung der Herstellung eines soliden Dammes. M. f. G. XI.
1858. — Breslau: Neue Methode der Episiorrhaphie. M. f. G. XI. 21.
1858. — Huguier : L'allongement hypertrophique de la matrice.
Gaz. hebd. V. 20. 1858. — Breslau : Prolapsus uteri durch ein
grosses Fibroid der vorderen Lippe bedingt. M. f. G. XIII. 447.
1859. — Demarquay : Sur le maintien et la guérison du prolapsus
utérin. Union méd. No. 58. 1859. — Braun : Heilbarkeit des Prolapsus uteri durch die Galvanocaustik. Wiener med. Wochenschr.
31. 1859. — G. Simon : Operationen an den weiblichen Geschlecht-
stheilen. M. f. G. XIII, XIV. 1859. — Huguier : De l'allongement
hypertrophique du col. Mém. de l'acad. de méd. XXIII. p. 279.
1859. — Breslau : Zur Geschichte der Hysterophore. Scanzoni's
Beitr. IV. 1860. — Bonnafont: Ueber die Zweckmässigkeit des
Simpson'scken Gebärmuttertragers. Gaz. méd. de Paris. No. 36.
1860. — Scanzoni : Abtragung der Vaginalportion als Mittel zur
Heilung des Prolapsus uteri. Beitr. IV. 329. 1860. — O. v. Franque :
Der Vorfall der Gebärmutter in anatomischer und klinischer
Beziehung. Würzburg 1860. — E. Martin : Die Verlangerung des
Scheidentheils der Gebärmutter als Ursache des Vorfalls. M. f. G.
XX. 203. 1862. — Foerster : Exstirpation des vorgefallenen Uterus.
Allg. Wiener med. Zeitg. 1863. No. 26. — H. Küchler : Die Doppel-
naht zur Damm-Scham-Scheidennaht. Erlanger 1863. — Baker
Brown : Vorfall der Gebärmutter. Lancet. 1864. 14 Mai.—Edwards :
Exstirpation des vorgefallenen nicht reponiblen Uterus. Arch. gén.
de méd. Juin 1864. p. 730. — Davies : Ueber operative und me-
chanische Behandlung des Prolapsus uteri. Lancet. 1864. 9. April.
—Martin u. Mayer : Ueber Ursache und Heilung des Gebärmuttervorfalles. M. f. G. XXVIII. 166. 1866. — Meadows : Amputation of
the cervix uteri. Obst. trans. VIII. 39. 1866. — Saexinger : Ueber
Vorfall der Gebärmutter. Prager Vierteljahrsschr. 1867. 1.—Charles
Gibson : Ueber Vorfall der Gebärmutter. Brit. med. journ. 1869.
20 Nov. — Philipps : A case of prolapsus uteri ending fatally by
cet. Obst. transact. XII. 276. 1870. — Markus Conrad : Der Vorfall
der weiblichen Genitalien. Wiener med. Wochenschr. XXI. 47-49.
1871. — Thom. A. Emmet : Prolapsus uteri, its chief causes and
treatment. New York med. record. April and May. 1871. — Alex.

Miloe : Beziehungen zwischen Dammriss und Gebärmuttervorfall. Edinb. med. journ. XVI. 1083. Juin 1871. — Playfair : Pessary com bining the advantages of Zwanks cet. Obst. trans. XIII. 2. 1871. — C. v. Engelhardt : Die Retention des Gebärmuttervorfalles durch die Colporrhaphia posterior. Heidelberg 1871. Matthews Duncan : Ueber das Verhalten des Perinaum bei Vorfall des Uterus. Edinb. med. journ. XVI. 673. Febr. 1871. — Derselbe : Ueber Procidenz der Beckeneingeweide. Ibid. XVII. p. 577. Jan. 1872. — Spiegelberg : Zur Entstehung und Behandlung des Vorfalls der Scheide und Gebärmutter. Berl. klin. Wochenschr. 1872. No. 21. — Huffell : Anatomie und operative Behandlung der Gebärmutter- und Scheidenvorfalle. Freiburg 1873. D. i. — Coates : A case of prolapsus uteri. Obst. trans. XV. 9. 1873. — Barnes : Specimens of procidentia uteri and inversion of the vagina. Ibid. 24. 1873. — Hegar : Ueber Operation des Prolaps. Arch. f. Gyn. VI. 319. 1874. — Banga : Die Colpoperineoplastik nach Bischoff. Basel 1875. — Cordes : Cases of prolapsus uteri. Obst. trans. XVII. 63. 1875. — Barnes : Pessary for prolapsus uteri. Ibid. XIX. 119. 1877. — Williams : The mechanical action of pessary. Ibid. XVIII. 126. 1876. — Galabin : A new form of pessary. Ibid. 1876. 176. — Duncan : Case of prolapsus uteri. Edinb. med. journ. 1877. Juli. — J. Veit : Klinische Untersuchungen uber den Vorfall der Gebärmutter. Zeitschr. f. Gebh. u. Gyn. I. 1. S. 144. 1877. — Tauffer : Zur Entstehungsweise des Scheiden- und Gebärmuttervorfalles. Deutsche med Wochenschr. III. 22—25. 1877. — Egli-Sinclair : Ueber die operative Behandlung des Gebärmuttervorfalles. Schweizer Correspondenzbl. VII. 17. 1877. — Lehmann : Beitrag zur Amputatio colli. Neederl. Tjidschrift vor Geneesk. 1877. No. 7. — Galabin : Ueber den Gebrauch von Esmarch's elastischem Constrictor. Lancet. 1877. Febr. 17. u. 24. — Kaltenbach : Beitrag zur Anatomie und Genese des Uterusprolapses Ztschr. f. Gebk. u. Gyn. I. 2. 1877. — Galabin : Pessary for prolapsus of the uterus. Obst. trans. XX. 169. 1878. — Hartvigson : Simons' kegelmentelförm Excision und Horwitz' Ovalaerexcision. Gyn. Obst. Meddel. 1. 2. 1878. — Schütz : Medianschnitt durch das Becken einer Frau mit Scheiden- und Uterusvorfall. Arch. f. Gyn. XIII. S. 262. 1878. — Spiegelberg : Ein anderer Medianschnitt. Ebendas. S. 271. — A. Martin ; Ueber Prolapsoperationen. Ebendas. XV. 1878. — P. Muller : Ueber operative Behandlung des Prolapsus uteri. Ebendas. — Galabin : Ueber Prolapsus uteri und den Causalzusammenhang desselben mit hypertrophischer Verlangerung. Obst. journ. of Great. Brit. and Ireland. 1878. Sept. — Rokitansky : Die operative Behandlung des Scheiden-

Gebärmuttervorfalles. Wiener med. Presse. 1879. No. 3—10. —
Hitzelberger : Zwei Falle von Prolapsus mit Atresie des Uterus.
Dissert. Würzburg 1879. — Eug. C. Gehrung : The mechanical
treatment of cystocele and procidentia uteri. Amer. journ. ob obst.
and. dis. of wom. and child. Vol. XIII. No. 3. July 1880.— A. Martin : Ueber den Scheiden- und Gebärmuttervorfall. Volkmann's
klin Vortr. 183 u. 184. 1880.

Chapitre X. — Hernie de la matrice. Hystérocèle.

Doring : Epistola de nova rara et admiranda herniae uteri cet.
historia, Vitembergae 1612; auch bei Fabr. Hildanus : Opp. omnia.
p. 893 ; auch als der Fall des Nicolaus Pol citirt. (Beobachtung aus
dem Jahre 1531.) — Oelhafen : De partibus abdomine contentis.
Gedani 1643. — Oveides : Diss. de hernia uteri. Lugd. Batav. 1680.
— Sennert : Opp. omnia. Tome I. Lib. II. part. 1. Cap. X. p. 329.
(Beobachtung vom Jahre 1610.) — Ruysch : Adversar. anatom.
Amstelod. 1717. Dec. II. Obs. g. p. 22. — Morgagni : De sedib. et
causis morb. Venet 1761. Ep. XLIII. Art. 14. — Saxtorph : Coll.
soc. Havn. Vol. II. 1775. — Chopart et Desault : Malad. chirurg.
Paris 1779. Tome II. p. 207. (hernic ing.) — Lallement : Mém.
de la soc. méd. d'émulation. Tome III. p. 323. et Bulletin de la
facult. de méd. Paris 1816. No. 1. (Beide Falle auch referirt bei
Ashwell : A practical treatise on the diseases peculiar to women.
III. Edit. London 1848. p. 634.) Cloquet : Pathol. chirurg. Paris
1831. Pl. IV. Fig. 5. (Même cas reproduit par Boivin et Dugès :
Traité pratique des malad. de l'utérus. Tome I. p. 39 Pl. XI.
Fig. 3.) — Londesma : Journ. de méd. et chirurg. Paris 1842. —
Cruveilhier : Anat. path. gén. Livr. 34. Pl. 6. — Skrivan und
Lumpe : Ztschr. d. Ges. d. Aerzte. Wien 1851. Heft 9. 1853. Heft 2
u. 6. — Kiwisch : Klinische Vorträge über specielle Pathologie und
Therapie der Krankheiten des weiblichen Geschlechts. Prag 1854.
Bd. I. S. 205. — Léotaud : Gaz. des hôp. 1859. — Rectorzik : Ein
Fall von Graviditas extraabdominalis. Ztschr. f. pract. Heilk. Wien
1860. No. 18. — Klob : Pathologische Anatomie der weiblichen
Sexualorgane. Wien 1864. S. 105. — Scanzoni : Ein Fall von Hys-
terocele inguinalis mit hinzugetretener Schwangerschaft. Beitrage
VII. 1870. S. 167. — Olshausen : Ueber Haematocele und Haemato-
metra. Arch. f. Gyn. I. 1870. S. 41. (Inguinalhernie des linken
atretischen Uterushornes.) — Bylicki : Hystero-ovariocele inguinalis. Radicale Operation. Genesung. Przeglad lekarsky. 1878. No.
27. Centralbl. f. Gyn. II. — Leopold : Rudimentare Entwickelung

der Muller'schen Gange. Arch. f. Gyn. XIV. 1879. S. 378. (Inguil-nalhernie des linken atretischen Uterushornes.)

Chapitre XI. — Inversion de l'utérus et Ectropion.

Regneri de Graaf: De mulierum organis. Lugd. Batav. 1672. p. 146. (Cap. X. de ligamentis uteri.) — van Sanden: Observatio de prolapsu uteri inversi ab excrescentia carnosa. Regiomont. 1723. — Wesenfeld : Diss. de inverso utero. Frankof. 1732. — Waechter: Diss. de prolapsu et inversione uteri. Halae 1745. — Kaltschmiedt: De mola carnosa in utero inverso exstirpata. Jenae 1754. — Deleurye : De inverso utero. Thèse. Paris 1758. —*Loreau : De inverso utero. Diss. Paris 1758. — Deleurye : Traité des accouchements. Paris 1770. p. 325. — Matth. Saxtorph: Acta Havniensia. Vol. III. p. 396. Vol. IV. p. 357. — C. J. Fries : Von der Umkehrung oder eigentlichen Inversion der Gebär-mutter. Munster 1804. — Koeppen : De inversione uteri. Diss. Rostock 1806. — Will. Newnham: An essay of the symptoms of inversio uteri with a history of successful exstirpation of that organ. London 1818. — Ed. Weber : De uteri inversione. Berol. 1829. — Salomon : Nonnulla de uteri inversione ejusque exstir-patione. Dorpat. Liv. 1836. — Lasserre : Exstirpation der umges-tulpten Gebärmutter. N. Ztschr. f. G. IV. 458. 1836. cf. auch Froriep's Notizen. Bd. 47. No. 8. — Radfort: Ueber Inversio uteri. Doubl. quart. journ. 1837. XXXIV. u. XXXV. — Kruger: Fall von Inversio uteri. N. Z. f. G. VI. 141. 1838. Orig. Ztschr. d. Vereinf. Heilk. i. Pr. Juni 1. 1836. — Cramer : Dasselbe Thema. Ebendas. VII. 26. 1839. — Bloxam : Inversio uteri als Polyp behandelt. Ebendas. VIII. 138. 1840. (Med. chir. review. 50.) — Lawrence: Partielle Inversion der Gebärmutter. Ebendas. IX. 464. 1840. Orig. London med. gaz. 1838. — Velpeau: Leçons orales de clinique chirurgicale. Paris 1841. — Derselbe : Sur les granulations du col. Gaz. des hôp. 1842. 1-2. — Borggreve : Freiwillige Umstulpung der Gebärmutter und deren allmaelige Beseitigung. N. Z. f. G. XIV. 312. 1843. — Portal : Excision der Gebärmutter bei volliger Umstulpung. Ebendas. XV. 127. 1844. Orig. Bull. delle sc. med. Bologna. 1841. — Clintock : Beobachtung einer chronischen In-version der Gebärmutter. Doubl. journ. Maerz 1845. — Micha-lowsky: Ueber ungluckliche Abtragung der umgestulpten Gebär-mutter. N. Z. f. G. XXIV. 454. 1845. — Staub : Von dem Abbinden eines grossen Polypen durch welchen die Gebärmutter vollig um-gestulpt war. Ebendas. XIX. 289. 1846. — Gosselin, Bennet, Lis-

franc: Traitement des ulcérations du col. Ebendas. XX. 280. 1846. —
Velpeau : Inversion de l'utérus et son traitement. — Anal. Ebendas.
XXII. 119. 1847. — Crosse : 109 Faelle von Inversio uteri. Eben-
das. XXXII. 120. 1852. — Santesson: Mutterpolyp mit vollstaen-
diger Inversion des Uterus und der Vagina. Hygiea. XIII. 1853.
— Higgens : Durch Exstirpation geheilte Inversio. N. Z. f. G.
XXXIII. 396. 1852. Monthly journ. Juli 1849. — Geddins : Exstir-
pation eines invertirten Uterus. Doubl. med. press. Jan. 10. 1855.
— Coats : Entfernung des invertirten Uterus mittels Ligatur.
Tod. Assoc. med. journ. Juli 20. 1855. — Kilian: Die rein chirur-
gischen Operationen der Geburtshulfe. Bonn 1856. S. 116. —
Smith : Fall von vollstaendiger Inversio uteri nach 12 jaehriger
Dauer geheilt. Med. times. April 24. 1858. — Clintock : Exstirpation eines invertirten Uterus mittels des Ecraseurs. Doubl. quart.
journ. 1859. Febr. — White : Reposition eines seit 15 Jahren invertirten Uterus. M. f. G. XV. 343. 1860. — B. von Langenbeck : Prae-
parat einer vollstaendig invertirten Gebärmutter. Ebendas. 173.
1860. — Gurlt : Ueber die Coincidenz von Polyp und Inversio uteri.
Ebendas. XVI. 11. 1860. — Bockenthal : Vollstaendige Inversio
uteri innerhalb 6 Jahren geheilt. Ebendas. XV. 313. 1860. —
Brandt : 2 Faelle von Inversio uteri. Ebendas. 90. 1860. — Charles
A. Lee: Statistische Untersuchung der Ursachen, der Pathologie
und der Behandlung der Inversio uteri. Amer. Journ. of med. sc.
Oct. 1860. — Marion Sims: Obst. trans. VII. 1860. 213. 239. mit
Discussion. — Abarbanell : Inversio uteri durch einen Polypen ver-
anlasst. M. f. G. XVII. 102. 1861. — Roser : Das Ectropium am
Muttermunde. Arch. d. Heilk. II. 1861. S. 97. — Carl Mayer :
Vortrag uber Erosionen, Excoriationen etc. Berlin 1861. —
M' Clintock : Ein Fall von Invversio uteri. Exstirpation, Heilung.
Doubl. quart. journ. 1862. Aug. — Noeggerath : Inversio uteri,
nach 13 jaehrigem Bestehen geheilt. M. f. G. XX. 200. 1862. —
Birnbaum : Seit 2 Jahren bestehende Inversio uteri durch Einlegen
eines Tampons und der Sonde in 1/4 Jahr geheilt. Ebendas. 194.
1862. — Betschler : Ueber Inversio uteri. Beitraege. 1862. 1. —
Taylor : Umstulpung der Gebärmutter nach Ruptura uteri. Guy's
hosp. rep. X. 1864. 253. — Duncan : Ueber den Mechanismus der
Gebärmutterinversion. Edinb. med. journ. 1867. May. — v. Scanzoni : Ein Fall von chronischer Inversion des Uterus mit epikri-
tischen Bemerkungen. Beitraege. V. Wurzburg. 1869. 83. — B. v.
Langenbeck: Ueber Inversio uteri. Berl. klin. Wochenschr. 1869.
VI. 92. — Schroeder : Chronische Inversio uteri geheilt. M. f. G.
XXXIII. 397. 1869. — Martin : Ueber einen Fall von Inversio uteri

durch eine am Muttergrunde entwickelte Geschwulst bei einer Nullipara. Ebendas. XXXIV. 410. 1869. — Derselbe: Ueber Eversio uteri als Ursache des Gebärmuttervorfalls. Ebendas. XXXIV. 321. 1869. — W. A. Freund: Zur Pathologie und Therapie der veralteten Inversio uteri puerperalis. Breslau 1870. — Coward, Madge: Cases of inversio uteri. Obst. trans. XII. 344. 1870. — Spiegelberg: Zu den Inversionen der Gebärmutter. Arch. f. Gyn. IV. 1872. 350. V. 1873. 118. — Davis: Inversion of the uterus after childbirth. Obst. trans. XIV. 104. 1872. — Kulp: Inversio uteri durch aeusseren Druck. Berl. Beitraege. I. 78. 1872. — E. Martin: Behandlung veralteter Inversio uteri. Ebendas. II. 24. 1873. — Mayer: Veraltete Inversio uteri completa Ebendas. II. 26. 1873. — Hegar und Kaltenbach: Operative Gynaekologie. Erlangen 1874. S. 272. — Thom. A. Emmet: Laceration of the cervix uteri as a frequent and unrecognised cause of disease. Amer. Journ. of obst. Nov. 1874. — Hennig: Ueber Inversio uteri. Arch. f. Gyn. VI. 1874. — Derselbe: Ueber die Ursachen der spontanen Inversio uteri. Ebendas. VII. u. VIII. 1875. — Gervis: Report of a case of complete inversio uteri. Obst. trans. XVII. 278. 1875. — Rokitansky: Operation nach Emmet. Wiener med. Presse. XVII. 29. 1876. — Spaeth: Puerperale Inversio uteri. Arch. f. Gyn. X. 1876. — Vetterlein: 3 Faelle von Inversio uteri. Ebendas. — Hickmann, Ellington, Godson, Smith: Cases of inversion of the uterus. Obst. trans. XIX. 49. 1877. — Emmet: Die richtige Behandlun der Risse des Cervix uteri. Amer. pract. 1877. Jan, — M. Duncan: 5 Faelle von completer Inversio uteri mit Bemerkungen. Edinb med. journ. 1877. Maerz. — Breisky: Spontane complete Inversio uteri. Prager med. Wochenschr. 1877. 20. — Nyrop: Fall von chronischer Inversio uteri. Amputation, Genesung. Gynaek. og. obst. Meddel. I. 1. 1877. — Breisky: Ueber Beziehung des Narbenectropiums zum Carcinoma uteri. Prag. med. Wochenschr. 1877. 28. — Spencer Wells; Chronische Inversion des Uterus durch Amputation mit Paquelin geheil. Brit. med. journ. 1877. — Aveling: Repositor for inversion of the uterus. Obst. trans. XX. 126. 1878. — Howitz: Ueber die Emmet'sche Ruptur des Cervix uteri Gynaek. og obst. Meddel. I. 70. 1878. — C. Ruge u. G. Veit: Zur Pathologie der Vaginalportion. Ztschr. f. Gebh. u. Gyn. II Stuttgart 1878. — Skene: Operationsverfahren bei Einrissen des Gebärmutterhalses. Proceed. of the med. soc. III. 4. 150. June 1878. — Schwartz: Ueber Inversion des Uterus durch Neubildungen. Arch. f. Gyn. XIII. 1878. — A. Stadtfeld: Inversio uteri. Hospitals Tid. 1878. 2. — H. Pate: Uterusinversion von 40 Jahren. Cincinnati Lanc. 1878.

Maerz. — Bruntzel (Spiegelberg): Zur Casuistik der spontanen nicht puerperalen Inversion des Uterus. Arch. f. Gyn. XIII. 1878. — Morisani: Amputation des vollstaendig invertirten Uterus. Il Morgagni. 1878. Sept. Oct. — Goodell: Risse des Cervix uteri. Verh. der Pennsylv. Stat. med. soc. 1878. — Tait: Bemerkungen zur Behandlung der chronischen Inversio uteri. Obst. Journ. 1878. Dec. — Kroner: Rasche spontane Reduction veralteter puerperaler Inversion durch Colpeuryse. Arch. f. Gyn. XIV. 1879. — Spiegelberg: Ueber Cervicalrisse, ihre Folgen und ihre operative Beseitigung. Bresl. aerztl. Ztschr. 1879. 1. — Mundé: Indicationen zur Hystero-Trachelorhaphie. Amer. journ. of obst. 1879. Jan. — Nieberding: Ueber Ectropium und Risse am Halse der schwangeren und puerperälen Gebärmutter. Wurzburg 1879. — Hue : Zur Behandlung der tertalen Inversion des Uterus. Prager med. Wochenschr. 1879. 24. — W. F. Atlee : Ein Fall von Inversion der Gebärmutter. Amer. journ. of med. sciences. 1880. Jan. — Kroner: Weitere Faelle puerperaler Inversionen des Uterus. Die elastische Ligatur. Arch. f. Gyn. XVI. 1880. — Delens: Operation des invertirten Uterus. Progr. méd. 1880. No. 27. Poinsot: Abtragung des invertirten Uterus. Ibid. No. 28. — W. Fischel : Ein Beitrag zur Histologie der Erosionen der Portio vaginalis uteri. Arch. f. Gyn. XV. 1880. — Carl Ruge: Die Erosion und das Ectropium. Zeitschr. f. Gebh. u. Gyn. Bd. V. Stuttgart 1880. — P. Denucé : Traité clinique de l'inversion utérine. 1 vol. in-8°, 644 p. et 103 fig. Paris, 1883.

TABLE DES MATIÈRES

PATHOLOGIE GÉNÉRALE

CHAPITRE II. — DÉFINITION DES DÉVIATIONS, DIVISION, STATISTIQUE.

CHAPITRE III. — SYMPTÔMES ET DIAGNOSTIC DES DÉVIATIONS.

CHAPITRE IV. — ANATOMIE, ÉTIOLOGIE ET INDICATIONS.

PATHOLOGIE SPÉCIALE

CHAPITRE PREMIER. — ELÉVATION DE L'UTÉRUS.

CHAPITRE II. — ANTÉPOSITION DE L'UTÉRUS.

CHAPITRE III. — RÉTROPOSITION DE L'UTÉRUS.

Chapitre VIII. — Rétroversion et rétroflexion.

CHAPITRE IX. — DESCENTE ET PROLAPSUS DE L'UTÉRUS.

CHAPITRE X. — HERNIE DE LA MATRICE. HYSTÉROCÈLE.

CHAPITRE XI. — INVERSION DE L'UTÉRUS.

INDEX DES FIGURES [1]

[1] La plupart des figures sont réduites au tiers de la grandeur normale ; là où il n'en
est pas ainsi, la proportion est spécialement indiquée.

ERRATA

Pages.	Lignes.	Au lieu de :	Lisez :
13.	24.	par trop....................	pas trop.
23.	27.	sans l'influence............	sous l'influence.
24.	20.	Reichere....................	Reichert.
26.	10.	au-dessous..................	au-dessus.
36.		(Fig. 10) mettre les lettres b. a. c.	
51.	11.	en même sens que..........	en même temps qu'est démontrée.
56.	17.	of all uterim..............	of all uterin.
57.	19.	détenus	détenues.
59.	4.	(en commençant par le bas) lien ,....................	lieu.
70.		(Fig. 20) Schema de l'antéversion avec rétroversion	Schéma de l'antéversion et de la rétroversion.
84.		(dern. ligne) de torsions chez.....	de torsions, chez lesquelles.
86.	5.	rétroflections..............	rétroflexions.
100.	21.	orophorites	oophorites.
102.	5.	ou péritriques.............	ou périmétriques.
103.	10.	endométrique	endométrite.
103.	20.	d'un des états.............	dans des états.
160.	21.	fond à la vessie de.........	fond de la vessie à.
167.		(av. dern. ligne) dans la paroi. ..	vers la paroi.
168.	12.	l'utérus est en.............	l'utérus en.
203.	15.	et la situation.............	et de la situation.
239		4° de la paroi postérieure.......	de la paroi antérieure.
291.	28.	Köstrits, Lazdeck...........	Köstritz, Landeck.
316.		(Fig. 88) Démonstration du pessaire	Démonstration de l'action du pessaire.
318.	10.	extensions.................	excursions.
330.	9.	kur	Kur.
230.	29.	l'utérus est irréductible. ...	l'utérus n'est irréductible.
332.	21.	(moorbäder)................	(Moorbäder).
351.	9.	profonde...................	basse.
353.	16.	immédiatement.............	médiatement.
360.	16.	de la surface	de sa surface.
368.	4.	rétrogression..............	régression.
397.	13.	ou d'étain.	ou en étain.
397.	14.	forme de 8.................	forme en 8.

ÉVREUX, IMPRIMERIE DE CH. HÉRISSEY.

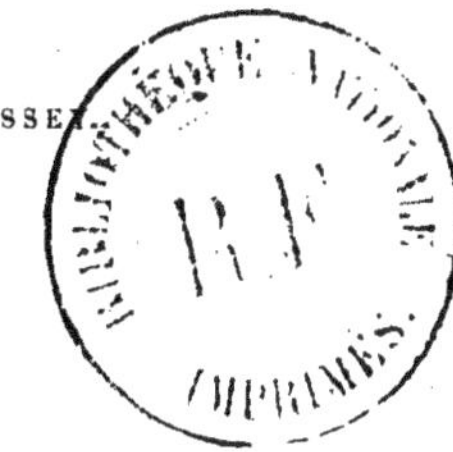